普通高等教育中医药类"十三五"规划教材
全国普通高等教育中医药类精编教材

U0188244

推 拿 学

（第 2 版）

（供中医学、中西医临床医学等专业用）

主　编

王继红　龚　利

副主编

许　丽　齐凤军　吴云川　张　军
王亚渭　廖　军　严晓慧

上海科学技术出版社

图书在版编目(CIP)数据

推拿学 / 王继红,龚利主编. —2 版. —上海:
上海科学技术出版社,2019.6(2024.7重印)
普通高等教育中医药类"十三五"规划教材 全国普
通高等教育中医药类精编教材
ISBN 978 - 7 - 5478 - 4412 - 0

Ⅰ. ①推… Ⅱ. ①王… ②龚… Ⅲ. ①推拿-中医学
院-教材 Ⅳ. ①R244.1

中国版本图书馆 CIP 数据核字(2019)第 066800 号

推拿学(第 2 版)
主编 王继红 龚 利

上海世纪出版(集团)有限公司
上海 科 学 技 术 出 版 社 出版、发行
(上海市闵行区号景路 159 弄 A 座 9F - 10F)
邮政编码 201101 www.sstp.cn
常熟市华顺印刷有限公司印刷
开本 787×1092 1/16 印张 16
字数 340 千字
2008 年 8 月第 1 版
2019 年 6 月第 2 版 2024 年 7 月第 19 次印刷
ISBN 978 - 7 - 5478 - 4412 - 0/R·1828
定价:45.00 元

普通高等教育中医药类"十三五"规划教材
全国普通高等教育中医药类精编教材

普通高等教育中医药类"十三五"规划教材

全国普通高等教育中医药类精编教材

前言

　　新中国高等中医药教育开创至今历六十年。一甲子朝花夕拾,六十年砥砺前行,实现了长足发展,不仅健全了中医药高等教育体系,创新了中医药高等教育模式,也培养了一大批中医药人才,履行了人才培养、科技创新、社会服务、文化传承的职能和使命。高等中医药院校的教材作为中医药知识传播的重要载体,也伴随着中医药高等教育改革发展的进程,从少到多,从粗到精,一纲多本,形式多样,始终发挥着至关重要的作用。

　　上海科学技术出版社于1964年受国家卫生部委托出版全国中医院校试用教材迄今,肩负了半个多世纪的中医院校教材建设和出版的重任,产生了一大批学术深厚、内涵丰富、文辞隽永、具有重要影响力的优秀教材。尤其是1985年出版的全国统编高等医学院校中医教材(第五版),至今仍被誉为中医教材之经典而蜚声海内外。

　　2006年,上海科学技术出版社在全国中医药高等教育学会教学管理研究会的精心指导下,在全国各中医药院校的积极参与下,组织出版了供中医药院校本科生使用的"全国普通高等教育中医药类精编教材"(以下简称"精编教材"),并于2011年进行了修订和完善。这套教材融汇了历版优秀教材之精华,遵循"三基""五性""三特定"的教材编写原则,同时高度契合国家执业医师考核制度改革和国家创新型人才培养战略的要求,在组织策划、编写和出版过程中,反复论证,层层把关,使"精编教材"在内容编写、版式设计和质量控制等方面均达到了预期的要求,凸显了"精炼、创新、适用"的编写初衷,获得了全国中医药院校师生的一致好评。

　　2016年8月,党中央、国务院召开了新世纪以来第一次全国卫生与健康大会,印发实施《"健康中国2030"规划纲要》,并颁布了《中医药法》和《〈中国的中医药〉白皮书》,把发展中医药事业作为打造健康中国的重要内容。实施创新驱动发展、文化强国、"走出去"战略以及"一带一路"倡议,推动经济转型升级,都需要中医药发挥资源优势和核心作用。面对新时期中医药"创造性转化,创新性发展"的总体要求,中医药高等教育必须牢牢把握经济社会发展的大势,更加主动地服务和融入国家发展战略。为此,精编教材的编写将继续秉持"为院校提供服务、为行业打造精品"的工作要旨,在全国中医院校中广泛征求意见，多方听取要求，全面汲取经验，经过近一年的精心准备工作，在"十三五"开局之年启动了第三版的修订工作。

本次修订和完善将在保持"精编教材"原有特色和优势的基础上，进一步突出"经典、精炼、新颖、实用"的特点，并将贯彻习近平总书记在全国卫生与健康大会、全国高校思想政治工作会议等系列讲话精神，以及《国家中长期教育改革和发展规划纲要(2010—2020)》《中医药发展战略规划纲要(2016—2030年)》和《关于医教协同深化中医药教育改革与发展的指导意见》等文件要求，坚持高等教育立德树人这一根本任务，立足中医药教育改革发展要求，遵循我国中医药事业发展规律和中医药教育规律，深化中医药特色的人文素养和思想情操教育，从而达到以文化人、以文育人的效果。

同时，全国中医药高等教育学会教学管理研究会和上海科学技术出版社将不断深化高等中医药教材研究，在新版精编教材的编写组织中，努力将教材的编写出版工作与中医药发展的现实目标及未来方向紧密联系在一起，促进中医药人才培养与"健康中国"战略紧密结合起来，实现全程育人、全方位育人，不断完善高等中医药教材体系和丰富教材品种，创新、拓展相关课程教材，以更好地适应"十三五"时期及今后高等中医药院校的教学实践要求，从而进一步地提高我国高等中医药人才的培养能力，为建设健康中国贡献力量！

教材的编写出版需要在实践检验中不断完善，诚恳地希望广大中医药院校师生和读者在教学实践或使用中对本套教材提出宝贵意见，以敦促我们不断提高。

全国中医药高等教育学会常务理事、教学管理研究会理事长

徐鸣毅

2016 年 12 月

推拿是中医治疗疾病的有效手段之一,是在中医学理论指导下,运用手法或借助辅助器具作用于体表的特定部位或穴位,以调整人体生理、病理状况而达到防病治病、保健养生、强身健体目的的一种中医外治方法。推拿学是研究用推拿疗法治疗疾病与应用规律的一门系统科学,主要研究对象是推拿治疗疾病的作用原理、治疗方法和适用范围等。

为了满足当前教学、临床和科研工作的需要,本教材组织了海内外29所高等中医药院校联合编写,由在第一线从事教学工作的资深教师执笔,在中医五版《推拿学》教材的基础上,充分吸收其他各版本教材的优点,扬长避短,从内容到形式上考虑本科教学及执业医师考试的需要,为本科生的培养目标服务,可供中医学专业、骨伤学专业、中西医临床医学专业、护理学专业、康复治疗学专业和运动医学专业等使用。

本教材由上篇、中篇、下篇和附篇四部分组成。上篇为基础篇,主要介绍推拿学的发展简史、推拿临床运用基础、经络与腧穴(包括小儿推拿穴位)和推拿临床常用检查方法等基础知识;中篇为技能篇,主要介绍了推拿功法和推拿手法;下篇为治疗篇,主要讲述伤科、内科、妇科、五官科和儿科疾病中推拿疗效较好的53种疾病的治疗;附篇讲述保健推拿以帮助学生扩展知识面。在使用本教材时,建议以讲授、操作示范和功法手法训练相结合的方式,并结合临床,学、练、用并重。

本教材的创新之举,一是把推拿功法纳入临床推拿体系的处方主体,以巩固和提高疗效,扩大和延伸临床工作区域;二是疾病治疗分为基本治疗和辨病或辨证治疗加以论述,以体现目前手法精准治疗的学科发展趋势。

本教材在编写过程中,得到了上海科学技术出版社和全国中医药院校许多专家、教授的大力支持,谨在此表示衷心感谢!

由于参编人员较多、地域有别及水平有限,本教材在编写过程中尽管做了很多努力,但仍存在一些不足之处,敬请教师和学生在使用过程中多多提出宝贵意见,以便今后修订,进一步完善和提高。

《推拿学》编委会
2019年2月

上篇 基础篇

中篇　技　能　篇

下篇　治疗篇

附　篇

上篇

基础篇

第一章 概　论

导学

通过本章学习,要求掌握推拿和推拿学的定义及学习方法;熟悉推拿学在中医学中的地位和作用,推拿学的思维和技术特点,推拿在各个历史时期的学术成就;了解推拿的历史发展源流。

推拿是一门中医外治技术,是用手或肢体的其他部位,或借助牛角、木棒等工具,按照规范化的动作在人体体表特定部位上操作的一种防治疾病的方法。推拿是人类防治疾病的最早手段,源古至今,经过不断的实践、探索和积累,目前已经发展成为一门独立的学科。推拿学是在中医学理论和现代科学理论指导下,阐述和研究运用手法和功法防治疾病的方法、原理和规律的一门医学学科。

由于手法技术源于人与生俱来的本能动作,因此形成和流传的一些原始推拿方法成为中医学发展的基石之一,如经络、穴位、气、血瘀和通则不痛等。随着中国古人医学知识的不断积累,中医学得到不断发展、完善,但是推拿技术始终是中医治疗疾病的一种主要手段,历史上很多大医学家都使用推拿治疗疾病,如华佗、张仲景、张从正、孙思邈等。推拿技术是中医治疗疾病不可缺少的主要手段之一,临床上很多疾病都需要运用推拿治疗,如颈椎病、腰椎间盘突出症、退行性膝关节炎、肩周炎等,因此推拿学是中医学的一个有机组成部分,在中医学中占有重要的地位和作用。

推拿手法作为一种技术手段,应用范围比较广泛,除了应用在临床疾病的治疗和康复外,还可以应用在养生、保健、美容等很多社会领域,这与手法技术在运用过程中给人带来的舒适感和基本无创伤性密切相关,这一特征与中医的方药、针灸等其他治疗手段形成鲜明对比,也正是这一特征给手法技术的社会应用带来了广阔的发展前景。

推拿应用范围比较广泛还体现在手法作为一种技术手段,在不同临床情况下使用可以发挥不同的作用。例如,筋缩时牵拉肌肉组织可以舒筋,筋结时按揉肌肉组织可以软坚散结,筋断时将接断筋可以续筋,肌肉紧张时拿捏肌肉组织可以放松肌肉,关节错位、半脱位时扳动关节可以复位,骨折时拔伸整复断骨可以接骨,推擦背部膀胱经脉可以祛风解表,点按太阳可以通经脉止头痛,点按阿是穴可以治疗局部疼痛,摩运少腹部可以温经散寒止痛经等。

第一节 推拿学的发展简史

推拿又称按摩,古时称之为按蹻、乔摩、桥引、案扤、如拊等,起源于远古时期人类的本能动作、生产劳动和生活实践,原始人在肢体受冻时本能地摩擦取暖,在外伤疼痛时会无意识地去抚摩、按压受伤部位以减轻疼痛。经过不断实践和总结,认识到这些抚摩、按压等动作能够起到一定的治疗作用,逐渐由自发的本能行为发展到有意识的医疗行为,并由简单手法发展为多个手法的运用。

一、春秋战国时期

推拿治病的文字记载,始于殷商甲骨文中的"拊"字,《说文解字》曰:"拊,揗也。""揗,摩也。"如殷商甲骨文中,反复出现"拊"和用"拊"来治疗小腹部疾病的记载。但有明确史料记载推拿治病的是名医扁鹊,《史记·扁鹊仓公列传》曰:"上古之时,医有俞跗,治病……挢引,案扤,毒熨。"据唐代司马贞《史记索隐》注:"挢,音九兆反,谓之按摩之法,矢挢引身……亦谓按摩而玩弄身体使调也。""挢引"是指自我按摩,"案扤"是指给他人按摩。《周礼疏案》记载:扁鹊过虢境,见虢太子尸厥,就使其弟子子明炊汤,子仪脉神,子游按摩,数法并下,成功地治愈了虢太子的病。

《黄帝内经》是我国第一部医学巨著,据考证其成书年代始于战国时期。《黄帝内经》记载了推拿手法有按、推、扪、循、切、抓、揩、弹、夹、卷等 10 余种;有关推拿疗法的记载 10 余篇,可以治疗痹证、痿证、口眼㖞斜、胃脘痛和高热谵妄等。

二、秦、汉、三国时期

随着中医学术理论体系的建立,也奠定了推拿按摩的理论基础,产生了目前已知的我国第一部推拿学专著——《黄帝岐伯按摩经》10 卷,可惜已经佚失。在《汉书·苏武传》中记载了用足踩背,救醒苏武的一种推拿方法。《史记·扁鹊仓公列传》则记载了名医淳于意用"寒水拊"的方法,即以冷水拍击头部,配合针刺为淄川王治疗头痛、身热、烦懑等症的过程。医圣张仲景在《金匮要略》中已经有"膏摩"的记载,并在《金匮要略·杂疗方》中首创了以手法抢救呼吸、心跳骤停病证。华佗不仅发明了"五禽戏",还发明膏摩用于腹部外科手术后的康复,在后世医著中仍保存有疗百病的华佗虎骨膏和疗伤寒的多种摩膏。

湖南长沙马王堆西汉古墓出土的文物简帛医书有《五十二病方》《导引图》《养生方》等 14 种。其中《五十二病方》论及的按摩手法有按、摩、幕、蚤挈、中指搔、括、捏、操、抚、揗等 10 余种,按摩治疗的病证有小儿惊风、腹股沟疝、癃闭、白癜风、外伤出血、皮肤瘙痒、冻伤等。《导引图》中共有导引图像 44 幅,为现存最早的导引图谱和自我按摩图谱。

三、魏、晋、南北朝时期

这一时期推拿在医学领域的地位较高,推拿手法已应用于急救,推拿养生保健、膏摩疗法也十分盛行。晋代著名医学家葛洪著有《肘后救卒方》,开创了推拿急救的先河,书中记载了"爪切水沟穴治卒死""按心下宛宛中治卒心痛",以及"抓脐上 3 寸"治卒腹痛和抄举其腹、拈取脊骨皮治卒腹痛等简便方法,其中治卒腹痛方所介绍的"拈取其脊骨皮,深取痛引之"的方法,可谓是最早的捏脊疗法,后世广泛应用于小儿推拿的治疗。东晋时期龚庆宣《刘涓子鬼遗方》中记载了擦法和拓法治疗皮肤病。南北朝时期著名的医药学家、道家、炼丹家陶弘景著的《养性延命录·导引按摩》篇介绍的自我按摩方法有琢齿、熨眼、引发、引耳、摩面、干浴、梳头、搓头顶、伸臂股等,将保健按摩与导引、呼吸相结合,为后世自我推拿术的形成奠定了基础。南北朝道林编著的《太清道林摄生论》介绍了成套导引及自我按摩十八式,是自我按摩向套路化发展的代表著作。

四、隋、唐时期

隋、唐时期是推拿学发展的鼎盛时期,推拿、按摩疗法在医疗和保健方面发挥了重要作用,颇受政府和民间的重视。隋代太医署设有4个医学学科,按摩科列入其中,并正式开展医学教育。据《唐六典》记载,隋代太医署按摩科设有按摩博士120人,按摩师120人,按摩生100人。唐代太医署沿承隋代设置,把按摩医生分成按摩博士、按摩师和按摩工等不同等级。按摩博士在按摩师和按摩工的辅助下,教授学生,开始了有组织的按摩教学工作。隋代巢元方《诸病源候论》共50卷,每卷后都附有导引按摩的方法。隋唐时期,推拿疗法中的膏摩也得到很大发展,不仅膏的种类增多,有乌头膏、丹参膏、野葛膏、陈元膏和木防己膏等,而且还根据不同病情选择应用,并被应用于儿科临床。唐代孙思邈的《千金要方》中说:"小儿虽无病,早起常以膏摩囟上及手足心,甚避寒风。"《唐六典》中更记载按摩可除"八疾",即风、寒、暑、湿、饥、饱、劳、逸。

五、宋、金、元时期

宋代太医院虽然取消了推拿专科,但推拿学仍作为一个独立学科,得到很大发展。宋代名医庞安时"为人治病十愈八九……有民家妇孕将产,七日而子不下,百术无所效……令其家人以汤温其腰腹,自为上下按摩,孕者觉肠胃微痛,呻吟间生一男子"。其运用了腹部按摩手法催产,这是世界上首例产科手法助产的病案。宋代由政府编辑的医学巨著《圣济总录》仍把推拿编录其中,记载了手法治疗眼病的方法,开创了眼科疾病推拿治疗的先河。在宋代以前,有关的医学著作中,谈到按摩的作用多以"温通闭塞"解释,而金代张从正《儒门事亲》提出推拿具有"汗""吐""下"三种作用,表明对推拿治疗作用的认识进一步深入。元代危亦林《世医得效方》记载了大量手法治疗关节脱位、扭挫伤、骨折的方法,表明正骨推拿得到了充分的发展。

六、明代

明代是推拿学科发展的兴盛时期,沿袭了隋唐时期的医学体制,明初时按摩被列为太医院十三科之一,并与其他学科一样进行正规化教育,为推拿学科的发展创造了有利条件。明隆庆五年,由于受封建礼教思想的影响,按摩科被政府取消,但却促成了学科发生以下变化。一是"推拿"之名正式出现,广泛取代"按摩"概念,并以正骨推拿存在于正骨科中,故《厘正按摩要术》曰:"推拿者,按摩之异名也。"二是小儿推拿按摩发展迅速,形成了小儿推拿的独特体系,如小儿推拿的穴位有点、线(如前臂的三关、六腑)和面(如手指指腹部的脾经、肝经、心经、肺经、肾经等)。在小儿推拿临床实践的基础上,小儿推拿专著纷纷问世,如《小儿按摩经》《小儿推拿方脉活婴秘旨全书》《小儿推拿秘诀》《小儿推拿仙术》等,其中《小儿按摩经》可算是我国现存最早的小儿推拿书籍。

明代著名医学家张景岳在《景岳全书》中记载"刮痧法""手法助产""手法定穴",以及按捺耳窍治疗耳鸣、耳聋等方法。明代曹士珩著的《保生秘要》是一部以自我导引、自我推拿为主的养生丛书,书中介绍的手法主要有摩、擦、拿、掐、搓、扳、运、击、分、擦摩、摩运、搓运、分摩、指按、掌熨、一指点等。

七、清代

清代同样沿袭了明代的医学体制,太医院把医学学科消减为九科,仍不设按摩科(推拿科),使推拿的发展再次受阻。但以小儿推拿为代表的民间推拿获得了较大发展,小儿推拿专著大量问世,其中著名的有熊应雄的《小儿推拿广意》、骆潜庵的《幼科推拿秘书》、夏云集的《保赤推拿法》、徐宗礼的《小儿推拿全书》、张振鋆《厘正按摩要术》等。

清代医学全书《医宗金鉴·正骨心法要旨》为清代太医院的医学教科书,是一部骨伤医学巨著,它把当时的正骨手法和推拿手法有机结合,形成"摸、接、端、提、按、摩、推、拿"八法。其他涉及推拿的著作还有吴尚先的《理瀹骈文》、陈士铎的《石室秘录》、天休子的《修昆仑证验》、汪启贤的《动功按摩秘诀》等。

八、近代

民国时期,国民党政府 1929 年提出了"废止旧医,以扫除医事卫生之障碍"的方针,又在 1936 年提出"国医在科学上无根据",一律不许执业,使推拿疗法的发展陷入了低潮,迫使推拿只能在民间寻求发展,民间推拿的发展形成了各具地方特色的推拿流派,主要推拿流派有一指禅推拿流派、滚法推拿流派、内功推拿流派、腹诊推拿流派、脏腑推拿流派等。一指禅推拿流派与滚法推拿流派渊源相似,可追溯到清末年间河南的李鉴臣,主要手法有"按、摩、推、拿、滚、揉、搓、抄、捻、缠、摇、抖",称为一指禅推拿十二法。滚法推拿创始人丁季峰受祖辈熏陶,在继承一指禅推拿精髓的基础上,开拓创新滚法推拿,形成了临床应用很广泛的滚法流派。内功推拿可追溯到山东的李树嘉,该流派有一套全身推拿的常规操作方法,主张治病先练少林内功,擦、拿、点按、棒击为其手法特色。腹诊推拿流派可追溯到河北的骆俊昌,其擅长摄生之道兼推拿治病,主要手法有"按、摩、推、拿、揉、捏、搓、摇、引、重"等,擅长"温、补、和、消、通、汗、吐、下"八法。脏腑推拿流派也源于河北,以治疗脏腑疾病为主,擅长腹部操作,推按、点穴为其主要手法。

这一时期的推拿著作主要有黄汉如的《一指禅推拿说明书》、钱祖荫的《小儿推拿补正》、涂学修的《推拿抉微》、马玉书的《推拿捷径》、赵熙的《按摩十法》、彭慎的《保赤推拿秘书》等。

九、现代

中华人民共和国成立后,中医药事业受到空前的重视,在党的中医药政策指引下,推拿疗法得以迅速发展。从 1956 年起推拿学正式列入国家教育体系,在上海成立了上海中医学院附属推拿学校,1958 年又在上海成立了国内第一所中医推拿门诊部,开始了有计划的正规教育。之后全国各中医院校相继开设了推拿学专业或针灸推拿学专业,学制设置从起初的中专、大专学历教育发展到本科教育,1986 年起又开始推拿学专业硕士研究生和博士研究生的培养,为推拿学临床、教学、科研培养了高学历的专业人才。全国县级以上中医院也都相继开设了推拿科或针灸推拿科,甚至成立推拿专科医院,部分综合医院还开设了推拿门诊。

20 世纪 50 年代推拿治疗范围已包括内、外、妇、儿、骨伤、五官等各科疾病,对推拿学的生理作用和治疗原理有了初步的探讨,同时推拿界开始了对推拿历史和文献发掘、整理与研究的工作。20 世纪 60 年代我国初步建成一支推拿队伍,开始了推拿作用机制的现代实验研究,极大地推动了推拿临床工作,推拿已被应用于急腹症的治疗,而推拿麻醉也初见成效。

20世纪80～90年代,国内相继成立了中华中医药学会推拿分会、中国传统医学手法研究会等学术组织,搭建起全国性的推拿学术交流平台,对推拿的学科发展、手法经验交流和科学研究等学术活动起到了良好的促进作用。推拿学术的繁荣推动了推拿学专著的大量出版,以俞大方主编的《推拿学》教材为代表,推拿教材内容也不断更新与完善,教材体系更趋科学,极大地满足了教学的需要,保证了教学质量。

20世纪80年代以来,随着我国改革开放和国际交流的不断深入发展,中医推拿疗法已引起国际医学界的重视,深受各国人民的青睐,日本、韩国、俄罗斯、法国、加拿大、英国、美国等60多个国家和地区相继邀请我国推拿专家出国讲学,进行学术交流,开展医疗服务,同时又有世界各国的大批人员来中国学习推拿疗法,中医推拿疗法已遍及世界五大洲。

随着人民物质生活、精神生活的提高,人们的医疗、保健意识日益增强,"预防为主""绿色医疗""全民健身"已成为人们的普遍共识和自觉行为,而推拿正是人类所寻求的最佳祛病健身、延年益寿的方法,已被世界各国人民认同和重视,将为人类的医疗保健事业以及繁衍和昌盛作出更大的贡献。

第二节　推拿学的特点

一、推拿学的思维特点

中医临床诊疗是一项系统的工程,也是必须具备的临床基本技能,具体是指医者在临床诊疗的过程中应用中医学理论和四诊信息合参,来分析和判断疾病发生的病因、病机,制定治疗和预防疾病的原则以及处方用药、实施治疗过程中所表现的思维活动。推拿学是以手法为主要治疗手段的临床医学学科,其建立和发展已经经历了两千多年的历史,有自身独特的思维特点。

特点一:"有症必有症因""症因要相关"这是推拿学思维的基本原则。症状和体征是疾病的外在表现,但并不一定能反映本质,有些甚至是假象,临床治疗时必须明察秋毫、抽丝剥茧做到如下几点。首先要仔细聆听患者诉说病情,全面了解疾病的发生、发展过程;其次要详细询问患者发病的时间、诊断和治疗的经过、症状的变化情况等;还要做细致的体格检查,在检查中应用手法加以鉴别,从而明确症与因的关联性。

特点二:辨证论治是中医学理论体系的精髓,推拿学作为中医学的分支不可避免地要采用辨证论治的原则。但推拿不同于药物治疗,推拿依靠的是手法直接作用于体表,刺激人体穴位、经络、经筋,激发人体固有的调节和自愈能力来治疗疾病,推拿产生的治疗效果不仅与手法相关,更与刺激的部位相关,因此推拿除了辨证论治外,还应根据患者自身疾病的规律辨部位论治,要仔细查询病究竟在何处,伤在何经,再选择合理有效的经络、穴位和经筋等进行治疗,方可取得理想的疗效。

特点三:治因为先,"治病求本",是中医学治病的基本法则。"本"即为本源,可引申为病因,这句话就是告诫我们在面对错综复杂的病证时要探求致病的根本原因,针对病因采取行之有效的治疗方法,"其因不去,其症难除""治因为先"也是推拿学思维的基本原则。

特点四:以调整为主,推拿可调整阴阳、经络、脏腑、关节等,但这种调整是双向的,如对高血压患者既可以使血压降低,亦可以使血压升高,临床治疗时要运用好两种不同的调整作用。

二、推拿学的技术特点

1. 将中医学与现代科学理论相结合是推拿技术的理论基础　推拿学是最早应用物理学原理的中医外治法学科,其手法操作符合人体工程学和生物力学的原理,可用最小的力达到最大的效果。

2. 内病外治　《素问·举痛论》曰:"寒气客于背俞之脉则脉泣,脉泣则血虚,血虚则痛,其俞注于心,故相引而痛。按之则热气至,热气至则痛止矣。"这段话说明了"有诸内,必形诸外"的理论,提示通过外部的触摸可以诊断内部的脏腑疾病,阐明了脊柱与脏腑疾患息息相关,而通过推拿的方法可治疗内在的脏腑病证。

3. 诊断与治疗相结合　除诊断所必需的触诊外,推拿还有随治而诊的特点。即在治疗过程中根据手下触摸到的阳性反应点如条索、筋结等,可随时完善诊断,调整手法,正如《医宗金鉴》所说:"一旦临证,机触于外,巧生于内,手随心转,法从手出。"如此治疗部位会伴随治疗的过程变得更加明确,治疗的重点也会更加突出,取得的效果也会更加满意。

4. 自然疗法,副作用小　推拿依靠的是医者的双手操作来消除病痛,具有成本低、消耗少、无污染、经济实用、无药物毒副作用的优点,比较符合现代人对医疗的需求,便于应用推广。

5. 适应证广　推拿治疗适用范围广泛,涵盖内、外、妇、儿、眼、耳、鼻、喉等临床各科,兼有治疗、预防、保健、康复多种作用。

三、推拿学的学习方法

推拿学是一门理论性和实践性都很强的临床学科,初学者往往会认为课本的内容枯燥乏味且不得要领,其实学习推拿是有学习方法的,下面简单介绍几点。

1. 重视推拿练功,强化自身身体素质　推拿练功是推拿学的一个重要组成部分,通过推拿练功可提高学习者健康水平,使其速度、力量、灵敏性、耐力、柔韧性等各项素质获得提高。推拿是一项体力和脑力结合的劳动,通过练功可以比较快地恢复消耗的体能,为以后技能训练打下坚实的基础。在练功时要通过老师的教导去主动学习功法,如易筋经、少林内功等。坚持练功可以提高身体素质和专业功力,对手法的学习会起到极大的促进作用,可提高实践技能水平。

2. 重经穴,明解剖　推拿学是中医学的重要组成部分,它是在中医基本理论指导下进行的医疗活动,故中医学的阴阳、五行、脏腑、气血等理论完全适用于推拿学。但推拿学又具有相对独立性,在基本理论方面比较重视经络腧穴。推拿包括用手诊断和治疗,诊断时手下是何经,其起止、络属及与他经的关系,都应该明了;治疗时顺经为补、逆经为泻,分解经脉粘连,调理经脉紊乱,疏通闭阻的经脉,舒缓挛急的经脉。总之,推拿时接触的是经脉,调节的是经脉,出现感应的也是经脉,经络学是推拿学重要的理论基础。除了重视经穴,推拿还强调解剖。由于推拿是局部接触,如果不明筋肉的形态、走向和相关位置,如何拨筋理筋;不明骨与关节构成,如何解粘复位;不知神经、血管分布与走向,如何调气调血;不懂脏腑位置与大小,如何化癥散结。从解剖的层次来看,浅层皮肤肌肉,轻取可得,用力宜轻;深层肌肉骨骼,用力宜重。所以,推拿的学习离不开经穴和解剖的学习,要学好推拿就要先了解经络和解剖。

3. 重视课堂的学习　上课时应认真看老师的板书、讲稿、幻灯片,掌握基础理论知识。在牢记理论知识的同时,观摩老师的示范动作,并积极在同学身上操作,通过相互进行交流,感受不同的手法。课堂练习非常重要,它是感性认识推拿技术的关键。如果不进行课堂练习,将会架空于具体操作而进行理论强记忆,学习效果则事倍功半。

4. 课后反复练习 由于课堂练习的时间有限,学生应积极进行课后动作练习。学生根据课堂上老师的动作示范,反复模仿练习,可利用枕头、沙袋和自己的手部、腿部进行㨰法、擦法、一指禅法、拍法等基本方法的练习。通过自己的练习,体会沉肩、垂肘、悬腕、掌虚、指实等推拿特有的动作要领。课后模仿练习,是学生对理论认识从量变到质变理解和应用的积累过程,积累的厚薄,将直接影响手法的质量。

5. 查阅资料,丰富所学知识点 在教师讲授的基础上,学生通过复习过去所学知识,对教师讲授的知识点用心去归纳总结,找出规律性,进行系统的消化吸收,从而获得完整的知识。例如,对骨伤科疾病的治疗方法,学生要在理解教师讲授内容的前提下,结合以前所学的知识,用心体会并进行系统的归纳整理,针对骨伤科病证的特点总结其发病规律、病理变化及所确立中医治疗原则的普遍规律,从而得出导致骨伤科病证的基本病因、病理、临床表现及治疗原则相似的结论;并结合具体病证进行分析,归纳其特殊性。由此获得了较为完整的骨伤科疾病知识,起到事半功倍的效果。

第二章 推拿临床运用基础

导学

通过本章学习,要求能够结合现代医学知识理解推拿的作用原理,掌握推拿的治疗原则和治疗方法;能够结合临床实际情况,掌握推拿临床运用的基本知识、推拿意外情况的预防和处理。

第一节 推拿的治疗原则

一般来说,推拿的治疗原则不外乎治病求本、扶正祛邪、调整阴阳和因病、因时、因地、因人制宜等几个方面。

一、治病求本

治病求本,是指治疗疾病时,针对疾病的本质和主要矛盾,也就是针对疾病最根本的病因病机而治疗的原则,是中医推拿学辨证施治的基本原则之一。临证时,疾病表象纷繁复杂,这就要求我们必须认清疾病本质,针对疾病最根本的病因病机选择相应的治疗方法。疾病的发生发展,总是通过若干症状显现出来,但这些现象只是疾病的表象,并不都是反映疾病的本质,有的甚至是假象。因此,只有透过现象看其本质,才能确定正确的治疗方法。例如,同样是腰痛,有的患者可能是由腰椎关节突关节紊乱引起的,有的可能是慢性腰肌劳损引起的,治疗时就不能简单采用对症止痛的方法,而应通过病史、症状、舌苔脉象、体征,综合检查结果,全面分析,找出最基本的病理变化,分别采用纠正紊乱的腰椎关节突关节和增加腰肌力量的手法进行治疗,方能取得满意的疗效。又如,同样是腿痛的患者,有的可能是运动后局部软组织扭伤引起的,此时局部治疗有效;但也可能是由腰椎间盘突出症引起的,此时如果仍采用局部推拿治疗,则难以取得预期疗效。

标与本是一个相对的概念,常用来概括说明事物的本质与现象、因果关系以及病变过程中矛盾的主次关系等。在临床上应用标本关系分析病证的主次先后和轻重缓急,对于从复杂病证的矛盾中找出和处理其主要矛盾及矛盾的主要方面起到提纲挈领的作用。针对临床病证中标本主次的不同,采取"急者治其标,缓者治其本"的法则,以达到治病求本的目的。标本先后的基本治则,对临床具有重要的指导意义。

(一)急则治其标

急则治其标，一般适用于病情比较急，疾病过程中出现某些危重症状，或症状不除无法进行治疗时，首先治其标。一是病情比较严重，如踝关节扭伤，常因内翻而引起跟腓韧带或距腓前韧带的撕裂或部分断裂，以致关节囊破裂，毛细血管断裂、渗出，而出现局限性肿胀（皮下瘀血）、疼痛、功能障碍（跛行）等。在治疗过程中采取不治疗或用轻柔的手法，达到活血消肿的作用，24～48小时后，损伤断裂的毛细血管形成凝血机制和侧支循环，再应用推拿手法治疗患病的部位，"本"症很快就会治愈。二是在疾病过程中出现某些危重症状，如大失血疾病，出血为标，出血的病因为本，但出血的趋势危急，故以止血治标为当务之急，出血停止后，再治疗出血的原因以探求其本。三是在发病过程中出现危重症状，或症状不除，影响治疗时。如筋伤中的挫伤多因直接暴力、跌仆撞击或重物挤压，直接导致局部皮下或深部组织损伤为主。轻者局部血肿、瘀血，重者肌肉、肌腱断裂，关节微细错缝或血管神经严重损伤。此时轻者为标，重者为本。及时治疗，消除血肿，则有利于断裂、错缝或严重损伤部位的恢复。四是某些患有慢性疾病的患者，又复感外邪（外伤），当旧疾缓和，新病较急，应先治新病以治标，待新病治愈后，再治其宿疾以治本。总之，治病求本是治疗的根本原则，急则治其标只是一时权宜之计，是为了更好地治本，一旦标病缓解后，仍当治疗其本，以获恒久之疗效。

(二)缓则治其本

缓则治其本，一般适用于慢性疾病，病势迁延日久，又无急重症状。此时是疾病向痊愈的趋势转化，正气已虚，邪尚未尽之际。如内伤病其来势渐缓，且脏腑气血已衰，必待脏腑精气充足，人体正气才能逐渐恢复。因此，治宜缓图，不可速胜，这对骨伤科和筋伤科治疗尤为重要。例如，对腰椎间盘突出引起的腰腿疼痛或麻木，治疗时应针对椎间隙变窄、神经根水肿等病因病机，相应地采用拉宽椎间隙、解除神经根受压和活血消肿的方法进行治疗。而对于年老肾阳亏损的腰膝酸软，治疗时应配合擦腰骶和八髎、肾俞、命门等温补肾阳的方法以治其本。

(三)标本同治

标本同治，就是标本兼顾，适用于标病和本病错杂并重的病证。如骨折在临床中有开放性骨折和闭合性骨折两种。开放性骨折除了骨折外，还伴有皮肉破损而致的肿胀、出血，治疗时除了骨折复位外，还应止血缝合，这就是标本同治的具体体现。根据病情的需要，标本同治不但并行不悖，更可相得益彰。如腰骶关节错缝引起的剧烈疼痛，局部肌肉常常有明显的保护性痉挛，治疗应先放松肌肉，缓解痉挛，此即治标；待肌肉放松、痉挛解除后实施整复手法，以利错缝顺利回复而达到治愈的目的，此即治本。两者合而用之，便是标本兼治之法。

总之，一般来说，凡病势发展缓慢的，当先治本；发病急剧的，当先治标；标病和本病错杂的，又当标本同治。临床应用过程中还必须以灵活机动的观点来处理疾病，善于抓主要矛盾，借以确定治疗的先后缓急。《素问·标本病传论》载有："谨察间甚，以意调之。间者并行，甚则独行。"由此可以看出，标本先后的治疗法则，是高度原则性和灵活性的统一，其具体应用可视病情变化适当掌握，但最终目的仍在于抓住疾病的主要矛盾，做到治病求本。

二、扶正祛邪

正与邪是相互矛盾的，是一切疾病过程中自始至终存在着的一对基本矛盾。疾病的发生、发展及其表现形式，都是由邪正斗争的消长盛衰所决定的，故扶助正气、祛除邪气是解决正邪矛盾、指导临床治疗的重要法则。

（一）扶正

扶正是指扶持助长正气的治疗原则,即使用扶助正气的药物或其他疗法,并配合调摄精神、功能锻炼和适当的营养等辅助方法以增强体质、提高机体的抗病能力,达到战胜疾病、恢复健康的目的。如骨伤科疾病除了整复理筋外,还应配合功能锻炼,以尽快地恢复功能活动。

（二）祛邪

祛邪是指消除病邪、提高治愈率的治疗原则,就是利用药物或其他疗法,以祛除病邪,达到邪去正复、恢复健康的目的。急性筋伤症见瘀血肿胀疼痛、功能障碍,推拿手法治疗时宜用轻柔的手法治疗。待瘀血肿胀消除后,疼痛会逐渐缓解,功能障碍等症状也会逐渐恢复。

扶正与祛邪是治疗疾病的两种不同的法则,两者相互为用,相辅相成。扶正增强了正气,有助于机体抗御和祛除病邪,此谓"正盛邪自去";祛邪能排除病邪对机体的侵害与干扰,达到保护正气、恢复健康的目的,此谓"邪去正自安"。一般情况下,扶正用于正虚,祛邪用于邪实,虚实并存,则应扶正祛邪并施。这种并施并不是扶正与祛邪同用(各半),而是要分清疾病的主次缓急,再决定扶正祛邪的主次和先后。总之,以"扶正不致留邪,祛邪不致伤正"为原则。

三、调整阴阳

中医学理论认为疾病的发生发展,从根本上说是阴阳的相对平衡遭到破坏,即阴阳的偏盛偏衰代替了正常的阴阳消长,故调整阴阳是推拿治疗的基本原则之一。所谓调整阴阳,是针对机体阴阳偏盛偏衰的变化,采取损其有余、补其不足的治疗原则,使阴阳恢复相对的平衡状态。从根本上讲,人体患病是阴阳平衡遭到破坏,出现了偏盛偏衰的结果,故"以平为期"是中医学调整阴阳治疗疾病的根本法则。

阴阳偏盛,即阴或阳的过盛有余。阳盛则阴病,阴盛则阳病,治疗时应采用"损其有余"的方法。阴阳偏衰,即正气中阴或阳的虚损不足,或为阴虚,或为阳虚。阴虚而致阳亢者,应滋阴潜阳;阳虚而致阴寒者,应温阳以治阴;若阴阳两虚,则应阴阳双补。如高血压属阴虚阳亢者,除常规手法外,可采用补肾经的方法,即自太溪始沿小腿内侧面推至阴谷,或按揉涌泉等。又如阳虚致五更泻,应以温阳止泻的方法,即摩揉下丹田,或擦肾俞、命门,或推上七节骨等。

由于阴阳是相互依存的,故在治疗阴阳偏衰的病证时,还应注意"阴中求阳,阳中求阴",也就是在补阴时应佐以温阳,温阳时配以滋阴,从而使"阳得阴助而生化无穷,阴得阳升而泉源不竭"。

此外,阴阳是辨证的总纲,疾病的各种病机变化也均可用阴阳失调加以概括。表里出入、上下升降、寒热进退、邪正虚实,以及营卫不调、气血不和等,无不属于阴阳失调的具体表现。因此,从广义上讲,解表攻里、升清降浊、清热温寒、虚实补泻,以及调和营卫、调理气血等治疗方法,也皆属于调整阴阳的范畴。

四、因病、因时、因地和因人制宜

人是自然界的产物,禀天地之气生,佐四时之法成。自然界天地阴阳之气的运动变化与人体在生理和病理上息息相通,密切相关。人的体质等个体差异对疾病的发生、发展和变化也有明显的影响。故中医学理论认为,从某种程度上讲,疾病的发生、发展,就是天、地、人等诸多因素共同作用的结果。因此,要做到治病求本,不仅要探求疾病的本质,还要审察天地的阴阳、环境的变化、人个体的差异,而且在确定治法时必须考虑以上因素,根据具体情况具体分析,区别对待,以采取适宜的治疗方法。

（一）因病制宜

临床上,应根据不同的病证和病位,选用不同的推拿手法和刺激量。若病证不同,推拿宜选用不同的手法。如虚寒证用补法,一般以挤压、摩擦类等手法操作;实热证用泻法,以推法、拿法等手法操作;关节错位,运用拔伸、扳法等手法理筋整复;关节粘连,运用弹拨等手法松解、理筋。同种疾病不同证型也宜选用不同的手法,如痰湿内阻型高血压,可在腹部中脘、大横及背部脾俞、肾俞用推摩等手法,做较长时间轻刺激,以健脾化湿,降低血压;肝阳上亢型高血压,则可交替推抹双侧的桥弓。再如胃肠功能减弱,在背部第6～12胸椎两侧的腧穴施以缓和、轻微的连续性按揉,以提高运动神经兴奋性,使肌肉收缩;反之,如胃肠痉挛,在同样的部位做时间较短的强刺激,以抑制运动神经兴奋性。

若病位不同,推拿宜选用不同的手法。《素问·刺要论》曰:"病有浮沉,刺有浅深,各至其理,无过其道。过之则内伤,不及则生外壅,壅则邪从之。浅深不得,反为大贼,内动五脏,后生大病。"提出了病位有表里、内外、浅深的不同。推拿也是这样,不同强度的手法所能刺激部位的深浅和作用也不同。如病在筋脉、肌肉,尤其是病变部位在肌肉肥厚处,手法宜重,刺激宜强,可选用按、揉、拿、推等手法,同时还应注意肌肉、筋脉的走行及深浅;如病变部位在骨关节者,手法宜轻,刺激宜小,可选用拨、摇、振等相对轻柔的手法,以免伤及关节。推拿治病在于功力,要恰到好处,中病即止,才能奏效。

（二）因时制宜

根据不同季节气候的特点,来制定适宜的治法、方药和其他治疗方法的原则,就是因时制宜。

四时气候的变化,对人体的生理功能、病理变化均产生一定的影响。一年四季,有寒热温凉的变迁,故治病时,要考虑当时的气候条件。例如,春夏季节,气候由温渐热,阳气升发,人体腠理疏松,即使外感风寒,也应注意慎用麻黄、桂枝等发汗力强的辛温发散之品,以免开泄太过,耗伤气阴;推拿手法治疗力度要稍轻,夏季可用爽身粉以防汗,介质可用薄荷水等。而秋冬季节,气候由凉渐寒,阴盛阳衰,人体腠理致密,阳气潜藏于内,此时若病热之证,也当慎用石膏、薄荷等寒冷之品,以防苦寒伤阳;推拿治疗时手法力度应稍强,推拿介质多用葱姜水、麻油等。

（三）因地制宜

根据不同的地理环境特点,来制定适宜的治法、方药和其他治疗方法的原则,就是因地制宜。

不同的地理环境,由于气候条件及生活习惯不同,人体的生理活动的病变特点也有区别,故治疗用药亦应有所差异。如我国西北地区,地势高而寒冷,其病多寒,治宜辛温;东南地区,地势低而温热,其病多热,治宜苦寒。说明地区不同,患病亦异,而治法亦当有别。即使相同的病证,治疗时亦当考虑不同地区的特点,如用麻黄、桂枝治疗外感风寒证,在西北严寒地区,药量可以稍重,推拿手法力度可稍强;而在东南温热地区,药量就应稍轻,推拿手法力度要稍小。又如地域不同或居住环境的不同,对疾病的影响也不同,治疗时也要区别对待。此外,治疗环境也要注意,推拿手法治疗中或手法治疗后患者不可受风,环境要安静而不可嘈杂等。而某些地区还有地方病,治疗时也应加以注意。

（四）因人制宜

根据患者年龄、性别、体质、生活习惯等不同特点,来制定适宜的治法、方药和其他治疗方法的原则,即为因人制宜。也就是在治疗时不能孤立地看待疾病,而要看到患者的整体情况。

1. **年龄** 年龄不同,生理功能和病变特点亦不同,老年人气血衰少,生机减退,患病多虚证或正虚邪实,治疗时,虚证宜补,而邪实需攻者亦应注意配方用药,以免损伤正气。小儿生机旺盛,但气血未充,脏腑娇嫩,且婴幼儿生活不能自理,多病饥饱不匀,寒温失调。故治疗小儿,当慎用峻剂和补剂。一般来讲,用药剂量亦必须根据年龄加以区别。

推拿手法治疗时,不同年龄、不同疾病、不同部位的治疗力度也应有所不同。小儿的生理特点和病理特点有其特异性,推拿治疗的手法应以轻、巧、快和取穴少、治疗时间短为特点,而成人推拿手法则与其相反。对损伤性疾病,根据损伤的时间、部位、程度等,选取适宜的推拿手法治疗,以达到治愈疾病的目的。

2. 性别　男女性别不同,各有其生理特点,特别是对妇女经期、怀孕、产后等情况,治疗用药尤需加以考虑。如妊娠期,禁用或慎用峻下、破血、滑利、走窜伤胎或有毒药物,产后又应考虑气血亏虚及恶露情况等。

推拿手法治疗疾病时,应根据性别的不同、生理上的差异,尤其女性的月经期、妊娠期,不论是急性或慢性筋伤,症状表现如何,一般来说应禁止在腹部和腰骶部推拿。

3. 体质　在体质方面,由于每个人的先天禀赋和后天调养不同,个体素质不仅有强弱之分,而且还有偏寒偏热和素有某种慢性疾病等不同情况,故虽患同一疾病,治疗用药亦当有所区别。例如,阳盛之体慎用温热,阴盛之体慎用寒凉。推拿手法的力度对体质强者手法可稍重,体质弱者手法可稍轻;肌肉丰厚部手法可稍重,头面胸腹的肌肉薄弱部手法可稍轻;病变部位浅者手法可稍轻,病变部位较深者手法可稍重。其他如患者的职业、工作条件等也与某些疾病的发生有关,在诊治时也应该注意。

总之,因病、因时、因地、因人制宜的治疗原则,是中医治疗的一大特色,充分体现了中医治疗疾病的整体观念和辨证论治在实际应用上的原则性和灵活性。说明治病必须全面地看待问题,具体情况具体分析,区别对待。

第二节　推拿的治疗方法

推拿疗法是用手法作用于患者身体的特定部位来治疗疾病的一种方法,是中医学重要的外治法之一。目前,现代解剖学、生物力学与病理生理学对推拿治疗的指导作用日益受到重视,并起到积极的指导作用,但推拿疗法仍是以中医基本理论为依据,在辨证论治的基础上,以扶正祛邪、调整阴阳等为治疗原则来指导临床治疗。

推拿治疗的作用取决于以下三个因素:一是推拿手法作用的质和量;二是被刺激部位的特异性;三是机体的功能状态。在辨识患者机体功能状态的前提下,按手法的质和量,结合治疗部位,可将推拿治疗方法分为温、通、补、泻、汗、和、散、清八种基本治法,现分述如下。

一、温法

温法,即温热之法。《素问·至真要大论》曰:"寒者温之。"可见温法是用于治疗寒证的一种方法,具有温经止痛的作用。临床上,为了达到温热的效果,多使用摩擦、挤压、摆动类等手法,治疗手法多缓慢、柔和,作用时间较长,手法作用部位多在肾俞、命门、气海、关元等穴位。如按、摩、揉中脘、气海、关元，擦肾俞、命门，具有温补肾阳、健脾和胃、扶助正气、散寒止痛等作用。临床上对五更泄泻者，可按、摩其中脘、关元，一指禅推、擦肾俞、命门，从而达到温补命门、健运脾胃的目的。

二、通法

通法，即疏通之法。《医宗金鉴》曰："按其经络，以通郁闭之气……"《厘正按摩要术》说"按能通血脉""按也最能通气"。可见通法有通壅滞、行气血的作用。《素问·血气形志》曰："形数惊恐，经络不通，病生于不仁，治之以按摩醪药。"指出按摩可治疗经络不通所引起的病证。故凡经络不通之病，宜用通法。中医学认为，"不通则痛""通则不痛"，因此，经络不通多表现为痛证，治疗时当以"通"为法。临床治疗时常用挤压类和摩擦类手法，手法要刚柔兼施。如用推、拿、搓法于四肢，则能通调经络；拿肩井，则有通气机、行气血的作用；点按背部腧穴，可通畅脏腑之气血；擦摩胁肋，可以疏通肝气。推拿手法中以击法最有疏通的效果，可以通调一身阳气，多施用于大椎、八髎、命门、腰阳关等穴，故经络不通、气血不畅者皆可用击法。成人推拿以治疗运动系统疾病为主，这些疾病临床多表现出疼痛症状。因此，近年来有人在治疗运动系统疾病时，围绕"通则不痛"并结合现代解剖学与生物力学，提出了"顺则通""松则通""正则通"的推拿治疗方法。例如，运用外展扳法治疗粘连型肩周炎，运用腰部斜扳法治疗腰椎间盘突出症和腰椎关节突关节紊乱，运用理筋手法治疗落枕和急性腰肌扭伤等，都是推拿通法的具体应用。这些方法也提示通法还有滑利关节、松解粘连和理筋整复等方面的治疗作用，但其实质仍然不外乎通法的通壅滞、行气血作用。

三、补法

补法，即补虚之法。经云："虚则补之。"可见补法适用于一切虚证，如气血津液不足、脏腑功能衰退等病证。《素问·离合真邪》就有"不足者，补之奈何……推而按之"的记载。为了达到补的效果，手法通常以摆动类、摩擦类为主，手法宜轻柔，不宜过重，明代周于藩曰："缓摩为补。"推拿临床常用补法有补脾胃、补腰肾的方法。补脾胃即增强脾胃的运化功能，起到健脾和胃、补中益气的作用。推拿治疗时常用一指禅推法、摩法、揉法在腹部做顺时针方向治疗，重点在中脘、天枢、气海、关元；再用按法、擦法在背部膀胱经治疗，重点在胃俞、脾俞。补腰肾的主要作用是培补元气以壮命门之火，治疗时可在命门、肾俞、志室等穴位用一指禅推法或擦法，再用摩法、揉法、按法在腹部的关元、气海上进行治疗。

四、泻法

泻法，即泻实之法。经云："实则泻之。"可见泻法适用于一切实证。临床上一般可用摆动、摩擦、挤压类手法治疗，手法的力量稍重，手法频率应由慢而快。如食积便秘，可用一指禅推、摩神阙、天枢两穴，再揉长强，以通腑泻实。阴虚火盛、津液不足、大便秘结者，用摩法以顺时针方向在腹部治疗，通便而不伤阴。

泻法与上述补法在小儿推拿尤应讲究，补法与泻法作用效果完全相反，临床上应辨别病证的虚实，或用补法，或用泻法，或平补平泻，切不可不问虚实而犯"虚虚实实"之戒。

补法和泻法的操作，按手法方向，"顺转为补，逆转为泻""推上为补，推下为泻""向心为补，离心为泻""旋推为补，直推为泻""顺经为补，逆经为泻"；按手法力度，"轻揉为补，重揉为泻"；按手法操作时间，"长时为补，短时为泻"；按手法缓急，"缓摩为补，急摩为泻"，这些可供临床参考。

五、汗法

汗法,即是发汗之法。《素问·至真要大论》云:"其在皮者,汗而发之。"《素问·生气通天论》云:"体若燔炭,汗出而散。"王冰注:"风邪之气,风中于表,则汗而发之。"可见发汗之法可使病邪从表而散,临床上适用于表证。操作时选穴以肩井、风池、风府为主穴,手法以挤压类和摆动类手法为主。如一指禅推风池、风府,按拿合谷、外关,可祛风解表;推按揉大椎、风门、肺俞,可散热通经、祛风宣肺。小儿外感则要配合开天门、推坎宫、揞二扇门及黄蜂入洞法。《幼科推拿秘书》:"黄蜂入洞,此寒重取汗之奇法也。"

表证分为风寒和风热两种,在施行推拿手法时应区别对待。对于风寒外感,用先轻后重的拿法加强刺激,步步深入,使全身汗透,达到祛风散寒的目的。对于风热外感,则用轻的拿法,宜柔和轻快,使患者腠理疏松,肌表微微汗出,贼邪自散。

六、和法

和法,即和解之法。《素问·至真要大论》云:"谨察阴阳所在而调之,以平为期。"可见,"和"含调和之意。和法具有调和气血、调理脏腑的功效,适用于气血不和、脏腑失调的病证。当病在半表半里而不宜汗、不宜吐、不宜下者,此时也可应用和解之法。推拿运用此法,手法应平稳而柔和,频率稍缓,常运用振动类和摩擦类手法治疗,多用于气血不和、经络不畅、肝脾不调所引起的病证,如胃脘痛、月经不调等。在临床具体操作中,拿肩井能和一身之气血;推揉膀胱经背俞穴,可调和脏腑阴阳;揉板门,可调和脾胃;搓胁肋,可疏肝和胃;揉按关元、中极,搓擦八髎等,可调经血;分腕阴阳,可调和阴阳气血,行滞消食,治寒热往来、烦躁不安;分腹阴阳,可健脾和胃,理气消食,治呕吐、腹胀、厌食;推四横纹,可调和上下之气血,治身体瘦弱而不欲饮食者;小儿捏脊,有调阴阳、理气血、和脏腑、通经络、培元气的功效。

七、散法

散法,即消散、疏散之法。《素问·举痛论》指出:"寒气客于肠胃之间,膜原之下,血不得散,小络急引故痛,按之则血气散,故按之痛止。"说明散法有散血气的功能。"摩而散之,消而化之",可见散法的作用是疏散和化除结聚,适用于一切结聚的病证,诸如脏腑之结聚、气血之瘀滞、痰食之积滞等,即《素问·至真要大论》所指"结者散之"。临床上对于气滞、血瘀、积聚均可运用散法。推拿所用的散法一般以摆动类和摩擦类手法为主,手法要求轻快柔和。如饮食过度、脾失健运所致的胸腹胀满、痞闷,可用摩擦类手法散之;肝气郁滞所致的胁肋疼痛,常以抹双胁、搓胁肋的方法散之;有形的凝滞积聚,可用一指禅推、摩、揉、搓等手法散之。

八、清法

清法,即清热之法。《素问·至真要大论》曰:"温者清之。"清法具有清热凉血、清热祛暑、生津除烦等功效,适用于热性病。一般用摩擦类手法,手法要求刚中带柔。推拿介质多用寒凉之水、滑石粉等。临床操作时,如病在表者,当治以清热解表,多用开天门、推坎宫手法;表实热者,逆经轻推背部膀胱经,揉大椎等;表虚热者,顺经轻推背部膀胱经,顺揉太阳穴等;病在里且属气分大热者,当清其气分之邪热,逆经轻推脊柱,揞揉合谷、外关等;阴亏虚热者,轻擦腰部,推涌泉,摩下丹田,清天河水等;血分实热者,逆经重推脊柱,退六腑。

第三节 ｜ 推拿的作用原理

推拿疗法历史悠久，一直以传统的中医学理论为指导。在长期实践中，人们逐渐认识到推拿对人体的治疗作用。随着推拿医学的发展和现代研究的深入，对推拿的作用原理的认识进一步深入。下面分别从中医学和现代医学角度来阐释推拿治疗疾病的作用原理。

一、推拿治疗的基本原理

推拿治疗的主要方式是各种手法的运用，操作规范、掌握熟练、应用适宜的推拿手法，在治疗中非常重要，可达到疏通经络、理筋整复、调理脏腑等作用。

（一）疏通经络

经络是人体内经脉和络脉的总称，是人体全身气血运行的通路，它"内属于腑脏，外络于肢节"，沟通上下内外，网络全身，将人体所有的脏腑组织器官联结成一个统一的有机整体。

经气是脏腑生理功能的动力，经气的盛衰直接反映了脏腑功能的强弱。推拿手法作用于体表的经络穴位上，可引起局部经络反应，起到激发和调整经气的作用，并通过经络影响到所连属的脏腑、组织、肢节的功能活动，以调节机体的生理、病理状况，使百脉疏通，五脏安和，人体恢复正常。清代《医宗金鉴·正骨心法要旨》中说："或因跌仆闪失，以致骨缝开错，气血瘀滞，为肿为痛，宜用按摩法，按其经络，以通郁闭之气，摩其壅聚，以散瘀结之肿，其患可愈。"如搓摩胁肋可疏肝理气而使胁部胀痛缓解；掐按合谷可止牙痛；按揉角孙可治疗偏头痛。其调整、疏通作用的大小，与推拿时手法操作的经络和部位的准确与否、手法作用时间的长短、刺激量大小等有明显的关系。又如风、寒、湿邪侵入人体，客阻经络，则产生肌肉酸痛，此属经络"不通则痛"。通过推拿手法治疗使风寒湿邪外达，经络疏通而痛消，此属"通则不痛"。这些说明推拿通过对经气的调整作用，可进而调节内脏功能。

（二）理筋整复

中医学中所说的筋指经筋，是与骨相连的肌筋组织，类似于现代解剖学的四肢和躯干部位的软组织，如肌肉、肌腱、筋膜、韧带、关节囊、腱鞘、滑液囊、椎间盘、关节软骨盘等。因各种原因造成的有关软组织损伤，统称为筋伤或伤筋。筋伤后由筋而连属的骨所构成的关节，必然受到不同程度的影响，产生"筋出槽、骨错缝"等有关组织解剖位置异常的一系列病理变化，出现诸如关节突关节紊乱、脱臼滑脱、不完全脱位、关节错缝、椎间盘突出和肌肉、韧带、筋膜等部分纤维撕裂等病证。筋伤后，通过医生认真检查，从压痛点、形态、位置变化等，可以了解损伤的部位、性质。《医宗金鉴·正骨心法要旨》中说"以手扪之，自悉其情"，同时记载了筋歪、筋断、筋翻、筋转、筋走等各种病理变化。目前对这些病证的治疗，使用适当的按、推、揉、擦等手法可将部分断裂的肌肉、肌腱、韧带组织抚顺理直；使用推扳或弹拨手法可将滑脱的肌腱恢复正常解剖位置；通过适当牵拉、旋转、屈伸手法可使移位嵌顿的关节结构回纳，以解除关节的交锁；通过拔伸、牵引、扳法、按法、摇法等可改变神经根与突出物的位置关系；运用斜扳、推扳、脊柱旋转复位和旋转拔伸复位法等可整复脊柱后关节紊乱。

总之,对筋伤和骨缝错位、结构紊乱等,可以通过手法的作用进行理筋整复,纠正解剖位置的异常,使各种组织各守其位,才能有利于软组织痉挛的缓解和关节功能的恢复。

(三)调理脏腑

脏腑是化生气血、通调经络、主持人体生命活动的主要器官,推拿有调理脏腑功能的作用。脏腑功能失调后所产生的病变,通过经络传导反映在外,出现如精神不振、情志异常、腹胀、疼痛和肌痉挛等各种症状,即所谓"有诸内,必形诸外"。推拿是通过手法刺激相应的体表穴位、痛点(或疼痛部位),并通过经络的连属和传导作用,对内脏功能进行调节,达到治疗疾病的目的。例如,按揉肝俞、脾俞穴可调理脾胃,缓解胃肠痉挛,止腹痛;一指禅推法在肺俞、膏肓操作能调理肺气,止哮喘。临床实践表明,不论是虚证或实证、寒证或热证,只要在相宜的部位上选用相宜的推拿手法进行治疗,脏腑功能均可得到不同程度的调节,如肾阳不足者可用斜擦命门或横擦八髎达到温补肾阳的作用,肝阳上亢者可用强刺激点按太冲或行间达到平肝潜阳的作用。现代研究证实,在足三里上运用按揉或一指禅推法,在不同状态下既能使分泌过多的胃液减少,抑制胃肠的功能;也可使分泌不足的胃液增多,兴奋胃肠的功能。较强刺激的按法、拿法作用于内关,可使心率加快,用于治疗心动过缓;较弱刺激的按法、揉法作用于内关,又可使心率减慢,用于治疗心动过速。较轻手法摩揉肝俞、胆俞、胆囊,可促进胆囊收缩,增加胆汁排出,帮助消化;较重手法按揉肝俞、胆俞、胆囊,可抑制胆囊收缩,减少胆汁排出,使胆绞痛缓解。这些说明了推拿不仅可以调整阴阳、补虚泻实,而且对脏腑功能具有良好的双向调节作用,这种作用一是直接作用,即通过手法刺激内脏体表投射区直接影响脏腑功能;二是间接作用,即通过经络与脏腑间的某种联系来实现。

二、推拿对人体各系统的作用

推拿是通过手法作用于人体体表的经络、穴位或特定部位,以调节机体的生理、病理状况,来达到预防和治疗疾病的目的。各种手法从表面上看是一种机械性力的刺激,但熟练而高超的手法便产生了"功",这种"功"是医生根据具体病情和目的,运用各种手法技巧而操作的,一方面直接在人体起着局部治疗作用,另一方面还可以通过神经、体液等系统,对人体的运动、神经、消化、循环、呼吸、免疫、内分泌、泌尿生殖等系统产生一定的影响,从而治疗不同系统的疾患。

(一)推拿对运动系统的作用

1. 纠正骨错缝、筋出槽　骨错缝、筋出槽是中医学对许多软组织由急性损伤所导致的病理状态的描述,运用各种整复手法,使关节、肌腱等结构各入其位,解除了对组织的牵拉、扭转、压迫等刺激,从而减轻或消除疼痛。例如,对脊柱后关节滑膜嵌顿,施用旋转复位法或旋转拔伸扳法,可立即恢复关节的正常解剖结构;对表现为棘突偏歪的关节囊和邻近韧带等损伤,推拿治疗可迅速纠正错位而缓解疼痛。

2. 改变突出物的位置　随着医学影像学的发展,大量的临床资料证明,部分腰椎间盘突出症患者,在接受推拿手法治疗后,可改变突出物与神经根之间的空间位置关系,从而使疼痛得到减轻或消除。尸体研究也证明,推拿手法可以改变突出物与神经根的相对位置,从而为临床治疗腰椎间盘突出症提供了可靠的实验证据支持。

3. 解除肌肉痉挛　肌肉痉挛是一种自然的保护机制,但持久的肌肉痉挛可挤压穿行于其间的神经、血管,形成新的疼痛源。推拿手法直接放松肌肉、解除肌肉痉挛的机制有三个方面:一是加强局部循环,使局部组织温度升高,致痛物质的含量下降;二是在适当的手法刺激作用下,局部组织的痛阈得到提高;三是将紧张或痉挛的肌肉通过手法使其牵张拉长,从而直接解除其紧张或痉挛的状态,也可通过减轻或消除疼痛源而间接解除肌痉挛。例如,急性腰扭伤患者,推拿前在舒适姿势下均有不同程度的紧张性肌电活动,但推拿后绝大部分患者的紧张性肌电活动和疼痛随之消失或减轻。文献报道,对痉挛的肌肉用拉伸手法持续操作2分钟以上,可刺激肌腱中的高尔基体,诱发反射,从而使疼痛减轻或消失。因此,临床上遇见腓肠肌痉挛患者,医生常充分背屈踝关节,并在小腿后侧处用推拿手法,可迅速解除痉挛。

4. 改善肌肉的营养代谢　肌肉的主动运动,会消耗能量和氧,产生乳酸等代谢物质,从而使局部出现酸胀疲劳。推拿手法的直接或间接作用,可促进肌纤维的收缩和伸展活动,肌肉的活动又可促进血液、淋巴等体液的循环活动,一方面可促使肌肉得到充分的氧和营养物质,另一方面可加速组织液中的乳酸等有害代谢产物的吸收或排出体外,从而改善了肌肉的营养状况,消除肌肉的疲劳,提高肌肉的活力和耐力。

5. 促进组织修复　临床上对肌肉、肌腱、韧带部分断裂患者采用适当的推拿理筋和顺筋手法,将断裂的组织理直抚顺,有利于减轻疼痛并使其与断面生长吻合,故推拿手法对损伤组织的修复具有良好的作用。例如,将家兔被切断的跟腱缝合后约2周,开始给予推拿手法治疗,发现其能明显促进跟腱的修复,且其胶原纤维排列的方向亦接近正常的肌腱,结构强度亦高。

现代研究证实,推拿后可以引起一部分细胞内的蛋白质分解,产生组胺和类组胺的物质,使毛细血管扩张、开放,局部血液循环加快。静脉血液及淋巴回流加速,促使瘀血尽快吸收,有利于损伤组织的修复。

6. 分离、松解粘连　软组织损伤后,若组织增生为瘢痕,互相粘连,对血管神经束产生卡压,是导致疼痛和运动障碍的重要原因之一。而按、揉、弹、拨等手法则可直接分离筋膜、滑囊的粘连,运动关节类推拿手法可间接地松解粘连,促使肌肉、韧带放松,起到松动关节的作用。实验报道,用肩关节造影观察到手法对肩关节周围组织粘连的作用,发现手法治疗后,肩关节囊及其附近组织粘连松解。

7. 促进炎症介质分解、稀释　软组织损伤后,血浆及血小板和其他损伤组织分解产物形成了许多炎症介质,这些炎症介质有强烈的致炎、致痛作用。研究显示,在推拿手法作用下,肌肉横断面的毛细血管数比手法介入前增加40余倍,微循环中血液流速、血流形态改善,体内活性物质的转运和降解加速,炎症产物得以排泄。如对急性腰扭伤患者的推拿治疗观察表明,推拿对肾上腺皮质功能有刺激作用,使白细胞上升,嗜酸性粒细胞减少,并释放较多的17-羟皮质类固醇,这些物质对消除局部无菌性炎症具有重要意义。

推拿既能促进静脉血液、淋巴回流,加快物质运转,又促进了炎症介质的分解、稀释,使局部损伤性炎症消退。有人通过对腰椎间盘突出症患者推拿前后血浆中5-羟色胺(5-HT)和5-羟色胺的前体色氨酸(TrP)及其代谢产物5-羟吲哚乙酸(5-HIAA)含量的测定,发现首次推拿后,患者血浆中的5-HT、TrP和5-HIAA的含量呈现非常显著的下降,证明了推拿可促进致痛物质的分解、稀释。

8. 促进水肿、血肿吸收　适当的手法刺激,可调节肌肉的张力,使组织间压力得到调节,促进损伤组织及其周围的血液循环,不但可改善局部的血液循环,消散瘀结,更重要的是推拿的刺激,可反射性地增强全身的血液循环,增加组织的灌流量,促进疾病痊愈。

推拿手法可加快静脉血液、淋巴的回流,由于局部肿胀减轻,减轻了组织间的压力,消除了神经末梢的刺激而使疼痛消失,有利于水肿、血肿的吸收。实验研究表明,在犬的粗大淋巴管内插入套管,可发现推拿后其淋巴液流动增快7倍;在颈项部施以按、揉、推等推拿手法,对患者的皮肤微循环进行检测,发现皮肤微循环有明显改善。

（二）推拿对神经系统的作用

因推拿手法不同，用力轻重、操作时间长短和施治部位、经穴的不同，都会对神经系统产生各种不同的影响。如提、弹、叩击手法起兴奋作用，表面抚摸则起抑制作用。同一手法，若运用的方式不同，如手法频率的快慢、用力轻重、时间长短等，其作用也不同。如短时间的轻柔手法可兴奋大脑皮质，并通过自主神经反射，调整疲劳肌肉的适应性和营养供求状况；长时间的手法则抑制大脑皮质，镇静安神。

推拿对神经系统各部分均有一定的调节作用，手法刺激可通过反射传导途径来调节中枢神经系统的兴奋和抑制过程。例如，较强的手法刺激健康人的合谷和足三里后，发现脑电图中"α"波增强，说明强手法的经穴推拿能抑制大脑皮质；在颈项部施以轻柔手法可使实验者大脑皮质的电活动趋向同步化；对脑动脉硬化患者的脑电阻图进行观察，发现治疗后，其波幅增加，流入时间缩短，能改善脑动脉搏动性供血程度；有人研究发现，轻柔的推拿手法可降低交感神经的兴奋性，如颈项部用轻柔手法操作后，脑血流量可显著增加。

各种推拿手法的刺激部位和治疗穴位，大多分布在周围神经的神经干、神经节、神经根、神经节段或神经通道上。通过手法的刺激作用，可改善周围神经装置及传导径路，促使周围神经产生兴奋或抑制，以加速或减缓其传导反射。如振颤法可使脊髓前角炎患者对感应电流不产生反应的肌肉重新产生收缩反应，已消失的膝腱反射和跟腱反射重新出现。同时，手法还具有改善局部血液循环和神经营养状况、促使神经细胞和神经纤维功能恢复的作用。此外，手法还能够改变同一节段神经支配内脏和体表组织的功能活动，有促使内脏功能加强或改善的作用，如手法刺激第5胸椎可使贲门括约肌扩张，而刺激第7胸椎则可使幽门括约肌扩张。

（三）推拿对消化系统的作用

推拿对消化系统有直接作用和间接作用两个方面。① 直接作用：是指手法的直接作用力，可促使胃肠管腔发生形态和运动改变，促使其内容物的运动和变化，即改变胃肠蠕动速度和力量，从而加快或延缓胃肠内容物的运动、排泄过程。② 间接作用：是指手法的良性刺激，通过神经、经络的传导反射作用，可改善胃肠的蠕动和消化液的分泌，促进对食物的消化、吸收过程，加强消化系统的功能。

1. 对胃肠蠕动的影响　推拿的直接作用和间接作用都可刺激到胃肠，使平滑肌的张力、弹力和收缩能力改变，促进或减缓胃肠蠕动。

推拿手法直接刺激相关穴位，可增强胃壁的收缩能力，如推拿中脘、脾俞、胃俞等穴位治疗胃下垂患者，经钡餐检查，大部分轻、中度患者胃下垂程度均有明显改善，有的甚至恢复正常；如持续用力按压中脘，可引起胃壁蠕动加快，甚至痉挛而出现恶心呕吐；直接刺激腹部，可增强肠蠕动，如持续用力按压气海，可引起肠蠕动加快，甚至引起肠痉挛，并使肠中气体和粪便迅速排出体外。同时，有实验证明，推拿对胃蠕动有双向调节作用，即原来表现胃蠕动次数多的可以减少，使排空延长；原来表现胃蠕动次数少的则能增加，使排空加速。

2. 对胃肠分泌吸收功能的影响　推拿手法的刺激信号，通过自主神经的反射作用，使支配内脏器官的神经兴奋，促使胃肠消化液的分泌或改变其成分；同时，推拿手法能改善胃肠血液、淋巴液的循环，从而加强胃肠的吸收功能。例如，推补脾经后，胃液酸度有明显增加，而胃液分泌量的变化则不明显。运用推拿手法治疗疳积患儿，其尿淀粉酶由治疗前的 47.0 U±32.0 U 提高到治疗后的 57.0 U±41.0 U；捏脊疗法可以增强脾胃功能，提高对蛋白质、淀粉的消化能力，促进食欲，对小儿疳积也有很好的治疗作用。运用捏脊与按揉足三里相结合的方法，亦可以对脾虚泄泻患儿的小肠功能产生影响，经推拿后患儿较低的木糖排泄率较前增加。

此外,推拿可促进胆汁排泄,降低胆囊张力,抑制胆囊平滑肌痉挛,从而取得缓解胆绞痛的作用,超声波检查结果已经证实手法的治疗作用。

(四)推拿对循环系统的作用

推拿治疗能够扩张血管,增强血液循环,改善心肌供氧,加强心脏功能,从而对人体的体温、脉搏、血压等产生一系列的调节作用。

1. 对血管的影响

(1)扩张毛细血管:各种推拿手法对血管的作用,主要表现在促使毛细血管扩张,使储备状态下的毛细血管开放。实验证明,推拿可引起一部分细胞内的蛋白质分解,产生组胺和类组胺物质,使毛细血管扩张开放,从而改善局部组织的供血和营养。

(2)促进血管网重建:实验报道,将家兔跟腱切断后再缝合,术后进行推拿治疗,发现治疗组跟腱断端间有大量的小血管生成,而对照组家兔仅跟腱周围组织中有一些管壁增厚并塌陷的小血管,血管中还有血栓形成,可见推拿能促进病变组织血管网的重建。

(3)恢复血管壁的弹性功能:推拿手法对人体体表组织的压力和所产生的摩擦力,可减缓血管的硬化,对恢复血管壁的弹性、改善血管的通透性能、降低血液流动的外周摩擦力都具有一定的作用。

总之,推拿治疗对血管的作用,除了刺激作用之外,与血管本身的功能状态和人体整体的功能状态都有密切关系,这也是推拿治疗循环系统疾病的机制所在。

2. 对血液循环的影响

(1)加速血液流动:推拿手法虽作用于体表,但其压力却能传递到血管壁,使血管壁有节律地被挤压,从而使异常减慢的血液流速加快。例如,用推拿治疗颈椎病,发现椎动脉血流图均有不同程度的波幅升高,说明推拿可缓解椎动脉受压程度,使椎动脉中血液流动的速度加快,从而改善颅内的血液循环。

(2)降低血液黏稠度:在异常状态下,由于血液流速降低,而使血液黏稠度增高,黏稠度的增高又进一步使流速降低,如此恶性循环,可能使血液凝集。通过推拿手法有节律的机械刺激,使血液重新流动和血液流速得以提高,从而降低血液黏稠度,使流速和黏稠度之间进入良性循环状态。

总之,推拿治疗通过放松肌肉,改变血液高凝、黏滞、浓聚状态,可加快血液循环,改善体循环和脑循环。因此,可广泛地用于治疗高血压、冠心病、动脉硬化等疾病。

3. 对心脏功能的影响　推拿手法对心率、心律、心功能都有调节作用。研究证实,推拿可使冠心病患者的心率减慢。同时,还可使左心室收缩力增加,舒张期延长,使冠状动脉的灌注随之增加,从而改善冠心病患者的心肌缺血、缺氧状态,缓解心绞痛的症状。有文献记载,手法按揉灵台、神道治疗心绞痛,心电图恢复正常者可达 33.3%。

4. 对血压的影响　推拿后人体肌肉放松,肌肉紧张缓解,引起周围血管扩张,外周循环阻力降低,从而减轻心脏负担,并通过对神经、血管、血流的调节作用而影响人体的血压。有人对 46 例原发性高血压病患者进行推拿后,发现患者的收缩压、舒张压、平均动脉压均有明显下降,与治疗前相比 $P<0.001$,且外周总阻力下降率达 80.43%,血管顺应性改善率达 78.2%,心搏出量增加,射血分数增高,心肌耗氧量减少率达 80.4%,从而达到降低血压和改善临床症状的目的。

(五)推拿对呼吸系统的作用

推拿可以直接刺激胸壁或通过神经反射而使呼吸加深。在全身或腹部推拿后,能使氧的需要量增加10％～15％,并相应地增加二氧化碳的排泄量。

(六) 推拿对免疫系统的作用

推拿可以调节免疫功能。如对实验性接种肿瘤的小白鼠选取"中脘""关元""足三里"穴进行手法治疗,发现推拿能抑制实验性小白鼠移植性肿瘤细胞的增殖,且治疗组推拿后其一般状况明显好于对照组;同时又对小白鼠的免疫功能进行了测定,发现治疗组的自然杀伤细胞值明显高于对照组,说明推拿能提高机体的免疫功能,从而发挥抑制肿瘤细胞的作用。又如对健康者背部足太阳膀胱经处施用平推法10分钟,可以使白细胞的吞噬能力有不同程度的提高,淋巴细胞转化率、补体效价也增高。此外,临床上尚有运用推鼻旁、摩面、按揉风池、抖四肢等方法防治感冒,亦收到理想疗效。

(七) 推拿对内分泌系统的作用

推拿对内分泌系统可以产生一定的影响,目前研究主要集中在胰岛功能、甲状腺功能、性激素水平等方面。对糖尿病患者行按揉脾俞、膈俞、足三里和擦背部足太阳膀胱经并配合少林内功锻炼后,部分患者的胰岛功能增强,血糖有不同程度的降低,尿糖转阴,"三多一少"的临床症状有明显改善。在患者第3～5颈椎棘突旁寻找敏感点,施用一指禅推法治疗甲状腺功能亢进症患者,可以使其心率较手法治疗前有明显减慢,其他症状和体征都有相应改善。

(八) 推拿对泌尿生殖系统的作用

推拿手法可调节膀胱张力和括约肌功能。如按揉肾俞、丹田、龟尾、三阴交等穴位既可以治疗小儿遗尿症,又可治疗尿潴留。动物实验证实,按揉半清醒状态下家兔的"膀胱俞",可使平静状态的膀胱收缩,内压升高。

第四节 | 推拿治疗的基本知识

一、推拿体位

在推拿操作过程中,医患双方应各自选择恰当的体位。这一方面,使患者肌肉充分放松以能保持较长时间接受治疗;另一方面,有利于推拿医生发力和持久操作,以使手法的治疗作用能得到充分发挥。

(一) 医生体位

推拿医生选择一个合适的位置、步态和姿势,有利于手法操作。一般来说,在进行胸部、腹部、腰背部、四肢部操作时,应选用站立位,取丁字步;在进行头面部、颈部、肩部和上肢部、胸腹部、下肢部及小儿疾病操作时,应选用坐位,医者上身端坐位,肩部和肘关节自然下垂放松。站立位时,医者可站在患者的体侧、体后或对面。同时,要悬顶拔背,含胸收腹,沉肩垂肘,适当前倾位,自然呼吸,切忌屏气,不要挺胸凸肚。

操作过程中,要全神贯注,思想集中,从容沉着,形神合一,意到手到力到气到。不要左右观顾、心不在焉。此外,推拿医生的体位应根据手法操作的需要,随时做相应的调整、变换,使之进退自如,转侧灵活,以保持施术过程中全身各部位的动作协调一致,这也是推拿医师的一项基本功。

（二）患者体位

患者的体位,以安全舒适、疗效好、术者操作方便为准则。患者所采用的体位通常为卧位(仰卧位、俯卧位与侧卧位)或坐位(端坐位、俯坐位),立位较少采用。

1. **仰卧位**　患者头下垫薄枕,仰面而卧,肌肉放松,呼吸自然,双下肢伸直,上肢自然置于身体两侧。亦可根据治疗需要,上肢或下肢采取外展、内收、屈曲位等。在颜面、胸腹及四肢前侧等部位施用手法时常采取此体位。

2. **俯卧位**　患者腹侧向下、背面向上而卧,头转向一侧或向下,下垫薄枕,或面部向下放在推拿床的呼吸孔上,上肢自然置于身体两旁或屈肘向上置于头部两侧,双下肢伸直,肌肉放松,呼吸自然。在肩背、腰臀及下肢后侧施术时常采用此体位。

3. **侧卧位**　患者侧向而卧,两下肢均屈曲位,或上侧下肢屈曲,下侧下肢伸直。在臀部及下肢外侧施术时常采用此体位,做侧卧位腰部斜扳法时亦采用此体位。

4. **端坐位**　患者端正而坐,肌肉放松,呼吸自然,患者所坐凳子的高度最好与膝后腘窝至足跟的距离相等。在头面、颈项、肩及上背部施用手法时常采用此体位。

5. **俯坐位**　患者端坐后,上身前倾,略低头,两肘屈曲支撑于膝上或两臂置于桌(或椅背)上,肩背部肌肉放松,呼吸自然。在项、肩部及上背部操作时常用此体位。

二、推拿介质

在推拿过程中,有时需要在受术部位的皮肤上涂些液体、膏剂或撒些粉末,这种液体、膏剂或粉末统称为推拿介质。运用推拿介质在我国有着悠久的历史,早在《金匮要略》中就有关于"膏摩"的记载,后经不断发展,出现了名目繁多的膏摩方,广泛地用于预防与治疗疾病中,并沿用至今。《圣济总录》卷四说:"若疗伤寒以白膏摩体,手当千遍,药力乃行,则摩之用药,又不可不知也。"《景岳全书》卷四十五说:"治发热便见腰痛者,以热麻油按痛处揉之可止。"

推拿时应用介质,不仅可充分利用药物的保健与治疗作用,而且增强润滑作用,保护受术者的皮肤,提高治疗效果。

（一）常用的推拿介质

1. *滑石粉*　四季均可应用,夏季多用,有敛汗爽肤的作用。在治疗局部敷以滑石粉可保护患者和术者的皮肤,便于操作。

2. *冬青膏*　将冬青油(水杨酸甲酯)与医用凡士林混合成为冬青膏,春秋冬季多用。配合此膏应用擦法或按揉法可加强手法的透热效果,若加入少量麝香更能增强活血化瘀、搜风通络的功效。也可直接应用冬青油做介质,效果亦佳。

3. *按摩乳*　四季均可应用。擦法和按揉法时用此药,能增强活血化瘀、通经活络的功效。

4. *麻油*　擦法时涂上少许麻油,可增强手法的透热作用。小儿久病成虚也可用麻油配合手法以加强补益作用。

5. *姜汁*　将新鲜的生姜洗净切片,捣烂取汁后,加少许清水即可应用。多用于冬春季,有润滑皮肤、散寒解表、温中止痛、健脾暖胃、固肠止泻的作用。一般用于小儿外感风寒所致发热、咳嗽、腹痛、腹泻等病证。

6. 薄荷水　取少量薄荷叶,用水浸泡后滤汁去渣,即可应用。多用于夏季,有润滑皮肤、清热解表、消暑退热的作用。一般用于小儿外感风热或暑热导致的发热、咳嗽。

7. 鸡蛋清　取鸡蛋一个,去其蛋黄,所剩蛋清即可应用。有润滑皮肤、清热润肺的作用,用于小儿肺热咳喘等。

8. 水　即清水,能增强清凉、退热的功效,并能防止手法操作时损伤皮肤。小儿做推法时常蘸水后操作,能够治疗小儿发热。

9. 维生素 E 按摩油　即以维生素 E 为主要成分的一种油剂,有滋润皮肤的作用。

10. 其他　如红花油、松节油、舒筋活络药水等均可应用。

(二) 推拿介质的选择原则

临床上根据具体情况,如病情、年龄、季节等来选用介质。

1. 病情　根据各种介质的作用,视具体病情选择应用。软组织损伤、关节扭伤、腱鞘炎等可选用活血化瘀、消肿止痛的介质,如红花油、冬青膏等;小儿肌性斜颈多选用润滑作用较好的滑石粉、爽身粉等;小儿发热多选用清凉作用较好的医用乙醇、冷水等。选择介质,还可以根据患者寒热虚实的证候不同而异。寒证,多选用具有温热散寒作用的葱姜水、冬青膏等;热证,多选用具有清凉退热作用的医用乙醇、冷水等;实证,多选用具有清泻作用的蛋清、红花油等;虚证,多选用具有滋补作用的药酒、冬青膏等。

2. 年龄　小儿常用的介质主要有爽身粉、滑石粉、冷水、医用乙醇、薄荷水、姜汁、葱汁、蛋清。成年人一般来说,不论水剂、油剂、粉剂、酒剂均可应用。老年人常用的介质主要有油剂和酒剂。

3. 季节　春夏季节常用的介质主要有葱姜水、冷水、蒸馏水、薄荷水、木香水、滑石粉、爽身粉、蛋清、医用乙醇等,秋冬季节常用的介质主要有冬青膏、石蜡油、食用油、药酒等。

三、推拿的适应证

推拿适应证涉及骨伤、内、妇、儿、五官、神经科疾病,同时亦用于减肥、美容及保健医疗等。

1. 骨伤科疾病　如颈椎病、落枕、颈肩综合征、前斜角肌综合征、肩关节周围炎、胸胁迸伤、肋软骨炎、腰椎后关节紊乱、急性腰扭伤、慢性腰肌劳损、腰椎滑脱症(轻度)、第 3 腰椎横突综合征、骶髂关节半脱位、臀中肌损伤、梨状肌综合征、尾骨挫伤等;各种常见关节脱位,如颞下颌关节脱位、肩关节脱位、肘关节脱位、桡尺远端关节分离症、髋关节脱位等。四肢关节扭伤,如肩关节扭挫伤、肘关节扭挫伤、腕关节扭挫伤、半月板损伤、关节脂肪垫劳损、关节内外侧副韧带损伤、踝关节扭伤、跟腱损伤,以及退行性脊柱炎、类风湿关节炎、肱二头肌长头肌腱炎、肩峰下滑囊炎、肱骨外上髁炎、肱骨内上髁炎、桡骨茎突部狭窄性腱鞘炎、指部腱鞘炎等。

2. 内科疾病　如感冒、胃脘痛、胃下垂、胆绞痛、呃逆、便秘、腹泻、肺气肿、哮喘、高血压、冠心病、糖尿病、尿潴留、眩晕、昏厥和阳痿等。

3. 妇科疾病　如急性乳腺炎、月经不调、痛经、闭经、带下病、产后缺乳、产后耻骨联合分离症、妇女围绝经期综合征、慢性盆腔炎、子宫脱垂等。

4. 儿科疾病　如脑性瘫痪、咳嗽、发热、顿咳、泄泻、呕吐、疳积、佝偻病、夜啼、遗尿、脱肛、肌性斜颈、小儿麻痹后遗症、臂丛神经损伤、斜视、桡骨头半脱位等。

5. 五官科疾病　如近视、视神经萎缩、慢性鼻炎、慢性咽炎、急性扁桃体炎、耳鸣、耳聋等。

6. 神经科疾病　如面瘫、失眠、神经性偏头痛、自主神经功能紊乱、臂丛神经损伤、坐骨神经痛、中风后遗症等。

四、推拿的禁忌证

推拿治疗的应用范围很广，对某些病证具有很好的疗效，甚至胜过针药。但是推拿手法的临床运用也有一定的局限性，存在着不适宜施用手法等情况，即手法的禁忌证或慎用证。目前，大多数学者认为以下情况不适宜，或者慎用推拿治疗：

(1) 各种急性传染性(如肝炎等)、感染性疾病。

(2) 诊断不明确的急性脊柱损伤或伴有脊髓损伤症状的患者。

(3) 恶性肿瘤。

(4) 结核病(如腰椎结核、髋关节结核等)、化脓性疾病(如化脓性关节炎等)所引起的运动器官疾病。

(5) 有血液病或出血倾向的患者，如血友病、恶性贫血、紫癜等，推拿手法有可能导致局部组织内出血，应慎用手法。脑出血的患者，应在出血停止2周后再行手法治疗。

(6) 手法治疗部位有皮肤破损(如烫伤、烧伤)、皮肤病(湿疹、癣、疱疹、脓肿)等。

(7) 严重心、脑、肺、肾等器质性疾患。

(8) 妇女在妊娠期、月经期，其腰骶部和腹部不宜使用推拿手法(也不宜在四肢感应较强的穴位采取强刺激手法)，其他部位需要手法治疗，也应以轻柔舒适手法为宜。

(9) 醉酒者、严重的(不能合作、不能安静)精神病患者。

(10) 患者在剧烈运动后、饥饿或极度劳累及体质极度虚弱的患者。

五、推拿治疗的注意事项

推拿对很多疾病都有良好的治疗效果，但有时个别患者也会出现一些异常现象或不良反应。所以，推拿医师和患者都要注意一些事项。

(一) 医生注意事项

1. 正规培训　应经过正规的学习和严格培训，不仅要有熟练的推拿手法技能，还要掌握中医基础理论、经络腧穴和西医的解剖、生理、病理学知识等。治疗前应审证求因、辨证辨病，全面了解患者的病情，排除推拿禁忌证。

2. 操作卫生　应注意保持个人卫生及工作环境的卫生，经常修剪指甲，手上不得佩带戒指及其他装饰品，以免擦伤患者的皮肤和影响治疗；推拿前后均应洗手，防止交叉感染。天气寒冷时，要注意双手的保暖，以免冷手触及皮肤时引起患者的不适或肌肉紧张。

3. 事先解释　态度要和蔼、严肃，谈吐文雅，且富有同情心。对初次接受推拿治疗和精神紧张的患者，应做好解释工作。治疗前应先与患者讲解在手法治疗过程中的注意事项，以及有可能出现的某些现象或反应，争取患者的信任和配合，消除患者的精神紧张及不必要的顾虑或疑惧心理。

4. 体位舒适　要选择适当的体位。患者宜选择身体放松、呼吸自然，既能维持较长时间，又有利于医生操作的体位。术者宜选择有利于操作的体位，同时要做到意到、身到、手到，步法随手法相应变化，保持整个操作过程中身体各部动作的协调一致。

5. 集中精力　在手法操作过程中，推拿医师要集中精力，全神贯注，做到手随心动，法从手出。同时，要密切观察患者对治疗的反应，询问患者的自我感觉，随时调整手法刺激的方法与强度，避免增加患者的痛苦和不必要的人为损伤。

6. 手法准确　医师应准确掌握手法的动作要领,严格规范化操作;治疗过程中,应根据疾病的性质、病变的部位而选择适宜手法。手法操作的力量必须达到一定的刺激阈值,才能激发人体的应答功能,获得良好的治疗效果。力量太过或不及均会影响疗效,必须根据患者体质、病证、部位等不同情况而灵活变化。

7. 善用左手　左、右两手均能规范、熟练、灵活地操作,是专业推拿医师的一项基本功。临床上部分手法可以单手操作、独立完成,而部分手法则要求医师必须左、右两手相互配合,动作准确、协调,左手操作水平的高低直接影响着手法技术的发挥。此外,善用左手,术者左、右两手可交替操作、放松,避免单侧肢体因长时间操作而引起的疲劳不适和慢性劳损等。

8. 治疗有序　手法操作有一定的顺序,一般从头面→肩背→上肢→胸腹→腰骶→下肢,自上而下,先左后右,从前到后,由浅入深,循序渐进,并可依具体病情适当调整。局部治疗,则按手法的主次进行。手法强度的控制要遵循先轻后重、由重转轻、最后进行结束手法的原则。

9. 时间适当　治疗时间的长短要根据患者的病情、体质、病变部位、所应用手法的特点等因素灵活确定。每次治疗一般以 10~20 分钟为宜,内科、妇科疾病可适当延长。

(二) 患者注意事项

1. 治前禁忌　治疗前不能饱餐、大量饮酒、暴怒、剧烈运动。

2. 事先说明　患者要在治疗之前,详细说明自己的身体状况,如近期有否跌伤、某些被动体位。帮助医师进一步明确诊断,以免造成新的创伤。

3. 体位选择　患者的体位,以安全舒适为前提。心血管疾病和呼吸系统患者不可长期取俯卧位,高血压患者不可久站。

4. 及时反映　推拿过程中,要随时告诉医师自己的感觉和状况,让医师能够运用适宜的刺激量,及时调整患者的体位。

5. 稍事休息　治疗结束后,患者应适当休息5~10分钟。

第五节　推拿意外情况的预防和处理

在推拿过程中,偶然遇上一些特殊体质或病情复杂的患者,或手法应用不当或诊断分析未清的医师,导致治疗中可能出现一些紧急情况,甚者或可导致医疗事故。故推拿医师应更谨慎防范,以作预防或及时处理。在问诊时应更强调望诊的内容,掌握患者的气色神态,是否适合推拿治疗。

临床上常可遇上眼神散涣、极疲惫的患者,此刻患者身心疲极,须耐心开导,嘱其劳逸结合,推拿时手法宜轻,不适宜较长时间进行俯卧位治疗;平卧位做调神的手法即可。

临床上对面色无华的患者须加以防备,此刻患者脏腑气血较弱,或隐藏其他慢性进行性疾患,须详以问诊、体检,给予重视,提防医疗事故。一般临床上癌症、结核病、动脉瘤、肾病综合征患者,或极虚损的患者皆可出现不同程度的面色无华,须做进一步分析和预后判断。

以下是其他推拿意外情况的预防和处理。

一、疼痛加重

可见于患者前一日接受推拿手法时力量过重,或肌肉乳酸代谢分解不及,此与久不运动而忽然进行激烈运动后翌日肌肉疼痛的人相似。应安慰患者并解释说明,对首次推拿患者采用轻柔手法,可避免以上症状。适当做浅层的松解手法及热疗,可改善疼痛,且充分的睡眠时间是改善疼痛的重点。另外,某些疾病如肩周炎,在接受推拿治疗后也会产生疼痛,但此为治疗后的良性反应,可嘱患者不必担心。

二、皮下瘀斑

对于经络瘀滞不通较久的患者而言,推拿后气血通畅或可透出刮痧样的瘀点或斑,此为瘀滞向表宣透,患者身体若出现不适症状,只需向患者加以说明即可。另一种情况的瘀斑,形态青紫,拒按而痛,多为手法力量过重而致,亦可见于养尊处优、筋骨柔弱之尊荣人,或肌表疏松者。须诚恳向患者慰问、安抚,并稍做热疗,嘱其注意休息,禁冷饮。

三、皮肤擦伤

也可见患者推拿前已有轻度皮损,切忌在皮损处做手法造成二度损害。若推拿后翌日出现皮损者可外敷消炎药膏,保持伤口透气,禁止运动,加强休息,并须每日观察以防局部发炎。

四、疲乏

常见于一些极度疲劳的患者,推拿后疲乏欲睡,甚者症状可达 2～3 日,此类患者常透支身体,平日身心疲惫,工作量大,生活压力大,很想休息,但却欲罢不能。推拿后身体新陈代谢加速,修复系统启动,身体表达出急需休息的信号。此刻应让患者平卧于病床,小休片刻以调神,并嘱咐患者回家加强休息,补充营养,调整生活作息。

五、晕推

对精神紧张或体质较弱的患者而言,推拿手法过重或可导致患者眩晕,切忌手法过重以求效心切,若发生眩晕时应停止手法,让患者平卧,给予温饮,轻柔按双内关、风池,稍息片刻即可缓解症状。面对椎动脉型颈椎病、肩周炎和体质敏感、不耐疼痛的患者,应注意避免晕推的发生。

六、脱位

对关节僵硬或有其他骨病的患者,手法不宜过重,以免发生医疗事故。在颈椎、腰椎扳法的操作前需对患者的安全性、适用性加以审核,倘若真的不幸发生脱位,应立刻停止手法,做出对症的抢救及处理。

七、骨折

对严重骨质疏松、骨病、有骨质破坏的患者需谨慎面对,分辨适应证和禁忌证,用轻巧的刺激量手法为主。若不幸出现骨折,应立刻停止手法,做出对症的抢救及处理。

第三章 经络与腧穴

导学

通过本章学习,要求掌握经络的基本知识、取穴的基本方法和推拿临床常用穴位的定位、主治和常用手法,小儿推拿常用穴位的定位、操作方法、主治和功效;能够结合临床,熟悉经络学穴位在推拿治疗上的应用方法。

第一节 经 络

一、概述

经络与腧穴是推拿手法应用的基础,是推拿学的有机组成部分之一。

经络是经脉和络脉的总称。"经",有径路的含义,经脉是经络系统的纵行干线;"络",有网络的含义,络脉是经脉的分支,纵横交错,网络全身,无处不至。经络"内属于腑脏,外络于肢节",是运行全身气血,联络脏腑肢节,沟通上下内外,调节体内各部分的通路。经络通过在全身有规律的循行和有序的联络交会,把人体的五脏六腑、四肢百骸、五官九窍、皮肉筋脉等组织器官联结成一个有机的统一整体。

经络系统的主要内容包括十二经脉、十五络脉、十二经别、奇经八脉、十二经筋和十二皮部。

二、十二经脉

十二经脉即手三阴经(肺、心包、心)、手三阳经(大肠、三焦、小肠)、足三阳经(胃、胆、膀胱)、足三阴经(脾、肝、肾)的总称。它们是经络系统的主体,故又称为"十二正经"。

(一) 十二经脉的命名

十二经脉的名称是根据手足、阴阳、脏腑而定的。它们分别隶属于十二脏腑,各经都用其所属脏腑的名称,结合循行于手足、内外、前中后的不同部位,根据阴阳学说而给予不同名称。如将其中隶属于六腑,循行于四肢外侧的经脉称为阳经。并根据阴阳衍化的道理,分为三阴三阳,这样就定出了手太阴肺经、手阳明大肠经等十二经脉的名称。

（二）十二经脉在体表的分布规律

它们左右对称地分布于头面、躯干和四肢,纵贯全身。六条阴经分布于四肢的内侧和胸腹,上肢内侧是手三阴经,下肢内侧是足三阴经;六条阳经分布于四肢的外侧和头面、躯干,上肢外侧是手三阳经,下肢外侧是足三阳经。

手、足三阳经在四肢的排列均是阳明在前、少阳在中、太阳在后,而手三阴经在上肢的排列是太阴在前、厥阴在中、少阴在后;足三阴经在小腿下半部及足背,其排列是厥阴在前、太阴在中,少阴在后,至内踝上8寸以上足厥阴经同足太阴经交叉后,循行在太阴、少阴之间,便成为太阴在前,厥阴在中,少阴在后。

（三）十二经脉的表里属络关系

十二经脉内属于脏腑,脏与腑有表里相合的关系,故阴经与阳经有表里属络关系。即手太阴肺经与手阳明大肠经相表里;足阳明胃经与足太阴脾经相表里;手少阴心经与手太阳小肠经相表里;足太阳膀胱经与足少阴肾经相表里;手厥阴心包经与手少阳三焦经相表里;足少阳胆经与足厥阴肝经相表里。互为表里的阴经与阳经在体内有属络关系,即阴经属脏络腑,阳经属腑络脏,如手太阴肺经属肺络大肠,手阳明大肠经属大肠络肺等;在四肢又通过络脉的衔接,加强了表里经之间的联系。这样在脏腑阴阳经脉之间,就形成了六组表里络属关系。互为表里的经脉在生理上密切联系,病变时相互影响,治疗时相互为用。

（四）十二经脉的循行走向与交接

循行走向:手三阴经从胸走手,手三阳经从手走头,足三阳经从头走足,足三阴经从足走腹(胸)。正如《灵枢·逆顺肥瘦》所载:"手之三阴从脏走手,手之三阳从手走头,足之三阳从头走足,足之三阴从足走腹。"

经脉的交接:① 相表里的阴经与阳经多在手足末端交接,如手太阴肺经在示指与手阳明大肠经交接,手少阴心经在小指与手太阳小肠经交接,手厥阴心包经在环指与手少阳三焦经交接,足阳明胃经在足大趾与足太阴脾经交接,足太阳膀胱经从足小趾斜趋足心与足少阴肾经交接,足少阳胆经从足跗上斜趋足大趾丛毛处与足厥阴肝经交接。② 同名的阳经与阳经(指同名经)在头面部交接,如手阳明大肠经和足阳明胃经交接于鼻旁,手太阳小肠经与足太阳膀胱经交接于目内眦,手少阳三焦经和足少阳胆经交接于目外眦。③ 相互衔接的阴经与阴经(即手足三阴经)在胸中交接,如足太阴脾经与手少阴心经交接于心中,足少阴肾经与手厥阴心包经交接于胸中,足厥阴肝经与手太阴肺经交接于肺中。

由于十二经脉通过手足阴阳表里经的连接而逐经相传,就构成了一个周而复始、如环无端的循环流注系统,气血通过经脉,内到脏腑器官,外达肌表,营养全身。其循行走向与衔接规律见表3-1。

表3-1　十二经脉循行走向与衔接规律表

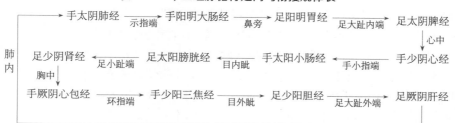

三、奇经八脉

奇经八脉是督脉、任脉、冲脉、带脉、阴维脉、阳维脉、阴跷脉、阳跷脉的总称。它们与十二正经不同,既不直属十二脏腑,又无表里配合关系,"别道奇行",故称"奇经"。

八脉中的督、任、冲皆起于胞中,同出会阴,称为"一源三歧"。督脉,行于腰背正中,上至头面。任脉,行于胸腹正中,上抵颏部。冲脉,与足少阴肾经相并上行,环绕口唇。带脉,起于季胁,环行腰间一周。阴维脉,起于小腿内侧,并足太阴、厥阴上行,至咽喉与任脉会合。阳维脉,起于足跗外侧,并足少阳经上行,至项后与督脉会合。阴跷脉,起于足跟内侧,随足少阴等经上行,至目内眦与阳跷脉会合。阳跷脉,起于足跟外侧,伴足太阳等经上行,至目内眦与阴跷脉会合,沿足太阳经上额,于项后会合足少阳经。

奇经八脉纵横交错地循行分布于十二经之间,其作用主要体现在两方面。其一,沟通了十二经脉之间的联系,将部位相近、功能相似的经脉联系起来,达到统摄有关经脉气血、协调阴阳的作用。督脉与六阳经有联系,称为"阳脉之海",具有调节全身阳经经气的作用;任脉与六阴经有联系,称为"阴脉之海",具有调节全身诸阴经经气的作用;冲脉与任、督脉和足阳明、足少阴等经有联系,故有"十二经之海""血海"之称,具有涵蓄十二经气血的作用;带脉约束联系了纵行躯干部的诸条足经;阴阳维脉联系阴经与阳经,分别主管一身之表里;阴阳跷脉主持阳动阴静,共司下肢运动与寤寐。其二,对十二经气血有蓄积和渗灌的调节作用。当十二经脉及脏腑气血旺盛时奇经八脉能加以蓄积,当人体功能活动需要时奇经八脉又能渗灌供应。

因冲、带、跷、维六脉腧穴,都寄附于十二经与任、督脉之中,唯任、督二脉各有其所属腧穴,故会把它们与十二经相提并论,合称为"十四经"。十四经具有一定的循行路线、病候及所属腧穴,是经络系统的主要部分,在临床上是针灸推拿治疗及药物归经的基础。

四、十五络脉

十二经脉和任、督二脉各自别出一络,加上脾之大络,共计十五条络脉,称为"十五络"。它们的作用主要是沟通各组表里的经脉,加强十二经脉的循环传注。

十五络脉的分布特点是:十二经脉的别络从本经的络穴处别出后,均走向其表里的经脉(阴经别络于阳经,阳经别络于阴经);任脉的别络散布于腹部,以沟通腹部的经气;督脉别络散布于背部和头部,别走足太阳膀胱经,以沟通背部的经气;脾之大络散布于胸胁。

此外,还有从络脉分支的孙络与浮络。即《灵枢·脉度》所谓"络之别者为孙",其浮现在皮肤表层能看到的称为浮络,亦即《灵枢·经脉》所谓"诸脉之浮而常见者"之类。它们难以计数,遍布全身,其作用主要是输布气血于经筋和皮部。

五、十二经别

十二经别是十二正经离合出入的别行部分,故称"经别"。经别通过"离、入、出、合"的循行分布,进一步沟通了表里两经,加强了经脉与脏腑的联系,有濡养脏腑的作用。

十二经别的分布特点是:其所行路径,都从肘、膝以上的正经别出,经过躯干,深入内脏,上至头、项;并于头项之处,其阴经的经别合于表里的阳经,阳经的经别合于本经的经脉而上抵头面。例如,足太阳、少阴经别,下合于腘中,入走肾与膀胱,上出于项,合于足太阳本经。足少阳、厥阴经别,下合股外侧、足背,入走肝胆,上出于颐颔中,合于足少阳本经。足阳明、太阴经别,下合于髀,入走脾胃,上出口,合于足阳明本经。手太阳、太阴经别,下合于腋,入走心与小肠,上出面,合于手太阳本经。手少阳、厥阴经别,先合于胸,入走三焦,上出耳后,合于手少阳本经。手阳明、太阴经别,均走肺与大肠,上出缺盆,合于手阳明本经。

由于十二经别,按其阴阳表里关系,分为六组,先从体表合而入走本脏本腑,然后或离或合,上出头项再合于六阳经脉,故有"六合"之称。手足三阴经腧穴之所以能治头面范围的疾病,主要是因为经别与经脉有其内在联系。例如,偏、正头痛,可取太渊、列缺治疗,《席弘赋》说:"列缺头痛及偏正,重泻太渊无不应。"又如牙痛、喉病,可取太溪、太冲、照海、三阴交等穴主治,《通玄指要赋》说:"牙齿痛,吕细(太溪)堪治。"

六、十二经筋

十二经筋是十二经脉之气濡养筋肉骨节的体系。其主要作用是约束骨骼,屈伸关节,维持人体正常的运动功能。

十二经筋的分布特点是:它们附属于十二经脉,行于体表,不入内脏。其循行走向,都是起始于四肢末端,结聚于关节骨骼部,而走向头身。如足三阳经筋起于足趾,循股外上行结于頄(面部);足三阴经筋起于足趾,循股内上行结于阴器(腹部);手三阳经筋起于手指,循臑外上行结于角(头部);手三阴经筋起于手指,循臑内上行结于贲(胸部)。它们相互之间的联系,除如上述手足三阳三阴经筋在头、面、胸、腹部分组结合以外,各经循行于踝、腘、膝、股、髀、臀、腕、肘、腋、臂、肩、颈等关节或筋肉丰盛处,并与邻近的他经相联结,尤其是足厥阴经筋,除结于阴器外,还能总络诸筋。

从上述经筋的分布和联结的情况来看,可见经筋与肌肉系统的关系是相当密切的。正如《素问·痿论》所说:"宗筋主束骨而利机关也。"这就说明经筋能约束骨骼,利于关节的屈伸活动。

七、十二皮部

十二皮部是十二经脉功能活动反映于体表的部位,也是络脉之气散布的所在。如《素问·皮部论》说:"凡十二经脉者,皮之部也。"

十二皮部的分布区域是以十二经脉在体表的分布范围为依据的。如《素问·皮部论》说:"欲知皮部,以经脉为纪者,诸经皆然。"由于皮部居于人体的最外层,是机体的卫外屏障。当机体卫外功能失常时,病邪可通过皮部深入络脉、经脉以致脏腑。也正如《素问·皮部论》所说:"邪客于皮则腠理开,开则邪入客于络脉,络脉满则注入经脉,经脉满则入舍于腑脏也。"这是外邪由表入里的一个方面。反之,当机体内脏有病时,亦可通过经脉、络脉而反映于皮部。由此可见,皮部与内脏也是密切相关的。

第二节　推拿常用腧穴

腧穴是人体脏腑经络之气输注出入于体表的部位。"腧"与"输"通,有转输的含义,"穴"即孔隙的意思。在历代文献中,腧穴有"砭灸处""节""会""骨孔""气穴""穴位"等不同名称。《灵枢·九针十二原》在论述腧穴时说:"节之交,三百六十五会……所言节者,神气之所游行出入也。"《灵枢·小针解》进一步做了解释说:"节之交,三百六十五会者,络脉之渗灌诸节者也。"说明经络与腧穴是密切相连的,都是推拿施术的部位,腧穴是"点",经络是"线","面"是经络腧穴共同构成的部位,在临床上要正确运用推拿治疗疾病,必须要掌握好经络腧穴的基本知识。

腧穴分为十四经穴、奇穴、阿是穴三类。十四经穴简称"经穴",即分布于十二经脉及任、督二脉上的腧穴。经穴具有主治本经病证的作用,因此以类相比地分别归纳于十四经系统中,它们是腧穴的主要部分,现有 362 个经穴。奇穴又称"经外奇穴",是指既有一定的穴名,又有明确的位置和主治等内容,但尚未列入十四经系统的腧穴,这些腧穴对某些病证具有特殊的治疗作用。阿是穴,又称压痛点、天应穴、不定穴等,这一类腧穴"以痛为腧",因此无固定位置,临床上常以压痛点或其他反应点作为手法施术部位。阿是穴多是病变点或位于病变的附近,因此在推拿治疗上有很大的应用价值。

一、腧穴的治疗作用

一般而言,本经腧穴能治本经病,表里经腧穴能相互治疗表里两经的病变,邻近经穴能配合治疗局部病。各经腧穴的主治,既有其特殊性,又有其共同性。

(一) 近治作用

这是一切腧穴主治作用中所具有的共同特点,指这些腧穴均能治疗该穴所在部位及邻近组织、器官的病证。如眼区的睛明、承泣、四白各穴,均能治疗眼病;耳区的听宫、听会、耳门、翳风诸穴,皆能治疗耳病;胃部的中脘、建里、梁门诸穴,皆能治疗胃病等。

(二) 远治作用

这是十四经腧穴主治作用的基本规律。在十四经腧穴中,尤其是十二经脉在四肢肘、膝关节以下的腧穴,不仅能治局部及邻近病证,而且还可治疗本经循行所及的远隔部位的脏腑、组织、器官的病证,有的甚至具有影响全身的作用。如合谷,不仅能治疗手腕部病证,而且还能治疗颈部、头面部及上肢病证,同时还能治疗外感病的发热;足三里不仅能治疗下肢病证,而且对调整整个消化系统的功能,甚至对人体防卫、免疫反应方面都具有很大的作用。

(三) 特殊作用

临床实践证明,推拿某些腧穴对机体的不同状态可起着双向的良性调整作用。如泄泻时点按天枢能止泻,便秘时点按天枢又能通便。此外,腧穴的治疗作用,还具有相对的特异性,如大椎退热、至阴矫正胎位等,均是其特殊的治疗作用。

二、腧穴的定位方法

在临床上,治疗效果与取穴位置是否正确,有着密切的关系。为了定准腧穴,必须掌握正确的定位方法。

(一) 骨度分寸定位法

《灵枢·骨度》记述了人体各部的骨骼尺寸,以后各篇所载的尺寸经后人补充修改,被用作定取腧穴的折算长度,不论男女、老少、高矮、胖瘦,均可按这一标准测量。常用的骨度折量寸见表 3-2。

表 3-2　骨度折量寸表

部位	起 止 点	折量寸	度量法	说　明
头部	前发际正中至后发际正中	12寸	直寸	如前后发际不明,可从眉心量至大椎作18寸。眉心至前发际3寸,大椎至后发际3寸
	耳后两完骨(乳突)之间	9寸	横寸	用于量头后部的横寸
胸腹部	天突至歧骨(剑胸结合中点)	9寸	直寸	1. 胸部与胁肋部取穴直寸,一般根据肋骨计算,每一肋骨折作1寸6分 2. "天突"指穴名的部位
	歧骨至脐中	8寸		
	脐中至横骨上廉(耻骨联合上缘)	5寸		
	两乳头之间	8寸	横寸	胸腹部取穴的横寸,可根据两乳头之间的距离折
背部	大椎以下至尾骶	21寸	直寸	背部腧穴一般根据脊椎定穴
	两肩胛骨脊柱缘之间	6寸	横寸	
上肢部	腋前、后纹头(腋前皱襞)至肘横纹	9寸	直寸	用手三阴、手三阳经的骨度分寸
	肘横纹至腕横纹	12寸		
侧面	腋以下至季胁	12寸	直寸	"季胁"指第11肋端
	季胁以下至髀枢	9寸		"髀枢"指股骨大转子
下肢部	横骨上廉至髌底	18寸	直寸	用足三阴经的骨度分寸
	内辅骨下廉(胫骨内侧髁下缘)至内踝高点	13寸		
	髀枢至膝中	19寸	直寸	1. 用足三阳经的骨度分寸 2. "膝中"的水平线:前面相当于犊鼻,后面相当于委中
	臀横纹至膝中	14寸		
	膝中至外踝高点	16寸		
	内踝高点至足底	3寸		

（二）自然标志取穴法

根据人体自然标志而定取穴位的方法称自然标志定位法。人体自然标志有两种：一种是不受人体活动影响而固定不移的标志,如五官、指(趾)甲、乳头、肚脐等,称作固定标志。另一种是需要采取相应的动作姿势才会出现的标志,包括皮肤的皱襞、肌肉部的凹陷、肌腱的显露和某些关节间隙等,称作活动标志。自然标志定位法是临床常用的取穴方法,如两乳中间取膻中、握拳在掌后横纹头取后溪等。

（三）手指同身寸取穴法

以患者的手指为标准来定取穴位的方法称为手指同身寸取穴法。因各人手指的长度和宽度与其他部位有着一定的比例,故可用患者本人的手指来测量定穴。医者或根据患者高矮胖瘦作出伸缩,也可用自己的手指来测定穴位。本法种类很多,各有一定的适应范围。

1. 中指同身寸　是以患者的中指中节屈曲时内侧两端纹头之间作为1寸,可用于四肢部取穴的直寸和背部取穴的横寸。

2. 拇指同身寸　是以患者拇指指骨间关节的横度作为1寸,亦适用于四肢部的直寸取穴。

3. 横指同身寸　又名"一夫法",是令患者将示指、中指、环指和小指并拢,以中指中节横纹处为准,四指横量作为 3 寸。

(四) 简便取穴法

简便取穴法是临床一种简便易行的腧穴定位方法。如垂手中指端取风市,两手虎口自然平直交叉后在示指端到达处取列缺等。

三、成人推拿常用腧穴

成人推拿常用腧穴见表 3 - 3。

表 3 - 3 推拿常用腧穴

经络	穴名	定位	主治
手太阴肺经	中府	在胸部,横平第 1 肋间隙,锁骨下窝外侧,前正中线旁开 6 寸	咳喘、胸闷、肩背痛
	尺泽	在肘区,肘横纹上,肱二头肌腱桡侧缘凹陷中	肘臂挛痛、咳喘、胸胁胀满、惊风
	孔最	在前臂前区,腕掌侧远端横纹上 7 寸,尺泽与太渊连线上	咳嗽、咯血、音哑、咽喉痛、肘臂痛
	列缺	在前臂,腕掌侧远端横纹上 1.5 寸,拇短伸肌腱与拇长展肌腱之间,拇长展肌腱沟的凹陷中	咳嗽、气促、头项强痛、牙痛
	太渊	在腕前区,桡骨茎突与手舟骨之间,拇长展肌腱尺侧凹陷中	咳嗽、气喘、乳胀、咽喉痛、手腕痛
	鱼际	在手外侧,第 1 掌骨桡侧中点赤白肉际处	胸背痛、头痛眩晕、喉痛、发热恶寒
	少商	在手指,拇指末节桡侧,指甲根角侧上方 0.1 寸(指寸)	中风昏迷、手指挛痛、小儿惊风
手阳明大肠经	合谷	在手背,第 2 掌骨桡侧的中点处	头痛、牙痛、发热、喉痛、指挛、臂痛、口眼㖞斜
	阳溪	在腕区,腕背侧远端横纹桡侧,桡骨茎突远端(手拇指向上跷起时,当拇短伸肌腱与拇长伸肌腱之间的凹陷中)	头痛、耳鸣、齿痛、咽喉肿痛、目赤、手腕痛
	偏历	在前臂,腕背侧远端横纹上 3 寸,阳溪与曲池的连线上	鼻衄、目赤、耳聋、耳鸣、手臂酸痛、喉痛、水肿
	温溜	在前臂,腕背侧远端横纹上 5 寸,阳溪与曲池的连线上	腹痛、呃逆、喉舌痛、头痛
	手三里	在前臂,肘横纹下 2 寸,阳溪与曲池的连线上	肘挛、屈伸不利,手臂麻木酸痛
	曲池	在肘区,尺泽与肱骨外上髁连线的中点处(屈肘成直角,在肘横纹外侧端与肱骨外上髁连线中点处)	发热、高血压、手臂肿痛、肘痛、上肢瘫痪
	肩髃	在三角肌区,肩峰外侧缘前端与肱骨大结节两骨间凹陷中(屈臂外展,肩峰外侧缘呈前后两个凹陷,前下方的凹陷即是本穴)	肩臂挛痛、肩关节活动障碍、偏瘫
	迎香	在面部,鼻翼外缘中点旁,鼻唇沟中	鼻炎、鼻塞、口眼㖞斜
足阳明胃经	四白	在面部,眶下孔处	口眼㖞斜、目赤痛痒
	地仓	在面部,口角旁开 0.4 寸(指寸)	流涎、口眼㖞斜
	大迎	在面部,下颌角前方,咬肌附着部的前缘凹陷中,面动脉搏动处	口噤、牙痛
	颊车	在面部,下颌角前上方一横指(中指)。咀嚼时,咬肌隆起处	口眼㖞斜、牙痛、颊肿

续表

经络	穴名	定位	主治
足阳明胃经	下关	在面部,颧弓下缘中央与下颌切迹之间的凹陷中	面瘫、牙痛
	头维	在头部,额角发际直上 0.5 寸,头正中线旁 4.5 寸	头痛、眩晕、迎风流泪
	人迎	在颈部,横平喉结,胸锁乳突肌前缘,颈总动脉搏动处	咽喉肿痛、喘息、瘰疬项肿、气闷
	水突	在颈部,横平环状软骨,胸锁乳突肌前缘	胸满咳喘、项强
	缺盆	在颈外侧区,锁骨上大窝,锁骨上缘凹陷中,前正中线旁开 4 寸	胸满喘咳、项强
	天枢	在腹部,横平脐中,前正中线旁开 2 寸	腹泻、便秘、腹痛、月经不调
	伏兔	在股前区,髌底上 6 寸,髂前上棘与髌底外侧端的连线上	膝痛冷麻、下肢痿痹
	梁丘	在股前区,髌底上 2 寸,股外侧肌与股直肌肌腱之间	膝痛冷麻、下肢不遂
	犊鼻	在膝前区,髌韧带外侧凹陷中	膝关节酸痛、活动不便
	足三里	在小腿外侧,犊鼻下 3 寸,犊鼻与解溪连线上	腹痛、腹泻、便秘、下肢冷麻、高血压
	上巨虚	在小腿外侧,犊鼻下 6 寸,犊鼻与解溪连线上	脐周痛、腹泻、下肢痿痹
	下巨虚	在小腿外侧,犊鼻下 9 寸,犊鼻与解溪连线上	小腹痛、腹泻、腰脊痛、乳痛、下肢痿痹
	丰隆	在小腿外侧,外踝尖上 8 寸,胫骨前肌外缘	头痛、咳嗽、便秘、肢肿、下肢痿痹
	解溪	在踝区,踝关节前面中央凹陷中,踇长伸肌腱与趾长伸肌腱之间	踝关节扭伤、足趾麻木
	冲阳	在足背,第 2 跖骨基底部与中间楔骨关节处,可触及足背动脉	口眼㖞斜、面肿、上齿痛、胃痛、足缓不收、癫痫
足太阴脾经	太白	在跖区,第 1 跖趾关节近端赤白肉际凹陷中	胃痛、腹胀、肠鸣、泄泻、便秘、痔漏
	公孙	在跖区,第 1 跖骨底的前下缘赤白肉际处	胃痛、呕吐、食不化、腹痛、泄泻、痢疾
	三阴交	在小腿内侧,内踝尖上 3 寸,胫骨内侧缘后际	失眠、腹胀纳呆、遗尿、小便不利、妇科病
	地机	在小腿内侧,阴陵泉下 3 寸,胫骨内侧缘后际	腹痛、泄泻、水肿、小便不利、月经不调
	阴陵泉	在小腿内侧,胫骨内侧髁下缘与胫骨内侧缘之间的凹陷中	膝关节酸痛、小便不利
	血海	在股前区,髌底内侧端上 2 寸,股内侧肌隆起处	月经不调、膝痛
	大横	在腹部,脐中旁开 4 寸	虚寒泻痢、大便秘结、小腹痛
手少阴心经	极泉	在腋区,腋窝中央,腋动脉搏动处	胸闷胁痛、臂冷麻
	少海	在肘前区,横平肘横纹,肱骨内上髁前缘(屈肘,在肘横纹内侧端与肱骨内上髁连线的中点处)	肘痛、手颤肘挛
	通里	在前臂前区,腕掌侧远端横纹上 1 寸,尺侧腕屈肌腱的桡侧缘	心悸、怔忡、头晕、咽痛、暴喑、舌强不语、腕臂痛
	阴郄	在前臂前区,腕掌侧远端横纹上 0.5 寸,尺侧腕屈肌腱的桡侧缘	心痛、惊悸、盗汗、吐血、衄血、暴喑
	神门	在腕前区,腕掌侧远端横纹尺侧端,尺侧腕屈肌腱的桡侧缘	惊悸、怔忡、失眠、健忘

经　络	穴　名	定　位	主　治
手太阳小肠经	少泽	在手指,小指末节尺侧,指甲根角侧上方 0.1 寸(指寸)	发热、中风昏迷、乳少、咽喉肿痛
	后溪	在手内侧,第 5 掌指关节尺侧近端赤白肉际凹陷中	头项强痛、耳聋、咽痛、齿痛、目翳、肘臂挛痛
	腕骨	在腕区,第 5 掌骨底与三角骨之间的赤白肉际凹陷中	头痛、肩臂挛痛、腕痛指挛、黄疸、热病无汗
	养老	在前臂后区,腕背横纹上 1 寸,尺骨头桡侧凹陷中	目视不明、肩臂腰痛
	支正	在前臂后区,腕背侧远端横纹上 5 寸,尺骨尺侧与尺侧腕屈肌之间	颈项强、手指拘挛、头痛、目眩
	小海	在肘后区,尺骨鹰嘴与肱骨内上髁之间凹陷处	牙痛、颈项痛、上肢酸痛
	肩贞	在肩胛区,肩关节后下方,腋后纹头直上 1 寸	肩背酸痛、肩关节活动不便、上肢瘫痪
	天宗	在肩胛区,肩胛冈中点与肩胛骨下角连线的上 1/3 与下 2/3 交点凹陷中	肩背酸痛、肩关节活动不便、项强
	秉风	在肩胛区,肩胛冈中点上方冈上窝中	肩胛疼痛、不能举臂,上肢酸麻
	肩外俞	在脊柱区,第 1 胸椎棘突下,后正中线旁开 3 寸	肩背酸痛、颈项强急、上肢冷痛
	肩中俞	在脊柱区,第 7 颈椎棘突下,后正中线旁开 2 寸	咳嗽、气喘、肩背疼痛、视物不清
	颧髎	在面部,颧骨下缘,目外眦直下的凹陷中	口眼㖞斜、面痛
足太阳膀胱经	睛明	在面部,目内眦内上方眶内侧壁凹陷中	眼病、腰痛
	攒竹	在面部,眉头凹陷中,额切迹处	头痛、失眠、眉棱骨痛、目赤痛
	天柱	在颈后区,横平第 2 颈椎棘突上际,斜方肌外缘凹陷中	头痛、项强、鼻塞、肩背痛
	大杼	在脊柱区,第 1 胸椎棘突下,后正中线旁开 1.5 寸	发热、咳嗽、项强、肩胛酸痛
	风门	在脊柱区,第 2 胸椎棘突下,后正中线旁开 1.5 寸	伤风、咳嗽、项强、腰背痛
	肺俞	在脊柱区,第 3 胸椎棘突下,后正中线旁开 1.5 寸	咳嗽、气喘、胸闷、背肌劳损
	心俞	在脊柱区,第 5 胸椎棘突下,后正中线旁开 1.5 寸	失眠、心悸
	膈俞	在脊柱区,第 7 胸椎棘突下,后正中线旁开 1.5 寸	呕吐、呃逆、气喘、咳嗽、盗汗
	肝俞	在脊柱区,第 9 胸椎棘突下,后正中线旁开 1.5 寸	胁肋痛、肝炎、目赤痛
	胆俞	在脊柱区,第 10 胸椎棘突下,后正中线旁开 1.5 寸	胁肋痛、口苦、黄疸
	脾俞	在脊柱区,第 11 胸椎棘突下,后正中线旁开 1.5 寸	胃脘胀痛、消化不良、小儿慢脾惊
	胃俞	在脊柱区,第 12 胸椎棘突下,后正中线旁开 1.5 寸	胃病、小儿吐乳、消化不良
	三焦俞	在脊柱区,第 1 腰椎棘突下,后正中线旁开 1.5 寸	肠鸣、腹胀、呕吐、腰背强痛
	肾俞	在脊柱区,第 2 腰椎棘突下,后正中线旁开 1.5 寸	肾虚、腰痛、遗精、月经不调
	气海俞	在脊柱区,第 3 腰椎棘突下,后正中线旁开 1.5 寸	腰痛、腹胀痛、小便不利
	大肠俞	在脊柱区,第 4 腰椎棘突下,后正中线旁开 1.5 寸	腰腿痛、腰肌劳损、肠炎
	关元俞	在脊柱区,第 5 腰椎棘突下,后正中线旁开 1.5 寸	腰痛、泄泻、小便不利
	八髎	在骶部,分布正对第 1、第 2、第 3、第 4 骶后孔中(分别称为上髎、次髎、中髎、下髎)	腰腿痛、泌尿生殖系疾患
	秩边	在骶部,横平第 4 骶后孔,骶正中嵴旁开 3 寸	腰臀痛、下肢痿痹、小便不利、便秘

续 表

经 络	穴 名	定 位	主 治
足太阳膀胱经	殷门	在股后区,臀沟下6寸,股二头肌与半腱肌之间	腰腿痛、下肢瘫痪
	委阳	在膝部,腘横纹上,股二头肌腱的内侧缘	腰脊强痛、小腹胀满、小便不利、腿足挛痛
	委中	在膝后区,腘横纹中点,当股二头肌腱与半腱肌肌腱中间	腰痛、膝关节屈伸不利、半身不遂
	承山	在小腿后区,腓肠肌两肌腹与肌腱交角处(伸直小腿或足跟上提时,腓肠肌肌腹下出现尖角凹陷中)	腰腿痛、腓肠肌痉挛
	飞扬	在小腿后区,昆仑直上7寸,腓肠肌外下缘与跟腱移行处(承山外侧斜下方1寸处)	头痛、腰背痛、腿软无力
	跗阳	在小腿后区,昆仑直上3寸,腓骨与跟腱之间	头痛、腰骶痛、外踝肿痛、下肢痿痹
	昆仑	在踝区,外踝尖与跟腱之间的凹陷中	头痛、项强、腰痛、踝关节扭伤、下肢痿痹
	申脉	在踝区,外踝尖直下,外踝下缘与跟骨之间凹陷中	癫狂痫、腰腿痛、头痛、眩晕
	金门	在足背,外踝前缘直下,第5跖骨粗隆后方,骰骨下缘凹陷中	癫痫、腰痛、外踝痛、下肢痹痛
	京骨	在跖区,第5跖骨粗隆前下方,赤白肉际处	癫痫、头痛、项强、腰腿痛、膝痛脚挛
足少阴肾经	涌泉	在足底,屈足卷趾时足心凹陷中	偏头痛、高血压、小儿惊风
	太溪	在踝区,内踝尖与跟腱之间的凹陷中	喉痛、齿痛、不寐、遗精、阳痿、月经不调
	大钟	在跟区,内踝后下方,跟骨上缘,跟腱附着部前缘凹陷中	腰脊强痛、足跟痛、气喘、咳血
	水泉	在跟区,太溪直下1寸,跟骨结节内侧凹陷中	月经不调、痛经、小便不利、目昏花
	照海	在踝区,内踝尖下1寸,内踝下缘边际凹陷中	月经不调、癫痫
	交信	在小腿内侧,在内踝尖上2寸,胫骨内侧缘后际凹陷中(复溜前0.5寸)	月经不调、泄泻、便秘、睾丸肿痛
	筑宾	在小腿内侧,太溪直上5寸,比目鱼肌与跟腱之间	癫狂、疝痛、足胫痛
手厥阴心包经	曲泽	在肘前区,肘横纹中,肱二头肌腱的尺侧缘凹陷中	上肢酸痛、颤动、心痛、心悸、胃痛、呕吐
	郄门	在前臂前区,腕掌侧远端横纹上5寸,掌长肌腱与桡侧腕屈肌腱之间	心痛、心悸、呕血
	内关	在前臂前区,腕掌侧远端横纹上2寸,掌长肌腱与桡侧腕屈肌腱之间	胃痛、呕吐、心悸、癫狂痫
	大陵	在腕前区,腕掌侧远端横纹中,掌长肌腱与桡侧腕屈肌腱之间	心痛、心悸、胃痛、呕吐、癫痫、胁痛
	劳宫	在掌区,横平第3掌指关节近端,第2、第3掌骨之间偏于第3掌骨	心悸、中风昏迷、中暑、口疮
手少阳三焦经	中渚	在手背,第4、第5掌骨间,第4掌指关节近端凹陷中	偏头痛、掌指痛屈伸不利、肘臂痛
	阳池	在腕后区,腕背侧远端横纹上,指伸肌腱的尺侧缘凹陷中	肩臂痛、腕痛、疟疾、消渴、耳聋

续　表

经　络	穴　名	定　位	主　治
手少阳三焦经	外关	在前臂后区,腕背侧远端横纹上2寸,尺骨与桡骨间隙中点	头痛、上肢痿痹不遂
	会宗	在前臂后区,腕背侧远端横纹上3寸,尺骨的桡侧缘	耳聋、痫证、臂痛
	肩髎	在三角肌区,肩峰角与肱骨大结节两骨间凹陷中(屈臂外展时,肩峰后下方凹陷处)	肩臂酸痛、肩关节活动不便
足少阳胆经	风池	在颈后区,枕骨之下,胸锁乳突肌上端与斜方肌上端之间的凹陷中	偏正头痛、感冒、项强
	肩井	在肩胛区,第7颈椎棘突与肩峰最外侧点连线的中点	项强、肩背痛、手臂上举不便
	居髎	在臀区,髂前上棘与股骨大转子最凸点连线的中点处	腰腿痛、髋关节酸痛、骶髂关节炎
	环跳	在臀部,股骨大转子最凸点与骶管裂孔连线的外1/3与内2/3交点处	腰腿痛、偏瘫
	风市	在股部,直立垂手,掌心贴于大腿时,中指尖所指凹陷中,髂胫束后缘	偏瘫、膝关节酸痛
	阳陵泉	在小腿外侧,腓骨头前下方凹陷中	膝关节酸痛、胁肋痛
	外丘	在小腿外侧,外踝尖上7寸,腓骨前缘	胸胁胀痛、肤痛痿痹、癫痫呕吐
	光明	在小腿外侧,外踝上尖5寸,腓骨前缘	膝痛、下肢痿痹、目痛、夜盲、乳胀
	悬钟	在小腿外侧,外踝尖上3寸,腓骨后缘	头痛、项强、下肢酸痛
	丘墟	在踝区,外踝的前下方,趾长伸肌腱的外侧凹陷中	踝关节痛、胸胁痛
	足临泣	在足背,第4、第5跖骨底结合部的前方,第5趾长伸肌腱外侧的凹陷中	瘰疬、胁肋痛、足跗肿痛、足趾挛痛
足厥阴肝经	太冲	在足背,第1、第2跖骨间,跖骨底结合部前方凹陷中,或触及动脉搏动	头痛、眩晕、高血压、小儿惊风
	蠡沟	在小腿内侧,内踝尖上5寸,胫骨内侧面的中央	小便不利、月经不调、足胫痿痹
	中都	在小腿内侧,内踝尖上7寸,胫骨内侧面的中央	腹痛、泄泻、疝气、崩漏、恶露不尽
	章门	在侧腹部,第11肋游离端的下际	胸胁痛、腹胀痛
	期门	在胸部,第6肋间隙,前正中线旁开4寸	胸胁痛、呃逆、乳痈
任脉	关元	在下腹部,脐中下3寸,前正中线上	腹痛、痛经、不孕、遗精、遗尿
	石门	在下腹部,脐中下2寸,前正中线上	腹痛、泄泻、阳痿、产后恶露不净
	气海	在下腹部,脐中下1.5寸,前正中线上	腹痛、月经不调、遗尿、阳痿
	神阙	在脐区,脐中央	腹痛、泄泻、虚脱
	中脘	在上腹部,脐中上4寸,前正中线上	胃痛、腹胀、呕吐、消化不良、失眠
	鸠尾	在上腹部,剑胸结合下1寸,前正中线上	心胸痛、反胃、癫痫
	膻中	在胸部,横平第4肋间隙,前正中线上	咳喘、胸闷、胸痛、乳痈
	天突	在颈前区,胸骨上窝中央,前正中线上	喘咳、咯痰不畅、梅核气
	承浆	在面部,颏唇沟的正中凹陷处	口眼㖞斜、牙痛、暴瘖
督脉	长强	在会阴区,尾骨下方,尾骨端与肛门连线的中点处	腹泻、便秘、脱肛、腰痛、尾骶骨痛
	腰阳关	在脊柱区,第4腰椎棘突下凹陷中,后正中线上	腰脊疼痛、月经不调、遗精

续 表

经络	穴名	定位	主治
督脉	命门	在脊柱区,第2腰椎棘突下凹陷中,后正中线上	腰脊疼痛、遗精、月经不调、痛经
	身柱	在脊柱区,第3胸椎棘突下凹陷中,后正中线上	腰脊强痛、喘咳、消化不良
	大椎	在脊柱区,第7颈椎棘突下凹陷中,后正中线上	感冒、发热、落枕
	风府	在颈后区,枕外隆凸直下,两侧斜方肌之间凹陷中	头痛、项强、癫病
	百会	在头部,前发际正中直上5寸	头痛、头晕、昏厥、高血压、脱肛
	水沟	在面部,在人中沟的上1/3与中1/3交点处	惊风、口眼㖞斜、腰痛
	印堂	在头部,两眉毛内侧端中间的凹陷中	头痛、鼻炎、失眠
经外奇穴	太阳	在头部,眉梢与目外眦之间,向后约一横指的凹陷中	头痛、感冒、眼病
	鱼腰	在头部,瞳孔直上,眉毛中	眉棱骨痛、目赤肿痛、眼睑颤动
	腰眼	在腰区,当第4腰椎棘突下,旁开约3.5寸凹陷中	腰扭伤、腰背酸楚
	夹脊	在脊柱区,第1胸椎至第5腰椎下两侧,后正中线旁开0.5寸	脊椎疼痛强直、脏腑疾患及强壮作用
	十七椎	在腰区,第5腰椎棘突下凹陷中	腰腿痛
	十宣	在手指,十指尖端,距指甲游离缘0.1寸(指寸)	昏厥、手指麻木
	鹤顶	在膝前区,髌底中点的上方凹陷中	膝关节肿痛
	阑尾	在小腿外侧,髌韧带外侧凹陷下5寸,胫骨前嵴外一横指(中指)	阑尾炎、腹痛
	肩内陵	腋前皱襞顶端与肩髃连线中点	肩关节酸痛、运动障碍
	桥弓	在颈部两侧,耳后翳风至缺盆成一直线	头痛、头晕
	胆囊	在小腿外侧,腓骨头直下2寸	胆绞痛

腧穴一般可以用一指禅推、按、点、揉、拨等手法治疗,面部的太阳、阳白、风池等穴位可以用抹法治疗,合谷、太冲、承山等穴位可以用拿法治疗,水沟、少商、十宣等穴位可以用掐法治疗,中脘、关元、膻中等胸腹部穴位可以用摩法治疗。

四、小儿推拿常用特定穴

小儿推拿中使用了许多特定的穴位,这些穴位的特点、分布和应用与成人推拿不同,不仅有点状,还有线状和面状,它们不归属于十四经,且以两手居多(图4-1～图4-3)。

(一)头面部穴位

1. 坎宫

【定位】　自眉头起沿眉向眉梢成一横线。

【常用手法】　常用分推法,两拇指由眉心向眉梢做分推,称推坎宫,又称推眉弓。一般操作30～50遍。

【临床应用】　疏风解表,醒脑明目,止头痛。用于外感发热、惊风、头痛、目赤痛。临床上治疗外感发热、头痛,多与推攒竹、揉太阳等合用;治疗目赤痛,多与清肝经、掐揉小天心、清天河水等合用。

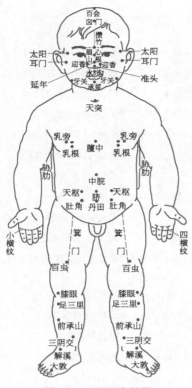

图 4-1　正面穴位图

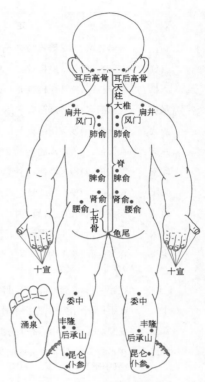

图 4-2　背面穴位图

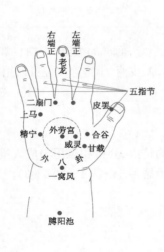

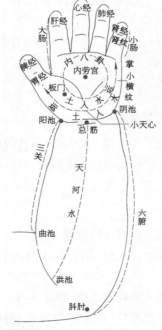

图 4-3　上肢穴位图

2. 天门

【定位】　两眉中间至前发际成一直线。

【常用手法】　两拇指末节罗纹面自下而上交替直推,称开天门,又称推攒竹。一般操作30～50遍。

【临床应用】　发汗解表,镇静安神,开窍醒神。用于头痛、感冒、头晕、夜啼、失眠等。临床上治疗风寒感冒、头痛、无汗、发热等症,多与推坎宫、揉太阳等合用;治疗惊惕不安、烦躁不宁,多与清肝经、揉小天心、掐揉五指节、揉百会等合用。

3. 太阳

【定位】　眉后凹陷处。

【常用手法】　用中指端或拇指端揉之,称揉太阳或运太阳;向眼方向揉为补,向耳方向揉为泻。以拇指桡侧由前向后直推,称推太阳。一般操作30～50遍。

【临床应用】　解表,明目,止头痛。用于头痛、头晕、感冒、发热、目赤痛。临床上治疗外感表实头痛用泻法,治疗外感表虚、内伤头痛用补法,推太阳主要用于外感发热等。

4. 耳后高骨

【定位】　耳后入发际高骨下凹陷中。

【常用手法】　两拇指或中指端揉之,称揉耳后高骨。一般操作30～50遍。

【临床应用】　疏风解表,安神除烦。用于头痛、烦躁不安、感冒等。临床上治疗感冒头痛(风寒表实证),多与开天门、推坎宫、揉太阳合用。

5. 百会

【定位】　在头部,前发际正中直上5寸(折耳,两耳尖后上连线的中点)。

【常用手法】　用拇指端按30～50遍或揉100～200遍,称按百会或揉百会。

【临床应用】　安神镇惊,升阳举陷。临床上治疗惊风、惊痫、烦躁等,多与清肝经、清心经、掐揉小天心等合用;治疗遗尿、脱肛等,常与补脾经、补肾经、推三关、揉丹田等合用。

6. 前顶门

【定位】　头正中线,入前发际3.5寸,或于百会前1.5寸取穴。

【常用手法】　用拇指指甲掐3～5次,揉20～30遍,称掐揉前顶门。

【临床应用】　镇惊,安神,通窍。常用于治疗头痛、惊风、鼻塞等症。

7. 脑空

【定位】　在头部,横平枕外隆凸的上缘,风池直上,属足少阳胆经。

【常用手法】　用两拇指端揉20～30遍,称揉脑空;或用拇指指甲掐3～5遍,称掐脑空。

【临床应用】　镇惊安神,祛风通络。常用于治疗惊风、癫痫、头痛。

8. 天庭

【定位】　头正中线,入前发际0.5寸。

【常用手法】　用掐法或捣法自天庭掐(捣)至承浆3～5遍,或揉约30遍,称掐捣天庭或揉天庭。

【临床应用】　祛风通络,镇惊安神。临床上治疗口眼㖞斜,常与揉瞳子髎合用;治疗头痛、癫痫,常与掐眉心、山根、水沟、承浆等合用。

9. 天心

【定位】　前额中部,天庭与眉心连线中点处。

【常用手法】　用拇指指甲掐天心 30 次;或用罗纹面揉天心 30 遍,称掐天心或揉天心。

【临床应用】　醒脑安神。临床上治疗惊风,常与掐水沟、承浆等合用;治疗头痛、鼻塞伤风,常用掐揉天心,与掐眉心、山根等合用。

10. 眉心

【定位】　两眉内侧端连线中点处。

【常用手法】　用拇指指甲在眉心处掐 3～5 次,称掐眉心;或用拇指端揉 20～30 遍,称揉眉心。

【临床应用】　祛风通窍,醒脑安神。临床上治疗惊风,常与掐十王、水沟、承浆等合用;治疗感冒、头痛,常与推攒竹、推坎宫、揉太阳等相配合。

11. 山根

【定位】　两目内眦中间,鼻梁上低凹处。

【常用手法】　用拇指指甲掐 3～5 次,称掐山根。

【临床应用】　开关窍,醒目定神。临床上治疗惊风、昏迷、抽搐等症,多与掐水沟、掐老龙等合用。

12. 准头

【定位】　鼻尖端。

【常用手法】　用拇指指甲掐 3～5 次,称掐准头。

【临床应用】　祛风镇惊。临床上治疗惊风,常与掐天庭至承浆同用;治疗鼻出血,常与掐上星、掐迎香合用;治疗昏厥,常与按揉内关、足三里合用。

13. 瞳子髎

【定位】　在面部,目外眦外侧 0.5 寸凹陷中。

【常用手法】　用两拇指掐或揉,掐 3～5 次,揉 30～50 遍,称掐揉瞳子髎。

【临床应用】　醒脑镇惊,祛风通络。临床上治疗惊风,常与掐水沟、眉心等合用;治疗目赤肿痛,常与揉四白、揉睛明、按揉太阳等同用。

14. 迎香

【定位】　鼻翼旁开 0.5 寸,鼻唇沟中。

【常用手法】　用示、中二指按揉 20～30 遍,称揉迎香。

【临床应用】　宣肺气,通鼻窍。临床上治疗感冒或慢性鼻炎等引起的鼻塞流涕、呼吸不畅,多与清肺经、拿风池等合用。

15. 水沟

【定位】　在面部,人中沟的上 1/3 与中 1/3 交点处。

【常用手法】　用拇指指甲或示指指甲掐之,掐 5～10 次或醒后即止,称掐水沟,又称掐人中。

【临床应用】　醒神开窍。常用于急救,临床上治疗人事不省、窒息、惊厥或抽搐,多与掐十宣、掐老龙等合用。

16. 牙关

【定位】　下颌角前上方一横指,用力咀嚼时,咬肌隆起处。

【常用手法】　用拇指按 5～10 遍或中指揉 30～50 遍,称按牙关或揉牙关。

【临床应用】　开窍醒神,疏风止痛。按牙关,主要用于牙关紧闭;揉牙关,多用于口眼㖞斜。

17. 天柱

【定位】　项后发际正中至大椎成一直线。

【常用手法】 用拇指或示、中二指指面自上向下直推 100～300 遍,称推天柱;或用汤匙边蘸水自上向下刮,刮至皮下轻度瘀血即可,称刮天柱。

【临床应用】 降逆止呕,祛风散寒。临床上治疗呕恶,多与横纹推向板门、揉中脘等合用;治疗外感发热、颈项强痛等症,多与拿风池、掐揉二扇门等同用;用刮法多以汤匙边蘸姜汁或凉水自上向下刮至局部皮下有轻度瘀血,可治暑热发痧等症。

18. 桥弓

【定位】 在颈部两侧,耳后翳风至缺盆成一直线。

【常用手法】 在两侧胸锁乳突肌处揉 30 遍,或摩 50 遍,或拿 3～5 遍。

【临床应用】 活血,化瘀,消肿。临床上治疗小儿肌性斜颈,常与摇颈法同用。

(二)胸腹部穴位

1. 天突

【定位】 在颈前区,胸骨上窝中央,前正中线上。

【常用手法】 有按揉天突、点天突、捏挤天突之分。用一手扶小儿头侧部,另一手中指端按或揉该穴 10～30 遍,称按天突或揉天突;以示指或中指端微屈,向下用力点 3～5 遍,称点天突;若用两手拇、示指相对挤捏天突,至皮下瘀血呈红紫色为度,称捏挤天突。

【临床应用】 理气化痰,降逆平喘,止呕。临床上治疗气机不利、痰涎壅盛或胃气上逆所致之痰喘、呕吐,多与推揉膻中、揉中脘、运内八卦等合用。若用于催吐,可中指端微屈向下,向里按,动作要快。若由中暑引起的恶心、呕吐、头晕等症,捏挤天突,再配合捏挤大椎、膻中、曲池等穴,亦有良效。

2. 膻中

【定位】 在胸部、横平第 4 肋间隙,前正中线上。

【常用手法】 有揉膻中与分推膻中、推膻中之分。小儿取仰卧位,医者用中指端揉该穴 50～100 遍,称揉膻中;医者用两拇指指端自穴中向两侧分推至乳头 50～100 遍,称为分推膻中;用示、中指自胸骨切迹向下推至剑突 50～100 遍,称推膻中。

【临床应用】 宽胸理气,止咳化痰。临床上治疗呕吐、呃逆、嗳气,常与运内八卦、横纹推向板门、分腹阴阳等合用。治疗喘咳,常与推肺经、揉肺俞等合用。治疗吐痰不利,常与揉天突、按弦走搓摩、按揉丰隆等合用。

3. 乳根

【定位】 乳下 2 分。

【常用手法】 中指端揉,称揉乳根。一般操作 20～50 遍。

【临床应用】 宽胸理气,止咳化痰。用于治疗胸闷、咳喘、胸痛等,临床上常用乳根、乳旁两穴配用,以示、中二指端同时操作。

4. 乳旁

【定位】 乳外旁开 2 分。

【常用手法】 中指端揉,称揉乳旁。一般操作 20～50 遍。

【临床应用】 宽胸理气,止咳化痰。用于治疗胸闷、痰鸣、咳嗽、呕吐等,临床上常用乳根、乳旁两穴配用,以示、中二指端同时操作。

5. 胁肋

【定位】 从腋下两胁至天枢处。

【常用手法】 以两手掌从两胁腋下搓摩至天枢处,称搓摩胁肋,又称按弦走搓摩。一般操作50~100遍。

【临床应用】 顺气化痰,除胸闷。用于治疗胸闷、痰喘气急、胁痛等。本穴性开而降,对于小儿由于食积、痰壅、气逆所致的胸闷、腹胀等有效。

6. 腹

【定位】 腹部。

【常用手法】 沿肋弓角边缘或自中脘至脐,向两旁分推,称分推腹阴阳;以掌或四指摩,称摩腹。一般操作分推法100~200遍,摩法5分钟。

【临床应用】 健脾和胃,理气消食。用于治疗腹泻、腹胀、腹痛、便秘、恶心呕吐等。对于小儿腹泻、便秘、腹胀、厌食等实证应做顺时针方向摩揉腹部(泻法),脾虚腹泻等虚证用逆时针方向操作(补法),摩腹常与捏脊、按揉足三里合用;伤食呕吐者,以分推腹阴阳为主,配合横纹推向板门、推天柱骨等使用。此外,本穴还常作为小儿保健穴。

7. 脐

【定位】 肚脐。

【常用手法】 用指摩或掌摩,称摩脐;拇指端或中指端或掌根揉,称揉脐。一般操作摩法5分钟,揉法100~300遍。

【临床应用】 逆时针方向摩揉之能温阳散寒、补益气血,顺时针方向则消食导滞通便等。用于治疗腹痛、便秘、腹胀、食积、腹泻等。临床上揉脐多与摩腹、推上七节骨、揉龟尾配合应用,治疗腹泻效果好。逆时针方向摩、揉脐用于小儿腹泻、肠鸣腹痛等虚证、寒证,顺时针方向摩、揉脐用于治疗小儿便秘、腹胀等实证。

8. 丹田

【定位】 小腹部(脐下2~3寸)。

【常用手法】 或揉或摩,称揉丹田或摩丹田。一般操作揉法50~100遍,摩法5分钟。

【临床应用】 培肾固本,温补下元,分清别浊。用于治疗遗尿、腹痛等。临床上治疗小儿先天不足、寒凝少腹和腹痛、遗尿等症,常与补肾经、推三关、揉外劳宫等合用。

9. 肚角

【定位】 脐下2寸(石门)旁开2寸大筋。

【常用手法】 用拇、示、中三指做拿法,称拿肚角;或用中指端按,称按肚角。一般操作3~5遍。

【临床应用】 行气止痛。用于治疗腹痛、腹泻等。对各种原因引起的腹痛均可应用,特别是对寒痛、伤食痛效果更好。

10. 中脘

【定位】 在上腹部,脐中上4寸,前正中线上。

【常用手法】 有揉、摩、推中脘之分。患儿取仰卧位,医者用指端或掌根按揉中脘100~300遍,称揉中脘;医者用掌心或四指摩中脘5分钟,称摩中脘;医者示、中指端自中脘向上直推至喉下或自喉向下推中脘100~300遍,称推中脘,又称推胃脘。

【临床应用】 健脾和胃,消食和中。临床上治疗泄泻、呕吐、腹胀、腹痛、食欲不振等症,多与按揉足三里、推脾经等合用。推中脘自上向下操作,有降胃气的作用,主治呕吐恶心;自下向上操作,有使小儿吐的记载,但临床少用。

11. 天枢

【定位】　在腹部,横平脐中,前正中线旁开2寸。

【常用手法】　患儿取仰卧位,医者用示、中指端按揉左右两穴50～100遍,称揉天枢。

【临床应用】　疏调大肠,理气消滞。临床上治疗急慢性胃肠炎及消化功能紊乱引起的腹泻、呕吐、食积、腹胀、大便秘结等症,常与摩腹、揉脐、推上下七节骨、揉龟尾等同用,可用中指按脐,示指与环指各按两侧天突,三指同时揉动。

(三) 背腰部穴位

1. 脊柱

【定位】　大椎至长强成一直线。

【常用手法】　用捏法自下而上捏之,称为捏脊,一般操作3～5遍。每捏三下再将脊背皮提一下,称为捏三提一法。用示、中二指末节罗纹面自上而下做直线推动,称推脊,一般操作100～300遍。

【临床应用】　捏脊能调阴阳、理气血、和脏腑、通经络、培元气,用于治疗腹泻、腹痛、呕吐、便秘、发热、夜啼等。捏脊是小儿保健的常用方法,临床上多与补脾经、补肾经、推三关、摩腹、按揉足三里等配合应用,对治疗先、后天不足的一切虚弱病证均有一定效果。本法单用称捏脊疗法。推脊能清热,常用于小儿发热,多与清天河水、退六腑、推涌泉等合用。

2. 七节骨

【定位】　第4腰椎至尾椎骨端(长强)成一直线。

【常用手法】　用拇指桡侧面或示、中二指罗纹面自下向上或自上向下做直推,分别称为推上七节骨和推下七节骨。一般操作100～300遍。

【临床应用】　温阳止泻,泻热通便。推上七节骨用于治疗腹泻、发热等,临床上常与补大肠、推三关、按揉百会、揉丹田等合用。若属湿热泻,则不宜用本法,用后多致患儿腹胀或出现其他变症。推下七节骨能泻热通便,多用于肠热便秘、发热等症,常与退六腑、清大肠等合用。

3. 龟尾

【定位】　尾椎骨端。

【常用手法】　拇指端或中指端揉,称揉龟尾。一般操作100～300遍。

【临床应用】　调理大肠。用于治疗便秘、腹泻、遗尿等。本穴即督脉经的长强,揉之能通调督脉的经气。其穴性平和,既能止泻,也能通便,多与揉脐、推七节骨配合应用。

4. 肩井

【定位】　在肩胛区,第7颈椎棘突与肩峰最外侧点连线的中点。属足少阳胆经。

【常用手法】　有拿肩井、按肩井和揉肩井之分。患儿取坐位,医者以双手拇指与示、中二指相对着力,稍用力做一松一紧交替提拿该处筋肉3～5遍,称为拿肩井;以拇指指端或中指指端着力,稍用力按压该处10～30遍,称按肩井;以拇指罗纹面或中指罗纹面着力,揉动10～30遍,称揉肩井;若一边揉肩井,一边屈伸其上肢,为复式操作法中的总收法。

【临床应用】　宣通气血,解表发汗,通窍行气。多用于治疗外感无汗、肩臂疼痛、颈项强直、肌性斜颈等。临床上治疗感冒、惊厥、上肢抬举不利、肩背痛、项强等症,常与推攒竹、分推坎宫、运太阳、揉耳后高骨等相配合。还可作为治疗的结束手法。

5. 大椎

【定位】　在脊柱区,第7颈椎棘突下凹陷中,后正中线上。属督脉。

【常用手法】 有按大椎、揉大椎、捏挤大椎、刮大椎之分，用拇指或中指指端按压大椎 30～50 遍，称按大椎；用拇指、中指指端或罗纹面或掌根着力，揉动大椎 30～50 遍，称揉大椎；用双手拇指与示指对称用力，用力将大椎周围的皮肤捏起，进行捏挤，至局部皮肤出现紫红瘀斑为度，称捏挤大椎；用汤匙或钱币之光滑边缘蘸水或油，在大椎上下刮之，至局部皮肤出现紫红瘀斑为度，称刮大椎。

【临床应用】 清热解表，通经活络。按揉大椎常用于治疗感冒发热、项强等。捏挤、提拧大椎，对百日咳有一定的疗效。刮大椎用于中暑发热。

6. 风门

【定位】 在脊柱区，第 2 胸椎棘突下，后正中线旁开 1.5 寸。属足太阳膀胱经。

【常用手法】 用拇指端或罗纹面，或示、中二指的指端与罗纹面着力，在一侧或两侧风门上做按法或揉法 20～50 遍，称按风门、揉风门。

【临床应用】 解表通络。临床上治疗外感风寒、咳嗽气喘等，多与清肺经、揉肺俞、推膻中等相配合；治疗骨蒸潮热，盗汗等病症，多与揉二马、揉肾顶、分推腹阴阳等相配合；治疗背腰肌肉疼痛等，多与拿委中、拿承山和拿昆仑等相配合。

7. 肺俞

【定位】 在脊柱区，第 3 胸椎棘突下，后正中线旁开 1.5 寸。属足太阳膀胱经。

【常用手法】 有揉肺俞、推肺俞和擦肺俞之分，以两手拇指或一示、中二指的指端或罗纹面着力，同时在两侧肺俞上揉动 50～100 遍，称揉肺俞；以两手拇指罗纹面着力，同时从两侧肩胛骨内上缘自上而下推动 100～300 遍，称推肺俞或称分推肩胛骨；以示、中、环三指指面着力，擦肺俞至局部发热，称擦肺俞。

【临床应用】 宣肺理气，疏经活络。常用于治疗呼吸系统疾病。临床上治疗外感发热、咳嗽、痰鸣等，多与推攒竹、分推坎宫、运太阳、揉耳后高骨等相配合；治疗久咳不愈时，可加推脾经，以培土生金，或揉肺俞时加少许盐粉，以增强效果。风寒咳嗽、寒喘用揉肺俞或擦肺俞，风热咳嗽、热喘用分推肺俞。

8. 脾俞

【定位】 在脊柱区，第 11 胸椎棘突下，后正中线旁开 1.5 寸。属足太阳膀胱经。

【常用手法】 以拇指罗纹面着力，在一侧或两侧脾俞上揉动 50～100 遍，称揉脾俞。

【临床应用】 健脾和胃，消食祛湿。临床上治疗脾胃虚弱、乳食内伤、消化不良等引起的呕吐、腹泻、疳积、食欲不振、黄疸、水肿、慢惊风、四肢乏力等，常与推脾经、揉足三里等相配合，并能治疗脾虚所引起的气虚、血虚、津液不足等。

9. 肾俞

【定位】 在脊柱区，第 2 腰椎棘突下，后正中线旁开 1.5 寸。属足太阳膀胱经。

【常用手法】 以拇指罗纹面着力，在肾俞上揉动 50～100 遍，称揉肾俞。

【临床应用】 滋阴壮阳，补益肾元。常用于腹泻、便秘、哮喘、少腹痛、下肢痿软乏力等。临床上治疗肾虚腹泻、阴虚便秘，常与揉二马和补脾经或推三关等相配合；治疗肾虚气喘，常与揉肺俞、揉脾俞等相配合；治疗下肢痿软乏力、慢性腰痛等，常与揉腰俞、拿委中、按揉足三里等相配合。

10. 腰俞

【定位】 在脊柱区，第 3、第 4 腰椎棘突旁开 3 寸至 3.5 寸凹陷处。又说在第 4 腰椎棘突下，旁开 3.5 寸至 4 寸凹陷处。属经外奇穴。

【常用手法】　以双手拇指端或罗纹面着力,按或揉两侧腰俞 15～30 遍,称按腰俞或揉腰俞。

【临床应用】　通经活络。多用于治疗腰痛、下肢瘫痪、泄泻等。

(四)四肢部穴位

1. 脾经

【定位】　拇指末节罗纹面,或拇指桡侧缘,指尖至指根成一线。

【常用手法】　旋推拇指末节罗纹面,或将患儿拇指屈曲,循拇指桡侧缘向指根方向直推为补,称补脾经,一般操作 100～500 遍;由指根向指端方向直推为清,称清脾经,一般操作 100～300 遍。

【临床应用】　补脾经可健脾胃、补气血,用于治疗脾胃虚弱、气血不足而引起的食欲不振、肌肉消瘦、消化不良等症。小儿脾胃薄弱,在一般情况下,脾经穴多用补法。清脾经可清热利湿、化痰止呕,用于治疗湿热熏蒸、皮肤发黄、恶心呕吐、腹泻痢疾等。小儿体虚,正气不足,患斑疹热病时,推补本穴,可使隐疹透出,但手法宜快,用力宜重。

2. 肝经

【定位】　示指末节罗纹面。

【常用手法】　旋推或自指尖向指根方向直推为补,称补肝经;自指根推向指尖为清,称清肝经,一般操作 100～500 遍。

【临床应用】　清肝经能清肝泻火、息风镇惊、解郁除烦,用于目赤、口苦、咽干、惊风、烦躁不安、五心发热等。临床上治疗肝火上炎所致目赤肿痛、惊风、烦躁不安等,常与清心经、清天河水等合用。肝经宜清不宜补,若肝虚应补时则需补后加清,或以补肾经代之,称为滋肾养肝法。

3. 心经

【定位】　中指末节罗纹面。

【常用手法】　旋推或自指尖向指根方向直推为补,称补心经;自指根向指尖方向直推为清,称清心经。一般操作 100～500 遍。

【临床应用】　清心经可清心泻火,补心经可养心安神。清心经用于治疗心火旺盛而引起的高热神昏、面赤口疮、小便短赤等,多与清天河水、清小肠等合用。本穴宜用清法,不宜用补法,为恐动心火之故。若气血不足而见心烦不安、睡卧露睛等,需用补法时,可补后加清,或以补脾经代之。

4. 肺经

【定位】　环指末节罗纹面。

【常用手法】　旋推或自指尖向指根方向直推为补,称补肺经,一般操作 100～500 遍;自环指掌面末节指纹向指尖方向直推为清,称清肺经,一般操作 100～300 遍。

【临床应用】　补肺经能补益肺气,用于治疗肺气虚损、咳嗽气喘、虚寒等肺经虚寒证;清肺经则宣肺清热、疏风解表、化痰止咳,用于治疗感冒发热和咳嗽、气喘、痰鸣等肺经实热证。

5. 肾经

【定位】　小指末节罗纹面。

【常用手法】　旋推或自指根向指尖方向直推为补,称补肾经,一般操作 100～500 遍;自指尖向指根方向直推为清,称清肾经,一般操作 100～300 遍。

【临床应用】　补肾经可补肾益脑、温养下元,用于治疗先天不足、久病体虚、肾虚久泻、多尿、遗尿、虚汗、喘息等。清肾经可清利下焦湿热,用于治疗膀胱蕴热、小便赤涩等症。临床上肾经一般多用补法,需用清法时,多以清小肠代之。

6. 小肠

【定位】 小指尺侧边缘,自指尖到指根成一直线。

【常用手法】 自指尖直推向指根为补,称补小肠,一般操作 200～500 遍;反之为清,称清小肠,一般操作 100～300 遍。

【临床应用】 补小肠能补益下焦,用于治疗下焦虚寒、多尿、遗尿等。清小肠能清热利尿、泌别清浊、滋阴补虚,用于治疗小便短赤不利、水泻、口舌生疮、午后潮热等。若心经有热,移热于小肠,以本法配合清天河水,能加强清热利尿的作用。

7. 大肠

【定位】 示指桡侧缘,自示指尖至虎口成一直线。

【常用手法】 从示指尖直推向虎口为补,称补大肠;反之为清,称清大肠。一般操作 100～300 遍。

【临床应用】 补大肠能温中涩肠止泻,清大肠则清热利湿通便。补大肠多用于治疗虚寒腹泻、脱肛等病证,清大肠多用于治疗湿热、积食滞留肠道、身热腹痛、痢下赤白、湿热腹泻、大便秘结等。

8. 肾顶

【定位】 小指顶端。

【常用手法】 以中指或拇指端按揉,称揉肾顶。一般操作 100～500 遍。

【临床应用】 收敛元气,固表止汗。用于治疗盗汗、自汗、解颅,尤其对自汗、盗汗或大汗淋漓不止等症有一定的疗效。

9. 四横纹

【定位】 掌面示、中、环、小指第 1 指骨间关节横纹处。

【常用手法】 拇指甲掐揉,称掐四横纹,一般操作各掐 3～5 遍;四指并拢从示指横纹处推向小指横纹处,称推四横纹,一般操作 100～300 遍。

【临床应用】 掐四横纹能退热除烦、散瘀结,用于治疗消化不良、疳积等症。推四横纹能调中行气、和气血、消胀满,用于治疗消化不良、腹胀、腹痛、气血不和、气喘、口唇破裂,常与补脾经、揉中脘等合用。也可用毫针或三棱针点刺本穴出血以治疗疳积,效果较好。

10. 小横纹

【定位】 掌面示、中、环、小指掌指关节横纹处。

【常用手法】 以拇指甲掐,称掐小横纹;拇指侧推,称推小横纹。一般操作各掐 3～5 遍,推 100～300 遍。

【临床应用】 退热,消胀,散结。推、掐本穴主要用于治疗脾胃热结、口唇破烂和腹胀等症。临床上用推小横纹治疗肺部干性啰音久不消失者,有一定疗效。

11. 掌小横纹

【定位】 掌面小指根下,尺侧掌纹头。

【常用手法】 中指或拇指端按揉,称揉掌小横纹。一般操作 100～500 遍。

【临床应用】 清热散结,宽胸宣肺,化痰止咳。用于治疗口舌生疮、流涎、肺炎和一切痰壅喘咳,为治疗百日咳、肺炎的要法。临床上用揉掌小横纹配合揉上马治疗肺部湿性啰音,有一定的疗效。

12. 胃经

【定位】 拇指掌面近掌端第 1 节(或大鱼际桡侧赤白肉际处)。

【常用手法】 自拇指根向掌根方向直推为补,称补胃经;反之为清,称清胃经。一般操作

100～500 遍。

　　【临床应用】 补胃经可健脾胃,助运化;清胃经可清中焦湿热,和胃降逆,泻胃火,除烦止渴。补胃经多与补脾经、揉中脘、摩腹、按揉足三里等合用,治疗脾胃虚弱、消化不良、纳呆腹胀等虚寒证。清胃经多与清脾经、推天柱骨、横纹推向板门等合用,治疗脾胃湿热或胃气不和所引起的呕恶、腹胀等症;若系胃肠实热、脘腹胀满、发热烦渴、便秘纳呆等实证,多与清大肠、退六腑、揉天枢、推下七节骨等合用。

　　13. 板门

　　【定位】 手掌大鱼际平面。

　　【常用手法】 指端揉,称揉板门或运板门;用推法自指根推向腕横纹,称板门推向横纹,反之称横纹推向板门。一般操作 100～300 遍。

　　【临床应用】 健脾和胃,消食化滞,止泄,止呕。用于食欲不振、乳食内伤、呕吐、泄泻、腹胀、气喘、嗳气等。临床上治疗乳食停积、食欲不振或嗳气、腹胀、腹泻、呕吐等症,多与顺运内八卦、摩中脘等合用;板门推向横纹能止泻,横纹推向板门能止呕。

　　14. 内劳宫

　　【定位】 掌心中,屈指时中指、环指之间中点。

　　【常用手法】 中指端揉,称揉内劳宫;自小指根掐运起,经掌小横纹、小天心至内劳宫,称运内劳宫。一般操作揉 100～300 遍,运 10～30 遍。

　　【临床应用】 清热除烦,清虚热。揉内劳宫用于治疗心经有热而致口舌生疮、发热、烦渴等症。运内劳宫为运掌小横纹、揉小天心、运内劳宫的复合手法,对治疗心、肾两经虚热最为适宜。

　　15. 小天心

　　【定位】 大、小鱼际交接处凹陷中。

　　【常用手法】 中指端揉,称揉小天心,一般操作揉 100～300 遍。拇指甲掐,称掐小天心;以中指尖或屈曲的指骨间关节背侧捣,称捣小天心,一般操作掐、捣 5～20 次。

　　【临床应用】 揉小天心可清热、镇惊、利尿、明目,主要用于治疗心经有热而致目赤肿痛、口舌生疮、惊惕不安,或心经有热、移热于小肠而见小便短赤等症,对新生儿硬皮症、黄疸、遗尿、水肿、疮疖、痘疹欲出不透、小儿癃闭等症亦有良效。掐、捣小天心能镇惊安神,主要用于治疗惊风抽搐、夜啼惊惕不安、斜视等症。若见惊风眼翻、斜视,可与掐老龙、掐水沟、清肝经等合用;眼上翻者向下掐、捣,右斜视者则向左掐、捣,左斜视者则向右掐、捣。

　　16. 内八卦

　　【定位】 以掌中心为圆心,从圆心至中指根横纹内 2/3 处为半径,画一圆圈,八卦即在此圆圈上。对小天心者为坎卦,对中指根者为离卦,在拇指侧离至坎半圆的中点为震卦,在小指侧半圆的中点为兑卦,共 8 个方位即乾、坎、艮、震、巽、离、坤、兑。

　　【常用手法】 用拇指端自乾向坎运至兑卦为一遍,在运至离卦时轻轻而过,称顺运内八卦。若从兑卦运至乾卦,称为逆运内八卦。一般操作 100～300 遍。

　　【临床应用】 顺运内八卦能宽胸理气、止咳化痰、行滞消食,逆运则降气平喘。顺运内八卦主治胸闷、咳嗽、腹胀、食欲不振等,多与运板门等合用;逆运内八卦主治气喘、呃逆、呕吐甚者,多与推膻中、推天柱骨等合用。

　　17. 总筋

　　【定位】 掌后腕横纹中点。

【常用手法】 按揉本穴,称揉总筋;用拇指甲掐,称掐总筋。一般操作揉 100～300 遍,掐 3～5 次。

【临床应用】 清心经热,散结止痉,通调周身气机。揉总筋临床上多与清天河水、清心经配合,治疗口舌生疮、潮热、夜啼等实热证。操作时手法宜快,并稍用力。治疗惊风抽搐多用掐法。

18. 大横纹

【定位】 仰掌,掌后横纹。近拇指端称阳池,近小指端称阴池。

【常用手法】 两拇指自掌后横纹中(总筋)向两旁分推,称分推大横纹,又称分阴阳;自两旁(阴池、阳池)向总筋合推,称合阴阳。一般操作 30～50 遍。

【临床应用】 分阴阳可以平衡阴阳、调和气血、行滞消食、行痰散结,多用于治疗阴阳不调、气血不和而致寒热往来、烦躁不安和乳食停滞、腹胀、腹泻、呕吐等症,用于痢疾治疗亦有一定效果。但在操作时,如实热证阴池宜重分,虚寒证阳池宜重分。合阴阳能行痰散结,多用于治疗痰结喘嗽、胸闷等症,若配合揉肾纹、清天河水能加强行痰散结的作用。

19. 端正

【定位】 中指甲根两侧赤白肉际处,桡侧称左端正,尺侧称右端正。

【常用手法】 用拇指甲掐或拇指罗纹面揉,称掐、揉端正。一般操作揉 50 遍,或掐 5 次。

【临床应用】 揉左端正能升阳止泻,用于治疗水泻、痢疾等症,多与补大肠、推上七节骨等合用。揉右端正能降逆止呕,用于治疗胃气上逆而引起的恶心呕吐等症。掐端正能镇惊,多用于治疗小儿惊风,常与清肝经等配合。同时,本穴对鼻衄有效,方法是用细绳由中指第 3 节横纹起扎至指端,扎好后让患儿静卧即可。

20. 五指节

【定位】 手背 5 指第 1 指骨间关节处。

【常用手法】 拇指甲掐,称掐五指节;用拇、示指揉搓,称揉五指节。一般操作各掐 3～5 次,揉 30～50 遍。

【临床应用】 安神镇惊,祛风痰,通关窍。掐五指节主要用于治疗惊惕不安、惊风等症,多与清肝经、掐老龙等合用;揉五指节主要用于治疗胸闷、痰喘、咳嗽等症,多与运内八卦、推揉膻中等合用。

21. 二扇门

【定位】 手背中指指根两侧凹陷处。

【常用手法】 拇指甲掐,称掐二扇门;拇指偏锋按揉,称揉二扇门。一般操作各掐 5 次,揉 100～300 遍。

【临床应用】 发汗透表,退热平喘。用于治疗伤风、感冒、发热无汗、痰喘气粗等症。掐、揉二扇门是发汗效法。揉时要稍用力,速度宜快,多用于风寒外感;也可与揉肾顶、补脾经、补肾经等配合应用,适宜于平素体虚外感者。

22. 上马

【定位】 手背环指和小指掌指关节后凹陷中。

【常用手法】 拇指端揉或拇指甲掐,称揉上马或掐上马。一般操作揉 100～300 遍,掐 3～5 次。

【临床应用】 滋阴补肾,顺气散结,利水通淋。用于治疗小便赤涩、腹痛、遗尿、消化不良、喘促、牙痛等症。用揉法为多,主要用于阴虚阳亢、潮热烦躁、盗汗、牙痛、小便赤涩等症。本法对体质虚弱、肺部感染有干性啰音而久不消失者配揉小横纹,湿性啰音者配揉掌小横纹。

23. 威灵

【定位】　手背第2、第3掌骨歧缝间。

【常用手法】　用掐法,称掐威灵。一般操作掐3～5次,或醒后即止。

【临床应用】　开窍醒神。临床上用于治疗急惊暴死、昏迷不醒、头痛等,多配合掐水沟、掐十宣等合用。

24. 精宁

【定位】　手背第4、第5掌骨歧缝间。

【常用手法】　用掐法,称掐精宁。一般操作掐3～5次,或醒后即止。

【临床应用】　行气,破结,化痰。用于治疗痰食积聚、气吼痰喘、干呕、疳积、惊厥等症。本法对于体虚者慎用,如必须应用时则多与补脾经、推三关、捏脊等同用,以免元气受损。用于急惊昏厥时,本法多与掐威灵配合,能加强开窍醒神的作用。

25. 膊阳池

【定位】　在手背一窝风上3寸处。

【常用手法】　拇指甲掐或指端揉,称掐膊阳池或揉膊阳池。一般操作掐3～5次,揉100～300遍。

【临床应用】　止头痛,通大便,利小便。用于治疗大便秘结、小便赤涩、感冒头痛,特别对大便秘结者多揉之有显效,但大便滑泻者禁用。用于感冒头痛,或小便赤涩短少者,多与其他解表、利尿穴配用。

26. 一窝风

【定位】　手背腕横纹正中凹陷处。

【常用手法】　指端揉,称揉一窝风。一般操作100～300遍。

【临床应用】　温中行气,止痹痛,利关节,宣通表里。用于腹痛肠鸣、风寒感冒、急慢惊风、关节屈伸不利等。临床上治疗受寒、食积引起的腹痛等症,多与拿肚角、推三关、揉中脘等合用。本法对寒滞经络引起的痹痛或风寒感冒等也有良效。

27. 三关

【定位】　前臂桡侧缘,阳池至曲池成一直线。

【常用手法】　用拇指桡侧面或示、中二指指面自腕横纹推向肘横纹,称推三关;屈患儿拇指,自拇指外侧端推向肘横纹,称大推三关。一般操作100～300遍。

【临床应用】　温阳散寒,益气活血,发汗解表。本穴性温热,用于腹痛腹泻、畏寒、四肢乏力、病后体虚及风寒感冒等一切虚寒病证,对非虚寒病证者慎用。临床上治疗气血虚弱、命门火衰、下元虚冷、阳气不足引起的四肢厥冷、面色无华、食欲不振、吐泻等症,多与补脾经、补肾经、揉丹田、捏脊、摩腹等合用。

28. 六腑

【定位】　前臂尺侧缘,阴池至肘成一直线。

【常用手法】　用拇指指面或示、中二指指面,自肘横纹推向腕横纹,称退六腑或推六腑。一般操作100～300遍。

【临床应用】　清热,凉血,解毒。本穴性寒凉,用于高热、烦渴、惊风、咽痛、大便秘结等一切实热证,对温病热入营血、脏腑郁热积滞而致壮热烦渴、便秘等实热证也可应用。本法与补脾经合用,有止汗的效果。若患儿平素大便溏薄、脾虚腹泻者,本法慎用。本法与推三关为大凉大热之法,可单用,亦可合用。若患儿气虚体弱、畏寒怕冷可单用推三关,如高热烦渴、发斑等可单用退六腑。而两穴合用能平衡阴阳,防止大凉大热,伤其正气。如寒热夹杂,以热为主,则可以退六腑三数、推三关一数之比推之;若以寒为重,则可以推三关三数、退六腑一数之比推之。

29. 天河水

【定位】 前臂内侧正中,总筋至洪池(曲泽)成一直线。

【常用手法】 用示、中二指指面自腕横纹推向肘横纹,称清(推)天河水;用示、中二指蘸水自总筋处一起一落弹打如弹琴状,直至洪池,同时边移动边用口吹气,称打马过天河。一般操作 100~300 遍。

【临床应用】 清热解表,泻心火,除烦躁,润燥结。用于一切热性病证,如外感发热、内热、潮热、烦躁不安、口渴、口舌生疮、咳嗽、痰喘、咽痛等症。本穴性微凉,较平和,善清卫、气分之热,清热而不伤阴分。清(推)天河水多用于治疗五心烦热、口燥咽干、唇舌生疮、夜啼等症,对于感冒发热、头痛、恶风、汗微出、咽痛等外感风热者,也常与推攒竹、推坎宫、揉太阳等合用。打马过天河清热之力大于清天河水,多用于实热、高热。

30. 少商

【定位】 在拇指末节桡侧,指甲根角侧上方 0.1 寸(指寸)。属手太阴肺经。

【常用手法】 以一手持小儿拇指固定,另一手以拇指指甲掐穴位处,称掐少商,一般掐 3~5 次。

【临床应用】 清热利咽,开窍。用于治疗发热、咽喉肿痛、心烦口渴、疟疾、痢疾、感冒、昏迷等症。

31. 五经

【定位】 拇、示、中、环、小指末节罗纹面,即脾、肝、心、肺、肾经。

【常用手法】 以一手夹持小儿 5 指以固定,另一手以拇指或中指端由小儿拇指尖至小指尖做运法 50~100 遍,或用拇指指甲逐一掐揉各 3~5 次,称运五经和掐揉五经;或以一手持小儿手掌,另一手拇指置小儿掌背,其余 4 指在小儿掌面,同时向指端方向直推,推 50~100 遍,称推五经。

【临床应用】 健脾,疏肝,宁心,润肺,温肾。推五经用于治疗 6 个月之内的婴儿发热。

32. 列缺

【定位】 在前臂,腕掌侧远端横纹上 1.5 寸,拇短伸肌腱与拇长展肌腱之间,拇长展肌腱的凹陷中。属手太阴肺经。

【常用手法】 以一手持小儿手部,掌背向上,另一手用拇指指甲掐穴处,或拇、示二指拿穴处,掐 3~5 次,或拿 5~10 遍,称掐列缺或拿列缺。

【临床应用】 宣肺散邪,醒脑开窍。临床上治疗感冒无汗,常与开天门、推坎宫、揉太阳等合用,治疗惊风、昏厥,常与掐水沟、掐老龙、掐十王等合用。

33. 洪池

【定位】 仰掌,肘部微屈,当肱二头肌腱内侧。

【常用手法】 以一手拇指按穴位上,另一手拿小儿 4 指摇之,摇 5~10 遍,称按摇洪池。

【临床应用】 调和气血,通调经络。主要用于治疗关节疼痛、气血不和,多与按、揉、拿局部和邻近穴位配合应用。因穴属心包经,按之能泻血热,可与清天河水同用,以清心经。

34. 曲池

【定位】 在肘区,尺泽与肱骨外上髁连线的中点处。属手阳明大肠经。

【常用手法】 先使小儿屈肘,以一手托住其腕部不动,另一手握住小儿肘部,以拇指指甲掐之,继以揉之,掐揉30～50遍,称掐揉曲池。

【临床应用】 解表退热,利咽。临床上治疗风热感冒、咽喉肿痛、上肢痿软、咳喘、嗳气、腹痛、呕吐、泄泻等症,常与开天门、推坎宫、推太阳、清天河水等合用。

35. 十王

【定位】 十指尖指甲内赤白肉际处。

【常用手法】 以一手握小儿手部,使手掌向外,手指向上,另一手拇指指甲先掐小儿中指,然后逐指掐之,各掐3～5次,或醒后即止,称掐十王。

【临床应用】 清热,醒神,开窍。临床上治疗高热、惊风、抽搐、昏厥、两目上视、烦躁不安、神呆等症,多与掐水沟、掐老龙、掐小天心等合用。

36. 老龙

【定位】 中指甲根后0.1寸(指寸)。

【常用手法】 以一手握持小儿手部,另一手以拇指甲掐小儿中指根后0.1寸处,掐3～5次,或醒后即止,称掐老龙。

【临床应用】 醒神开窍。用于急救,主要用于治疗急惊风、高热抽搐、不省人事。若急惊暴死,掐之知痛有声者易治,不知痛且无声者,一般难治。

37. 外劳宫

【定位】 在手背,第2、第3掌骨间,掌指关节后0.5寸(指寸)凹陷中,与内劳宫相对处。

【常用手法】 有揉外劳宫与掐外劳宫之分,以一手持小儿4指,令掌背向上,另一手中指端揉100～300遍,称揉外劳宫;以拇指甲掐3～5次,称掐外劳宫。

【临床应用】 温阳散寒,升阳举陷,兼能发汗解表。临床上治疗外感风寒、鼻塞流涕、脏腑积寒、完谷不化、寒痢腹痛、疝气等症,多用揉法;治疗脱肛、遗尿,常与补脾经、补肾经、推三关、揉丹田等合用。

38. 虎口

【定位】 在手背,第1、第2掌骨之间,近第2掌骨中点的桡侧。

【常用手法】 以一手持小儿手部,令其手掌侧置,桡侧在上,另一手示、中二指固定小儿腕部,用拇指甲掐穴处,继而揉之,掐揉5～20遍,称掐揉虎口。

【临床应用】 清热,通络,止痛。临床上治疗发热无汗、头痛、项强、面瘫、口噤、便秘、呕吐、嗳气、呃逆、鼻衄等,常与推大肠、推脾经、拿肚角等合用。

39. 外八卦

【定位】 掌背外劳宫周围,与内八卦相对处。

【常用手法】 以一手持小儿4指,令掌背向上,另一手拇指顺时针方向做运法,运100～300遍,称运外八卦。

【临床应用】 宽胸理气,通滞散结。临床上治疗胸闷、腹胀、便结等症,多与摩腹、推揉膻中等合用。

40. 外关

【定位】 在前臂后区,腕背侧远端横纹上2寸,尺骨与桡骨间隙中点。属手少阳三焦经。

【常用手法】 用拇指甲掐或揉,掐 3～5 次,揉 100～200 遍,称掐揉外关;还可用拇指或中指端向上直推 50～100 次,称推外关。

【临床应用】 解表清热,通络止痛。用于治疗小儿腹泻、感冒、腰背疼痛等症。

41. 箕门

【定位】 大腿内侧,膝盖上缘至腹股沟成一直线。

【常用手法】 用示、中二指自膝盖内上缘至腹股沟部做直推法,称推箕门,一般操作 100～300 遍。

【临床应用】 推箕门性平和,有较好的利尿作用。用于小便赤涩不利、尿闭、水泻等。临床上治疗尿潴留,多与揉丹田、按揉三阴交等合用。治疗小便赤涩不利,多与清小肠等合用。

42. 百虫

【定位】 膝上内侧肌肉丰厚处。

【常用手法】 或按或拿,称按百虫或拿百虫。一般操作 5 遍。

【临床应用】 通经络,止抽搐。用于四肢抽搐、疼痛等。临床上治疗下肢瘫痪及痹痛等症,常与拿委中、按揉足三里等合用。若用于惊风、抽搐,手法刺激宜重。

43. 足三里

【定位】 在小腿外侧,犊鼻下 3 寸,犊鼻与解溪连线上。属足阳明胃经。

【常用手法】 以拇指端或罗纹面着力,稍用力按揉 20～100 遍,称按揉足三里。

【临床应用】 健脾和胃,调中理气,导滞通络,强壮身体。常用于腹胀、腹痛、呕吐、泄泻等消化系统疾病及下肢痿软乏力等病证。临床上治疗呕吐,多与推天柱骨、分推腹阴阳等相配合;治疗脾虚泄泻,多与推上七节骨、补大肠等相配合;做小儿保健,常与捏脊、摩腹等相配合。

44. 丰隆

【定位】 在小腿外侧,外踝尖上 8 寸,胫骨前肌的外缘。属足阳明胃经。

【常用手法】 以拇指或中指端着力,稍用力在丰隆上揉动 50～100 遍,称揉丰隆。

【临床应用】 和胃气,化痰湿。临床上治疗痰涎壅盛、咳嗽气喘等病证,多与揉膻中、运内八卦等相配合。

45. 委中

【定位】 在膝后区,腘横纹中点,当股二头肌腱与半腱肌腱中间。属足太阳膀胱经。

【常用手法】 以拇、示二指指端着力,稍用力在委中钩拨该处的筋腱 3～5 遍,称拿委中。

【临床应用】 疏通经络,息风止痉。多用于治疗惊风抽搐。

46. 承山

【定位】 在小腿后区,腓肠肌两肌腹与肌腱交角处。属足太阳膀胱经。

【常用手法】 以拇、示二指指端着力,稍用力在承山按拨该处的筋腱 3～5 遍,称拿承山。

【临床应用】 通经活络,止痉息风。临床上拿承山常与拿委中等相配合,有止抽搐、通经络的作用,用于治疗惊风抽搐、下肢痿软、腿痛转筋等病证。

47. 昆仑

【定位】 在踝区,外踝尖与跟腱之间的凹陷中。属足太阳膀胱经。

【常用手法】 以拇指甲着力,稍用力在昆仑上掐 3～5 次,称掐昆仑。

【临床应用】 解肌通络,强腰补肾。临床上治疗头痛、惊风,多与拿委中、拿承山等相配合;也可治疗腰痛、下肢痉挛、跟腱挛缩等病证。

第四章　推拿临床常用检查方法

导学

通过本章学习,要求掌握推拿临床的特殊检查方法,并能够结合现代医学基本理论知识,通过推拿临床诊断所特有的望、触、叩、听等诊断方法,对疾病进行综合分析。

推拿疗法的适应范围广泛,伤、外、内、妇、儿各科疾病无不涵盖其中,因此临床上要求必须以中医基础理论为指导,通过四诊合参,运用八纲辨证、气血津液辨证、卫气营血辨证、六经辨证,结合现代医学的基本理论及必要的物理检查、实验室检验等手段,全面了解患者的全身情况和局部症状,并结合解剖、组胚、生化等方面的知识,与推拿临床诊断所特有的望、触、叩、听相结合,对疾病进行综合分析,得出正确的诊断,在此基础上,以辨证施治和辨病施治相结合的原则为指导,选择相应的部位和手法进行治疗。望、闻、问、切四诊及八纲辨证等内容可参阅《中医诊断学》,本章仅以叙述推拿临床常用的检查方法为主。

第一节　触诊及压痛点检查

压痛是由原发病灶受到物理、化学因素刺激而产生的反应。当受到外力压迫时使原来的刺激增加而产生更为显著的定位疼痛感觉,即为压痛点。大多数压痛点既是损伤的部位,也是推拿治疗的关键部位。压痛点的检查可确定病变的位置和病变的深浅程度,因此,压痛点的寻找要认真仔细,力求定位准确,不要被大范围的扩散痛和传导痛所迷惑。

医者主要通过用手触摸患者体表的一定部位来确定压痛点,检查时要让所检查之病变软组织处于尽可能放松的体位,这样才能减少肌痉挛的对抗,使医者在病灶部位进行滑动按压时易获得压痛阳性体征。

触压痛点的压力大小要因人、因部位而异。较敏感的人或部位,用力可轻微;痛阈高的人,用力可稍大。另外,触压不单只有痛感,还有酸、胀、麻等感觉,这些也可作为诊断的一项指征。在触诊时要分清主要痛点和次要痛点。在治疗过程中,主要痛点和次要痛点可以相互转化,故必须反复定期摸查,才能正确地指导临床治疗。

并非所有压痛点的部位都是病变部位,因为人与人之间的痛阈不同,有些人很敏感,正常部位在一般作用力的触压下也会疼痛。另一种情况是,由于反射引起的肌痉挛(放射痛)或内脏有病变而引起特定部位的牵涉痛,虽然这些部位有压痛点,但它不是原发病灶,也就是说某一局限性的损害,涉及范围可能并不局限,而牵涉其他部位,或沿一定的神经放射,出现多个压痛点,临床上应注意鉴别。

伤科疾病常根据其压痛点的有无、部位、范围、程度、性质等来初步诊断疾病,在检查压痛时一般应注意两点。第一,压痛的程度及性质。急性损伤时,对压痛十分敏感,常为锐痛、剧痛、撕裂样疼痛。慢性劳损,压痛较轻,且多为酸痛、钝痛。另外,在神经出现损伤时,常会出现沿神经干和神经分布区域的放射性疼痛。第二,压痛范围的大小及部位深浅。急性损伤时压痛范围比较广泛而不准确,常须反复、认真触摸方能查出。此外,浅压痛常提示损伤部位较浅,深压痛常提示损伤部位较深。确定压痛点的深浅后,再做各方面活动痛的检查,边检查边分析。如有压痛同时,是否有下肢放射性疼痛等。根据压痛点,结合病史及其他特殊检查,多可查明病变部位。

推拿临床中,人体各部常见的压痛点如下。

一、头面胸腹部压痛点

(1) 耳前深部,即颞下颌关节处压痛,常在咀嚼、说话、咬牙等活动后加重,多见于颞下颌关节炎患者。

(2) 压胸试验时如有肋骨骨折,在骨折部位出现疼痛,有的可伴有骨摩擦音。

(3) 压痛在右侧髂前上棘与脐连线的中、外1/3交点处,多见于阑尾炎患者,临床上称此点为麦克伯点。阑尾炎发作时,阑尾(足三里直下2寸)常有压痛或酸胀感,以右侧较明显。

(4) 在胆囊点(右季肋缘与腹直肌右缘的交角处)有压痛为胆囊炎,检查时用4指或拇指压住胆囊点,当患者深吸气时,胆囊下移,因碰到手指感到剧痛而突然屏气,即为胆囊压痛试验阳性。胆道蛔虫症患者,在剑突下二指,再向右旁开二指处有明显压痛,称为胆总管压痛点。

(5) 压痛区在上腹部正中或偏左,范围较广者多见于胃溃疡;压痛区在上腹部偏右者多为十二指肠溃疡,常有明显的局限压痛点。

二、躯干部压痛点

躯干部的压痛检查主要是对脊柱及其两侧进行按压检查。触摸脊柱部压痛点,应注意自上而下按压棘突、棘间韧带、横突、椎旁肌、腰骶部、骶髂关节等,要分别进行浅、深压痛和间接压痛。浅压痛表示浅部病变,如棘上、棘间韧带等浅层组织。深压痛和间接压痛表示深部病变,如椎体、小关节和椎间盘等组织。躯干部常见的压痛点如下。

(1) 颈棘间韧带或项肌压痛,可能为扭伤或落枕。

(2) 颈椎棘突旁及肩胛内上角处压痛,同时向一侧上肢有放射性疼痛,多为颈椎病患者。

(3) 颈椎横突压痛,多见于关节突关节的炎症或损伤(如关节突关节紊乱、微小的错位)。

(4) 颈椎棘突压痛,多见于项韧带、棘上韧带疾患。若在颈椎棘突连线上触及硬结或条索状物,多为项韧带钙化。

(5) 肩背部广泛的压痛点,常常发生在棘突旁、肩胛骨内上角、冈下肌、菱形肌等处,见于肩背部肌筋膜炎。

(6) 腰段竖脊肌压痛和肌痉挛,多见于腰肌扭伤或劳损。

(7) 第3腰椎横突端压痛,多见于第3腰椎横突综合征。

（8）病变椎间盘的棘突间及两旁有深压痛和放射痛，见于颈、腰椎间盘纤维环破裂症。

（9）棘上或棘间压痛，见于棘上或棘间韧带损伤。

（10）髂嵴内下方压痛，多见于臀肌筋膜炎。

如果腰部只有酸痛，压痛点不明确，或者根本没有压痛点，用拳叩击腰部反觉舒适，往往是子宫后倾、肾下垂、神经衰弱等的症状性腰痛。躯干部的压痛点，亦应注意区别是否为内脏疾病在背腰部的反射性疼痛点。如心脏疾患有时可在左侧心俞处有压痛，肝、胆疾患则可表现为右侧肝、胆俞处压痛。因此，临床上必须注意详细、全面地检查。

三、上肢部压痛点

1. 肩与上臂部

（1）肩关节广泛性压痛（肩中俞、肩外俞、天宗、肩髃等），多见于肩关节周围炎、肩背肌劳损。

（2）肱二头肌长头处压痛，多见于肱二头肌长头腱鞘炎。

（3）喙突部压痛，见于肱二头肌短头肌腱炎。

（4）肩胛骨内侧缘压痛，多见于肩背部软组织损伤和大、小菱形肌损伤。

（5）冈上肌、冈下肌肩胛骨附着区压痛，见于冈上肌、冈下肌损伤。

（6）肩峰内下方有压痛，可见于肩峰下滑囊炎。

2. 肘与前臂部

（1）肱骨外上髁处及腕伸肌肌腹部压痛，多见于网球肘。

（2）肱骨内上髁处压痛，多见于肱骨内上髁炎。

（3）尺骨鹰嘴部压痛或肥厚感，见于尺骨鹰嘴骨折或滑囊炎。

（4）桡骨头可于肘后桡侧窝处触及，此窝鼓起并有压痛，为桡骨头骨折。

（5）肘后尺侧压痛、窜麻，可见于尺神经病变。

3. 腕掌指部

（1）腕关节周围广泛压痛，为腕关节较严重的扭挫伤。

（2）桡骨茎突部压痛，多见于桡骨茎突部狭窄性腱鞘炎。

（3）掌指关节压痛，见于掌指关节扭挫伤或指部腱鞘炎。

（4）掌侧腕横纹中央区压痛且伴手指放射痛和麻木感，提示正中神经受压，为腕管综合征。

（5）鼻烟窝处压痛肿胀，多为腕舟骨骨折。

（6）下尺桡关节处和尺骨头下方压痛，多为下尺桡关节损伤和腕三角软骨损伤。

（7）远侧和近侧指骨间关节侧方压痛，为侧副韧带损伤。

腕掌部的骨折多在骨折断端有明显压痛、肿胀、畸形和骨擦音，纵轴叩击痛，临床上应仔细鉴别。

四、下肢部压痛点

1. 髋与大腿部

（1）腹股沟部压痛肿胀，多见于股骨颈骨折、急性化脓性关节炎、髋关节结核等。

（2）髋关节外侧大转子浅表压痛，往往提示大转子滑囊炎。

（3）阔筋膜张肌压痛点，约在居髎处，多见于阔筋膜张肌损伤。

（4）股内收肌群耻骨附着区压痛，见于股内收肌损伤。

（5）坐骨神经梨状肌出口处压痛，位于环跳处，多见于梨状肌综合征或坐骨神经的病变。

2.膝与小腿部

(1)髌骨边缘压痛,见于髌骨软化症。

(2)髌韧带两侧压痛,见于髌骨脂肪垫损伤。

(3)膝关节间隙压痛,见于半月板损伤。

(4)侧副韧带附着点压痛,见于膝侧副韧带损伤。

(5)髌骨上方压痛,并有波动感,见于髌上滑囊炎。

(6)腓总神经压痛点,约在阳陵泉附近,见于坐骨神经痛。

3.踝与足部

(1)跟腱压痛,多见于跟腱本身或腱旁膜的病变,跟腱的止点处压痛可能是跟腱后滑囊炎。儿童跟部后下方压痛,可能是跟骨骨骺炎。

(2)踝关节内、外侧副韧带压痛,见于踝关节扭伤。

(3)跟骨结节和足跟底压痛,见于足底筋膜炎、跟骨骨刺。

(4)跟骨两侧靠内外踝的直下方压痛,多见于距下关节病变。

踝部肿胀一般多有压痛,检查时应注意有无波动感及实质感。软性肿块常属滑膜、腱鞘病变,硬性者为骨病变。

第二节 脊柱活动范围的检查与测量

一、颈椎的正常活动度

颈椎有前屈、后伸、左右侧屈和旋转等活动,检查时患者头呈中立位,即面向前,两目平视,下颌内收。固定住双肩及躯干,使之不参与运动,然后再做各方向活动检查。颈椎正常的活动度为前屈时下颌可与胸壁相贴,35°～45°;后伸35°～45°;左右侧屈45°;左右旋转30°(图4-1)。

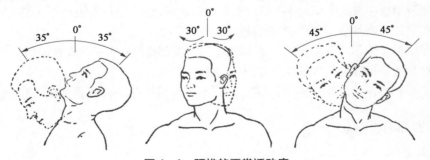

图4-1 颈椎的正常活动度

二、腰椎的正常活动度

腰椎与颈椎一样有前屈、后伸、左右侧屈和旋转等活动,检查时患者取直立位,然后做各方向活动检查。正常腰椎的活动度为前屈80°～90°;后伸30°;左右旋转30°;左右侧屈20°～35°(图4-2)。

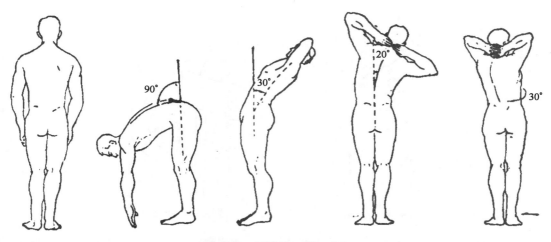

图4-2 腰椎的正常活动度

第三节 | 伤科常用特殊检查

一、头面部

下颌关节弹响声 以听诊器按在耳屏前方,相当于下颌关节表面听诊,患者反复张口与闭口。但要避免碰响牙齿。正常人咀嚼动作时此处并无响声。出现响声,说明下颌关节功能或结构紊乱。

二、胸腹部

1. 压胸试验 患者取坐位或立位,医者一手抵住其脊柱,另一手按压胸骨,两手轻轻地相对挤压(图4-3)。若在胸壁上某处出现疼痛,提示该处有肋骨骨折或肋间肌损伤。

2. 深呼吸试验 患者取正坐位,两手放在膝上,深吸气后屏住呼吸,仰头并将下颌转向患侧。同时医者一手下压患侧肩部,另一手测定患肢桡动脉搏动情况。若桡动脉搏动减弱或消失,且疼痛增加为阳性,提示为前斜角肌综合征。

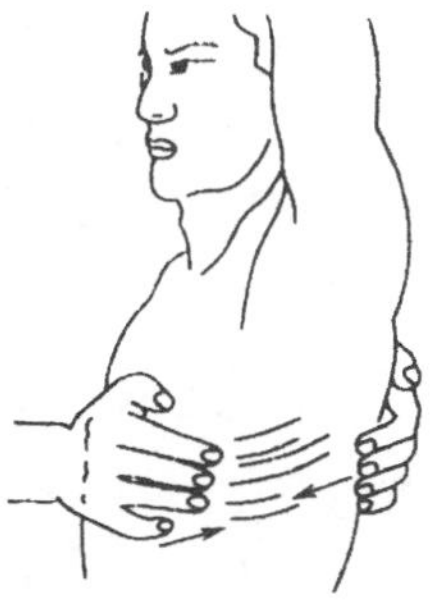

三、脊柱部

1. 压顶试验 患者取坐位,头稍后仰。医者用双手在头顶向下按压颈椎,并控制颈椎在不同角度进行按压(图4-4)。若引起颈部疼痛或上肢放射痛为阳性,提示颈神经根受压。

图4-3 压胸试验

2. 叩顶试验 患者取正坐位,医者用拳隔手掌叩击患者头顶(图4-5)。如引起颈痛并有上肢窜痛和麻木感为阳性,提示颈神经根受压;如引起患侧腰腿痛者也为阳性,提示腰部神经根受压。

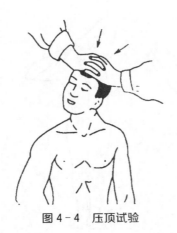

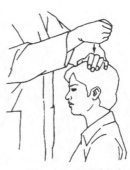

图4-4 压顶试验   图4-5 叩顶试验

3. 旋颈试验   患者取坐位,头略后仰,并自动左右做旋颈动作。若患者出现头昏、头痛、视力模糊症状,提示椎动脉型颈椎病。因转头时椎动脉受到扭曲,加重了椎-基底动脉供血不足,头部停止转动,症状亦随即消失。

4. 屈颈试验

(1)患者取仰卧位,主动或被动屈颈1～2分钟(图4-6)。若引起腰腿痛为阳性,提示腰部神经根受压或是脊柱外伤。有颈椎外伤者禁用本法,以防脊髓损伤。

(2)患者站立,下肢伸直,医者将其颈部被动前屈。如患者感到腰痛或者下肢放射痛即为阳性,提示腰部神经根受压。

(3)患者取坐位,两下肢伸直,然后主动或被动屈颈。如引起患者腿痛为阳性,提示腰部神经根受压。

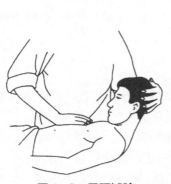

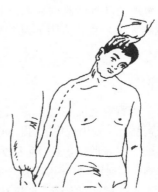

图4-6 屈颈试验   图4-7 臂丛神经牵拉试验

5. 臂丛神经牵拉试验   患者颈部前屈,医者以一手抵住患者头部一侧,另一手握住患肢腕部向反方向牵拉(图4-7)。若患肢疼痛或麻木感为阳性,提示臂丛神经受压。

6. 双膝双髋屈曲试验   患者取仰卧位,双腿靠拢,嘱其尽量屈曲髋、膝关节。医者也可两手推膝,使髋、膝关节尽量屈曲,将臀部离开床面,腰部被动前屈(图4-8)。若腰骶部引发疼痛则试验为阳性,提示有闪筋扭腰、劳损,或有腰椎椎间关节、腰骶关节、骶髂关节等病变。

7. 挺腹试验   患者取仰卧位,令其腹部挺起,腰部离开床面,同时嘱咐患者咳嗽(图4-9)。若引起腰痛者,即为阳性,提示腰部神经受压。

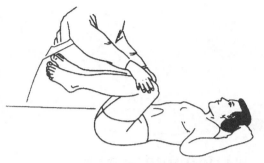

图 4-8　双膝双髋屈曲试验

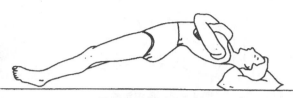

图 4-9　挺腹试验

8. 蹬趾背屈试验　患者取仰卧位,两下肢伸直,嘱其蹬趾用力背屈,与此同时用手指压蹬趾甲部以相对抗,测定其肌力大小,并做两侧对比(图 4-10)。腰椎间盘突出症患者,患侧肌力明显减弱。

9. 骨盆挤压和分离试验　患者取仰卧位,医者两手分别压在左右髂前上棘处,向内挤压或向外分离骨盆(或在耻骨联合处轻轻向后按压)(图 4-11)。如骨盆某处出现疼痛,提示该处有骨折;如出现骶髂关节疼痛,则提示骶髂关节有病变(骨盆挤压试验也可用于侧卧位,然后按其髂嵴)。

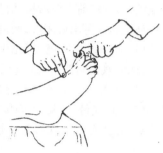

图 4-10　蹬趾背屈试验

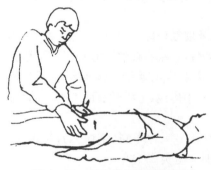

图 4-11　骨盆分离和挤压试验

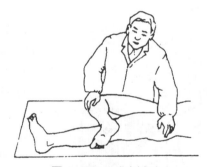

图 4-12　"4"字试验

10. "4"字试验(分髋试验)　患者取仰卧位,健侧下肢伸直,患肢屈曲外旋,将足置于健侧膝上方,形如"4"字。医者一手压住患侧膝上方,另一手压住健侧髂前上棘,使患侧骶髂关节扭转(图 4-12)。若骶髂关节或髋关节疼痛者为阳性,提示骶髂关节或髋关节病变。

11. 床边试验(骶髂关节扭转试验)　患者取仰卧位,患侧臀部靠近床边,健侧下肢屈膝屈髋,以固定骨盆,患侧下肢在床边尽量后伸。医者一手按住屈曲的膝关节,另一手按住悬于床边大腿下部,使骶髂关节牵张和移动(图 4-13)。若发生疼痛为阳性,提示骶髂关节病变。

12. 直腿抬高和加强试验(图 4-14)　患者取仰卧位,两腿伸直,在保持膝关节伸直的情况下,分别做直腿抬高动作,测量抬高时无痛的范围。如有神经根受压时,可出现直腿抬高明显受限,一般多在 60°以下,即出现受压神经根分布区的疼痛,为直腿抬高试验阳性。然后,将下肢降低 5°~10°至疼痛消失,并将足背屈,坐骨神经痛再度出现为直腿抬高加强试验阳性。两者均提示腰部神

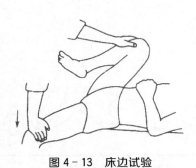

图 4－13　床边试验　　　　　　　图 4－14　直腿抬高和加强试验

经受压,后者较前者对腰椎间盘纤维环破裂症的诊断更有临床价值。因为髂胫束及腘绳肌紧张时直腿抬高试验亦可出现阳性,而直腿抬高加强试验(足背屈)阳性是单纯坐骨神经受牵拉紧张的表现。

13. 跟臀试验　患者取俯卧位,两下肢伸直,肌肉放松。医者握其一足,使足跟接触臀部。如引起腰痛,甚至骨盆和腰部也随之抬起为阳性,提示腰椎或腰骶关节有疾患。

14. 蛙式试验　多用于幼儿,检查时患儿取仰卧位,使双膝双髋屈曲 90°。医者使患儿双髋外展外旋至蛙式位,大腿外侧接触到床面为正常,若一侧或两侧大腿外侧不能接触到床面,即为阳性,提示可能有先天性髋关节脱位。

四、上肢部

1. 肩关节外展试验　本试验对于肩部疾病能做大致的鉴别,医者应注意患者疼痛时的外展角度(图 4－15)。

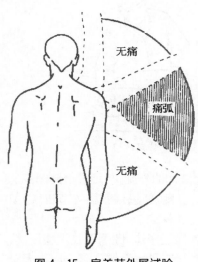

图 4－15　肩关节外展试验

(1) 轻微的外展动作即疼痛,可能为肩关节脱位、骨折。

(2) 整个外展过程都有疼痛,为肩关节周围炎。

(3) 开始外展时不痛,继续外展则疼痛,可能为肩部粘连。

(4) 外展过程中疼痛,上举时反而不痛,可能为三角肌下滑囊炎。

(5) 外展 60°～120°时疼痛(疼痛弧),超越此范围反而不痛,可能为冈上肌肌腱炎。

(6) 外展动作小心、怕痛,有突然疼痛,可能为锁骨骨折。

2. 搭肩试验(杜加试验)　正常人手搭于对侧肩部时,肘关节可以紧贴胸壁。当手搭于对侧肩部时,肘关节不能紧靠胸壁,为搭肩试验阳性,提示肩关节脱位。

3. 肩关节内旋试验　将患者前臂屈曲置于背后,引起肩关节疼痛者为阳性,说明肱二头肌长头腱鞘炎。

4. 肱二头肌长腱试验抗阻力试验　患者肘关节用力屈曲,医者手握其腕对抗用力,使其肘关节伸直。如患者肱二头肌长头腱处疼痛加剧为阳性,说明为肱二头肌长头腱鞘炎。

5. 落臂试验　患者取站位,先将患肢被动外展 90°,然后令其缓慢地下放。如不能缓慢放下,出现突然直落体侧则为阳性,提示有肩袖破裂。

6. 上臂直尺试验 医者用直尺贴于患者上臂外侧,一端接触肱骨外上髁,另一端接触肱骨大结节。正常时肩峰位于肱骨外上髁和肱骨大结节连线的内侧,如出现肩峰位于肱骨外上髁和肱骨大结节连线的连线上,为试验阳性,提示有肩关节脱位或有肩胛骨颈部明显移位性骨折。

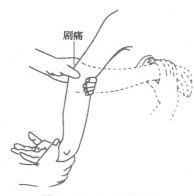

剧痛

图 4 - 16 网球肘试验

7. 网球肘试验(密耳试验) 肘关节屈曲,前臂旋前并将腕关节屈曲后,伸直肘关节(图 4 - 16)。如果肱骨外上髁发生疼痛为阳性,提示肱骨外上髁炎。

8. 前臂屈伸肌紧张(抗阻力)试验 令患者握拳、屈腕,医者按压患者手背,患者抗阻力伸腕,如肘外侧疼痛则为前臂伸肌紧张试验阳性,提示肱骨外上髁炎;反之,如令患者伸手指和背屈腕关节,医者以手按压患者手掌,患者抗阻力屈腕,肘内侧疼痛为前臂屈肌紧张试验阳性,提示肱骨内上髁炎。

9. 肘三角检查 肱骨内上髁、外上髁与尺骨鹰嘴突三点关系,当肘关节屈曲 90° 时呈一底边在上的等腰三角形,称"肘三角";当肘关节伸直时三点在一直线上。若肘关节脱位或骨折并移位时,这种正常的三点关系被破坏。

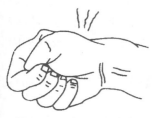

图 4 - 17 握拳尺偏试验

10. 握拳尺偏试验 患者拇指在里,其余 4 指在外,将拳紧握,使腕关节内收(尺偏)(图 4 - 17)。如果桡骨茎突部疼痛为阳性,提示桡骨茎突部狭窄性腱鞘炎。

11. 屈腕试验 将患者腕关节极度掌屈,可同时压迫正中神经 1～2 分钟。若引起手指麻木加重或疼痛加剧为阳性,提示腕管综合征。

五、下肢部

1. 掌根试验 患者取仰卧位,下肢伸直,将足跟放在检查者的掌面上(图 4 - 18)。正常时足跟能够立于掌面上,如果足尖向外倒呈外旋位为阳性,提示有股骨颈骨折、髋关节脱位或截瘫。

2. 髋关节后伸试验 患者取俯卧位,两下肢伸直。医者一手压住其髂后部固定骨盆,另一手提起患侧小腿,使患侧髋关节过伸,如有腰大肌痉挛则不能后伸。若用力后伸,骨盆也随之抬起,臀部疼痛,即为阳性,提示髋关节或骶髂关节有病变。在髋关节结核早期,本征有时比髋关节屈曲试验出现得早。本试验如不固定骨盆,后伸时出现腰痛,可能为腰骶关节有病变。

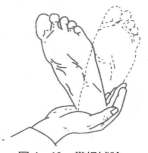

图 4 - 18 掌根试验

3. 屈髋屈膝分腿试验 患者取仰卧位,两下肢屈曲外旋,两足底对紧,自动将两下肢外展外旋,一般大腿可完全分开(图 4 - 19)。如大腿不能完全分开,若被动分开即发生疼痛,为试验阳性,提示髋关节病变、股内收肌综合征等。

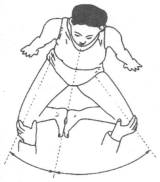

图 4 - 19 屈膝屈髋分腿试验

4. 髂前上棘与坐骨结节连线试验 患者取侧卧位,患侧在上方,屈膝 90°～120°,将髂前上棘与坐骨结节连成一直线。在正常情况下,大转子的尖端应在此线以下,最多也不超过此线 1 cm,超过以上限度时为阳性,应认为大转子已向上移位,提示股骨颈骨折或髋关节脱位。

5. 髋关节屈曲试验 患者取仰卧位,医者将健侧髋、膝关节极度屈曲,置骨盆于前倾体位(图4-20)若患髋即表现出屈曲畸形,为髋关节屈曲试验阳性,大腿与床面的夹角即为畸形角度,提示髋关节结核或骨性强直。

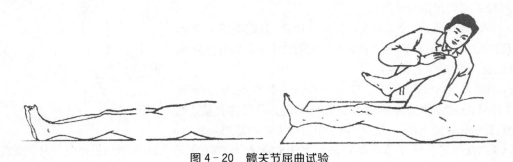

图4-20 髋关节屈曲试验

6. 梨状肌紧张试验 患者取仰卧位,医者将患肢伸直并做内收内旋动作,如坐骨神经有放射性疼痛,再迅速将患肢外展外旋,疼痛随即缓解为阳性。或让患者取俯卧位,屈曲患侧膝关节,医者一手固定骨盆,另一手握持患肢小腿的远端,推动小腿做髋关节内旋运动,若发生上述反应为阳性,提示为梨状肌综合征。

7. 膝关节绞锁征 患者取坐位或仰卧位,让患者做膝关节屈伸活动数次,若出现关节疼痛且不能屈伸,即为阳性,提示因半月板撕裂、移位而发生膝关节绞锁。

8. 足跟叩击试验 患者取仰卧位,两下肢伸直。医者一手托起患肢,使髋、膝关节伸直,用拳叩击其足跟,如髋关节发生疼痛,即为试验阳性,提示髋关节有病变;如小腿或大腿某处发生疼痛,则提示该处有骨折或骨病。

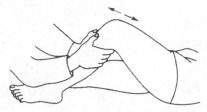

图4-21 抽屉试验

9. 抽屉试验 患者取仰卧位,屈膝至90°,肌肉放松。医者双手握患者膝部下方(胫骨上端)做前后推拉活动(图4-21)。正常时基本无活动,若有异常活动为阳性。如小腿向前滑动,提示前交叉韧带损伤或断裂;向后滑动,提示后交叉韧带损伤或断裂。

10. 浮髌试验 患者取仰卧位,膝关节伸直放松。医者一手拇、示指将髌上囊内液体挤入关节腔,另一手示指按压髌骨,一压一放,反复数次。若示指感到按压髌骨时有冲击感或浮动感,即为试验阳性,提示膝关节腔内有积液。

11. 膝关节旋转试验 患者取仰卧位,医者一手扶膝,另一手握踝,被动屈伸膝关节,同时做内收内旋或外展外旋运动,引起响声或疼痛者为阳性。将小腿内收外旋,再伸直小腿有疼痛者,提示内侧半月板损伤;将小腿外展内旋,再伸直小腿有疼痛者,提示外侧半月板损伤。

12. 研磨试验 可鉴别侧副韧带损伤与半月板破裂。患者取俯卧位,健侧伸直,患膝屈曲90°。由助手将大腿固定使其不能移动,医者两手握住患足,做下列三个试验(图4-22)。

(1) 旋转试验:将小腿向内、外旋转,侧副韧带损伤与半月板破裂均可产生疼痛。

(2) 研磨试验:先将小腿向下压,使侧副韧带松弛而半月板受挤压,然后旋转小腿,如半月板破裂则会出现剧痛,侧副韧带损伤则不会疼痛。

(3) 提腿旋转试验:先将小腿提起,然后再旋转,此时侧副韧带处于紧张状态,如有损伤,旋转

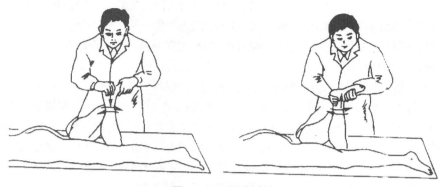

图 4 - 22　研磨试验

时会引起疼痛,而半月板因关节间隙增宽不受挤压,故不引起疼痛。临床上内侧副韧带撕裂时,常合并有内侧半月板破裂或移位。

13. 侧向活动试验　又称膝关节侧副韧带侧向运动检查。患者取仰卧位,将下肢伸直、股四头肌放松。医者一手握患肢小腿部,另一手在膝外侧或膝内侧作为支点,使小腿内收或外展,正常时无活动亦无疼痛。若引起膝关节疼痛为阳性,提示膝关节侧副韧带损伤。如侧副韧带完全断裂,则关节可出现"开口"样活动。

第四节　神经系统检查

神经系统检查主要包括浅反射和深反射两种。浅反射是刺激体表皮肤引起的反射,主要包括角膜反射、腹壁反射、提睾反射、肛门反射等。浅反射消失在临床上有较大意义,表明由体表感受器至中枢的反射弧中断。深反射是由叩诊锤敲打适当的肌腱或肌肉导致肌肉短促牵张所引起的反射,反射减弱或丧失常见于周围神经或神经根病变;反射亢进常见于颅内或脊髓病变。病理反射是指锥体束损害时,失去了对脑干和脊髓的抑制功能而出现踝和蹈趾背屈的现象,又称锥体束征。

1. 眼轮匝肌肌力试验　目的是检查其是否有面瘫及瘫痪的程度,并可判断是否昏迷。

(1) 清醒患者检查法:患者取坐位,医者立于其头后,患者睁眼,医者以示指压住其眉毛处;两侧压处相同,用力相等。然后叫患者"闭眼,紧闭!"医者双示指即可感到其闭的力量是否有差异,以及减弱的大致程度。

(2) 双眼闭合昏迷患者检查法:医者用手指掰开其上眼睑,使眼睁开,然后突然放手,正常人其眼睑立即闭合。如闭合缓慢或闭合不全,形成兔眼,说明该侧可能有面瘫(周围性面瘫)。若掰开眼睑时遇到阻力,或眼闭得更紧,或可感到其眼球尚在转动,说明患者并非昏迷。

2. 角膜反射　将棉花捻成毛笔状,用其末端轻触角膜表面,如立即引起双眼瞬目,说明角膜反射存在。角膜反射消失,见于三叉神经麻痹、青光眼、角膜炎症严重浸润等病变,以及面神经麻痹、深度昏迷等。角膜反射为双侧性的,面神经麻痹时,无论触及任何一侧角膜,总是患侧不能瞬目,健侧能瞬目。

3. 闭目难立征(昂堡征) 检查时患者站定,双手水平前伸,先睁眼,后闭眼。如摇摆不定或倾倒即为阳性,说明前庭系统失调,其倾倒方向是向病变较严重一侧。如一足在另一足跟之后站立,则反应更明显。深感觉障碍或前庭部位疾病患者,睁眼时仅摇摆不稳,闭眼时才倾倒;小脑性共济失调者,睁眼时也会倾倒。

4. 膝反射 患者坐于床沿,双小腿自然悬挂,或患者取仰卧位,医者以左手托起膝部,使之稍屈曲为20°～30°,然后轻叩膝下股四头肌腱,反应为伸膝动作,其反射中心在脊髓第2、第4腰段。

5. 跟腱反射(踝反射) 患者取仰卧位,髋关节外旋,膝关节屈曲。医者一手托前半足,使踝关节略背屈,另一手用叩诊锤轻叩跟腱,其反应是足跖屈。如不易引起时,可让患者跪在床边,医者一手推足底使其背屈,另一手用叩诊锤轻叩跟腱。其反应中心在脊髓第1、第2骶段。

6. 跟腱偏斜试验 正常站立位时,跟腱长轴应与下肢长轴平行。扁平足时,跟腱长轴向外偏斜。

7. 足内、外翻试验 医者一手固定小腿,另一手握足,将踝关节极度内翻或外翻。如同侧疼痛,提示有内踝或外踝骨折可能;如对侧痛则多属副韧带损伤。

8. 踝阵挛 患者取仰卧位,髋、膝关节微屈。医者一手托住患者腘窝,另一手握足前部,骤然用力背屈踝关节,继而放松,出现踝关节急速伸屈运动者为阳性,提示有锥体束损害。常与跟腱反射亢进同时存在。

9. 划足底试验(巴宾斯基征) 医者用钝尖物轻划患者足底外缘,由后向前。跛趾缓缓背屈、其他各趾轻度外展为阳性,提示有锥体束损害。

10. 弹趾试验 轻叩足趾的基底部或用手将足趾向背面挑动,如引起足趾跖屈为阳性,提示有锥体束损害。

中 篇

技 能 篇

第五章 推拿功法

导学

通过本章学习,要求掌握少林内功和易筋经的锻炼方法,尤其是姿势、呼吸和意念的运用;熟悉推拿功法的特点;了解推拿练功的目的及其应用。

推拿功法是以提高推拿手法技能和临床应用水平为目的的功法锻炼方法,是推拿学的重要组成部分,其主要任务是研究如何应用传统功法,如少林内功、易筋经等功法,激发医者和患者体内潜能,达到"正气存内,邪不可干",从而提高推拿医生的体质和素质,增强推拿医生运用手法的技巧、耐力和功力,以充分发挥推拿的临床效果。推拿功法是一个长期练习体悟的过程,与推拿医生一身相伴,应不断练习,不断在临床上实践,并可指导患者针对其疾病选择性练习少林内功或易筋经功法中的一个姿势动作,进行传统功法康复训练。练习时不可急于求成,应反复磨炼体会,不断提高功力、强壮体能,使手法蕴含内劲,刚柔相济,将功法中的意、气、力、能、神相结合,达到形与神俱,功力与手法相合,医生与患者相合,这就是推拿功法应用于临床的境界。

第一节 少林内功

少林内功原为少林武术的基本功,内功推拿流派将其引入到推拿练功之后,目前已经成为推拿专业人员学习的重要内容之一。少林内功锻炼讲求以力贯气,运用"霸力",达到"练气不见气,以力带气,气贯四肢"的境界。其运动量较大、增劲明显、气感强,特别有利于增强推拿医生的体力和体质,也适合患者练习而治疗多种疾病。

少林内功在锻炼中要求上下肢及腰背部肌肉用"霸力",也就是用内力。要求以五趾抓地,足跟踏实,下肢挺直,足尖内扣,两股用力内夹;躯干要挺拔,做到挺胸,拔背,小腹微收,下颌内收。两上肢在进行各种锻炼时,要求劲凝于肩、臂、肘、腕、指;呼吸自然,与动作相互协调。少林内功锻炼时,强调内劲锻炼,呼吸要自然,不能屏气,要做到刚中有柔,刚柔相济。练习本功法时要先将裆势的动作掌握好后,再接着练习基本动作。每日的训练量由小到大,以微微汗出为度。练功时力达于四肢与腰背,气随力行,注于经脉,使经脉气血畅通,荣灌五脏六腑、四肢百骸、五官九窍,致气血充盈,阴阳平复,因而能强身壮体,扶正祛邪。

一、基本裆势

(一)站裆势

【动作】

(1)并步站立,左脚向左横跨一步,稍宽于肩,上肢自然下垂,两膝微屈,足尖略收成内八字,五趾抓地,足跟踏实。

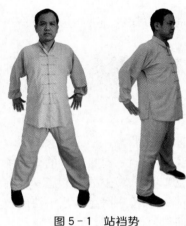

图 5-1 站裆势

(2)躯干挺拔,挺胸收腹,臀内蓄。

(3)双手虎口叉腰,拇指在前,四指在后,接着两臂后伸,肩胛勿松,挺肘坐腕,掌心向地,指尖指向环跳,四指并拢,拇指外分,虎口朝内(图 5-1)。

(4)两目平视,勿左顾右盼,精神贯注,呼吸随意,舌尖轻抵上腭。

【要领】

(1)要做到三直四平,即臀、腰、腿要伸直,头、肩、掌、脚要尽量水平。

(2)呼吸自然,全身放松,不可屏息。

【作用】

(1)本势为少林内功的基本裆势之一,可强壮下肢。

(2)主要锻炼背阔肌、斜方肌、大圆肌、三角肌后束、拇长伸肌、指总伸肌、股四头肌群、耻骨肌、股薄肌、长收肌等。

(3)久练本裆势可感觉到下肢霸力提升。可以行气活血,调和脏腑,提高推拿者及患者指、臂、腰、腿的功力。

(二)马裆势

【动作】

(1)并步站立,左足向左横迈以大步,屈膝下蹲成马步,两足跟距离宽于肩,两足尖微微内扣呈内八字。

(2)挺胸收腹沉腰,上身微微前倾。

(3)双手虎口叉腰,拇指在前,四指在后,接着两臂后伸,肩胛勿松,挺肘坐腕,掌心向地,指尖指向环跳,四指并拢,拇指外分,虎口朝内(图 5-2)。

(4)目视前方,自然呼吸,精神贯注,舌尖轻抵上腭。

【要领】

(1)沉腰屈膝,挺胸收腹,重心放在两腿之间,头如顶物,避免臀部翘起。

(2)马裆应根据自己体能调节,初练采取高位马裆,练一段时间后就采用中位马裆,最后以低位马裆为主练习(膝关节呈90°是低位马裆,膝关节呈130°属中位马裆,膝关节呈160°属高位马裆)。

(3)训练量由小渐大,循序渐进,持之以恒。

【作用】 本裆势是训练下肢"霸力"的基本功法,主要锻炼半腱肌、半膜肌、

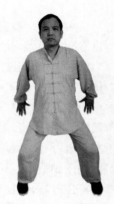

图 5-2 马裆势

股二头肌、股四头肌、缝匠肌、股薄肌及腓肠肌,并通过竖脊肌、腹直肌、腹外斜肌、腹内斜肌和腹横肌等的作用,以挺胸收腹,将重心放在两腿之间,从而达到健腰补肾的作用。

（三）弓箭裆势

【动作】

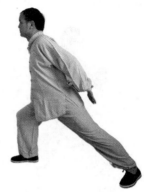

（1）并步站立,身体向右转,右足向前方迈出一大步,右腿呈弓步,右膝关节呈90°,右大腿与右小腿垂直,右足尖略内扣,左膝后伸挺直,左足略外撇,前弓后箭。

（2）上身略前倾,臀内蓄。

（3）双手虎口叉腰,拇指在前,四指在后,接着两臂后伸,肩腋勿松,挺肘坐腕,掌心向后,指尖指向环跳,四指并拢,拇指外分,虎口朝内(图5-3)。

图5-3　弓箭裆势

（4）目视右前方,自然呼吸,精神贯注,舌尖轻抵上腭。

（5）左弓步和右弓步动作相同,只是先出左足,方向相反。

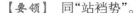

【要领】

（1）前腿弓膝关节要呈90°,后腿如箭,用内劲后沉,挺胸收腹,重心下沉,虚灵顶劲,全神贯注。

（2）自然呼吸,不能憋气,意念专注。

【作用】　本裆势主要锻炼髂腰肌、股直肌、阔筋膜张肌、缝匠肌、半腱肌、半膜肌、股二头肌、腓肠肌和股四头肌。

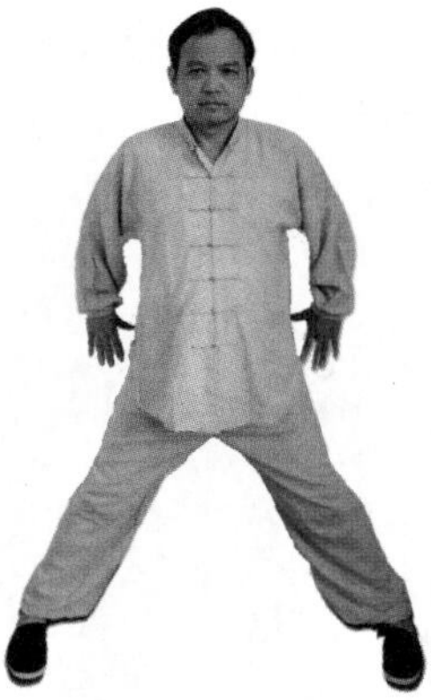

（四）大裆势

【动作】

（1）并步站立,左足向左横开一大步,大约三脚开距离,膝直足实,成内八字。

（2）上身正直,含胸拔背,收腹提臀。

图5-4　大裆势

（3）双手虎口叉腰,拇指在前,四指在后,接着两臂后伸,肩腋勿松,挺肘坐腕,掌心向后,指尖指向环跳,四指并拢,拇指外分,虎口朝内(图5-4)。

【要领】　同"站裆势"。

【作用】　本裆势的作用与站裆势类似,但运动量明显增大。由于两足间距离加大,增强了双下肢肌力,并可以锻炼膝关节、踝关节耐受力。

（五）并裆势

【动作】

（1）并步站立,两足跟微微向外蹬,足尖并拢,五趾着实,用力宜匀。

（2）双手虎口叉腰,拇指在前,四指在后,接着两臂后伸,肩腋勿松,挺肘坐腕,掌心向后,指尖指向环跳,四指并拢,拇指外分,虎口朝内(图5-5)。

（3）将两臂收夹于两胁,前臂平,掌心相对,虎口打开绷紧,其余四指并拢向前。

【要领】　同"站裆势"。

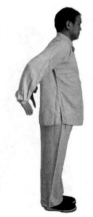

图5-5　并裆势

【作用】　本裆势为少林内功的基本功之一,作用与站裆势类似,主要练习人体平衡功能。基本动作"三起三落"常用本裆势,练习难度比较大。

二、基本动作

(一) 前推八匹马

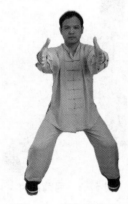

图 5-6　前推八匹马

【动作】

(1) 取站裆势或指定裆势。屈肘,夹持两胁,前臂平行,蓄劲待发。

(2) 两掌心相对,拇指伸直,虎口尽力打开,四指并拢向前,蓄劲于肩臂指端,两臂徐徐运力前推至肘直,以肩与掌成直线为度(图 5-6)。胸须微挺,掌与肩同高,臂略收,头勿歪斜,两目平视,自然呼吸。

(3) 手臂运动,拇指上翘,指端力求与手臂成直线,慢慢屈肘,收于两胁。

(4) 由直掌化俯掌下按,两臂后伸,虎口指向环跳,缓慢恢复原裆势。

【要领】　指臂蓄力,立指运气慢推,意念集中于指端,两目平视前方,呼吸自然。

【作用】　本势为内功推拿的基础功法,可为擦法、振法、推法、扳法打下基础。锻炼本功法具有强健筋骨、舒经通络的作用,适合颈椎病、肩周炎、冈上肌腱炎、网球肘等患者练习。

(二) 倒拉九头牛

【动作】

(1) 取站裆势或指定裆势。屈肘,直掌于两胁,蓄劲待发。

(2) 两掌沿两胁前推,边推边将前臂渐渐内旋,手臂完全伸直时,虎口朝下。四指并拢,拇指用力外分,腕、肘伸直,力求与肩平(图 5-7)。

(3) 五指向内屈收,由掌化拳如握物状,劲注拳心,旋腕,拳眼朝上,紧紧内收。化直掌于两胁,身微前倾,臀部微收。

(4) 由直掌化俯掌下按,两臂后伸,恢复原裆势。

【要领】　直掌旋推,劲注拳心,肘腕伸直,力求肩平,紧紧后拉,呼吸自然。

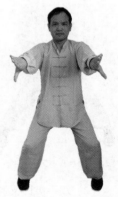

图 5-7　倒拉九头牛

【作用】　本势强化上肢旋转及手指抓握肌群,为推法、拿法、抓法等手法学习打下基础。本势健身功效同"前推八匹马"。

(三) 单掌拉金环

【动作】

(1) 取站裆势或指定裆势。屈肘,直掌于两胁。

(2) 右手前推,边推边将前臂内旋,虎口朝下,掌心朝外,四指并拢,拇指外分,臂欲蓄劲,掌侧着力,肘腕伸直,松肩,身体正直,两目平视,呼吸随意(图 5-8)。

(3) 五指内收握拳,使劲注掌心,旋腕,拳眼朝上,紧紧屈肘回收,化直掌护于右胁。左右手交替练习。

(4) 由直掌化俯掌下按,两臂后伸,恢复原裆势。

【要领】　同"倒拉九头牛"。

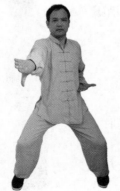

图 5-8　单掌拉金环

【作用】　功效同"倒拉九头牛",在上势的基础上,可加强臂肌的锻炼,尤其适用于中风偏瘫患者初期健侧的锻炼。

（四）凤凰展翅

【动作】

（1）取弓箭裆势或指定裆势。屈肘，两手徐徐提至胸前，两腕尺侧与桡侧相靠，呈立掌交叉，左掌心向右，右掌心向左[图5-9(a)]。

（2）立掌化为俯掌，缓缓用力向左右外分，两臂尽力伸直，形如展翅，四指并拢，拇指外分，指欲上翘，头如顶物，两目平视，上身微倾，切勿抬肩，呼吸随意[图5-9(b)]。

（3）旋掌，屈肘内收，两侧蓄劲着力，徐徐收回，使掌心逐渐相对，处于胸前交叉立掌。

（4）掌化俯掌下按，两臂后伸，恢复原裆势。

【要领】　立掌交叉，用力外展，劲如开弓，肩肘腕平，蓄劲内收。

【作用】　本势可为分推法、擦法、振法等推拿手法打下基础。本势具有宽胸理气、调整气机、强心宣肺的作用，适合鼻炎、气管炎、哮喘、肺心病等患者练习。

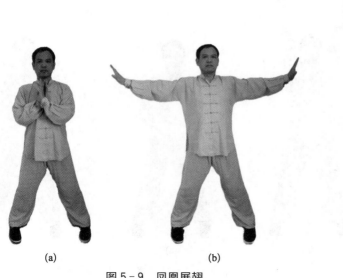
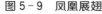

图5-9　凤凰展翅

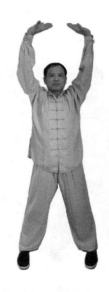

图5-10　霸王举鼎

（五）霸王举鼎

【动作】

（1）取弓箭裆势或指定裆势。屈肘，仰掌于腰部。

（2）仰掌缓缓上托，掌心朝天，过于肩部，掌根外展，指端由左右向内旋转，虎口相对，犹托重物，徐徐上举，肘部要挺，指端相对，四指并拢，拇指外分，两目平视，呼吸自然（图5-10）。

（3）旋腕翻掌，指端朝上，掌侧相对，拇指外分，蓄力而下，渐渐变仰掌收回护腰。

（4）仰掌化俯掌下按，两臂后伸，恢复原裆势。

【要领】　仰掌上托，过肩旋腕翻掌，指端相对，挺肘上举，回收旋腕翻掌直下，指端朝上，掌背欲相对，前臂欲旋后，与前势相比旋拧之意尤其突出。

【作用】　本势可为掌推法、㨰法、摇法打下基础。本势可引清阳之气上行于巅顶，营养头面五官及脑髓。同时发力向上，振动肌肉、筋腱、体表、脏腑，故对体虚头晕、失眠及胃、肾气虚等病证有一定的防治作用。

（六）两手托天

【动作】

（1）取悬裆势或指定裆势。屈肘，仰掌于腰部[图5-11(a)]。

（2）两掌上托，掌心朝天，两臂似弧，肘微屈，缓缓上举，两仰掌处于头前上方。指端着力，肩松肘挺，两目平视，头如顶物[图5-11(b)]。

（3）掌根带动前臂外旋，拇指用力向桡侧倾斜，四指并拢，分向左右，蓄力屈肘徐徐而下至胸部，旋腕变仰掌收回护腰。

（4）由仰掌化俯掌下按，两臂后伸，恢复原裆势。

【要领】 仰掌上托，掌心朝天，指端运劲，松肩挺肘，两目平视。

【作用】 同"霸王举鼎"。

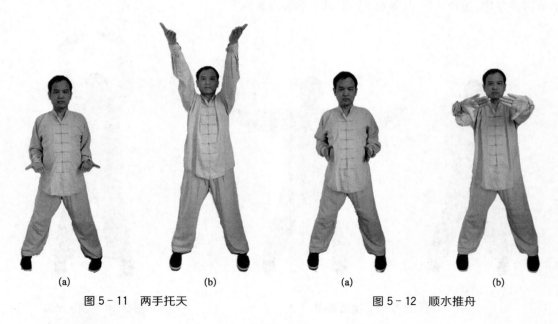

| (a) | (b) | (a) | (b) |

图5-11 两手托天 　　　图5-12 顺水推舟

（七）顺水推舟

【动作】

（1）取马裆势或指定裆势。屈肘，直掌于两胁[图5-12(a)]。

（2）两直掌运动，徐徐向前推出，边推边掌根外展，虎口朝下，四指并拢，拇指外分，由外向内旋转，指尖相对，肘欲伸直，腕欲屈曲，似环之形，头勿低，身勿倾，力求掌肘肩平[图5-12(b)]。

（3）两臂慢慢外旋，恢复直掌，四指并拢，拇指运劲后翘，指端着力，屈肘蓄力而收，置于两胁。

（4）由直掌化俯掌下按，两臂后伸，恢复原裆势。

【要领】 直掌运劲慢推时，旋腕指尖相对，挺肘形似推舟。

【作用】 本势可为推拿抄法、托法、托揉法打下基础。本势有利于肝、胆之气运行，对胸胁满闷、气郁脘腹之证有较好的防治效果。

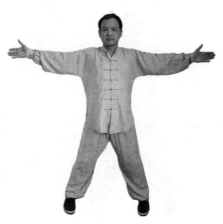

（八）怀中抱月

【动作】

（1）取悬裆势或指定裆势。屈肘，仰掌于腰部。

（2）两仰掌由腰部上提，化立掌在上胸交叉，缓缓向左右外分，肘欲直，指端朝向左右，掌心朝外与肩平（图5-13）。

（3）两指端向下，掌心朝内，慢慢蓄劲，上身略前倾，两手势如抱物，由上而下，再由下而上徐徐抄起，仍直掌回收，交叉于胸前。

（4）立掌化俯掌下按，两臂后伸，恢复原裆势。

【要领】 仰掌上提，立掌交叉，左右外分，掌心朝外，腕肘肩平，指端向下，掌心朝内，上身略向前倾，呼吸自然。

图5-13 怀中抱月

【作用】 能够激发任、督两脉经气；又因任、督脉俱起于胞中，故能益养气血、通调阴阳，对于体虚衰弱、月经不调、闭经、带下及阳痿、遗精有较好的防治作用。

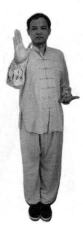

（九）仙人指路

【动作】

（1）取并裆势或指定裆势。屈肘，仰掌于腰部。

（2）右仰掌上提至胸前立掌而出，四指并拢，拇指伸直，手心内凹似瓦楞掌，肘臂用力运动，掌劲立向前推出，力要均匀，推至肘直（图5-14）。

（3）推直后屈腕握拳，屈肘蓄劲内收，边收边外旋前臂，至腰后拳变掌，同起势。

（4）左右掌交替练习，胸前交叉，一手推出，另一手拉回。

（5）练完指定次数，握拳手拉回变掌，两臂后伸，化俯掌下按或做指定裆势。

【要领】 仰掌上提，立掌胸前，手心内凹如同瓦楞，臂指运动，用力前推，旋腕握拳拉回，左右手交替协调而动。

图5-14 仙人指路

【作用】 本势可为扳法、拔伸法、屈伸法等推拿手法打下基础。本势从中医学阴阳角度理解，推出与收回、左与右、前与后等动作，有健脑开窍、行气活血、疏通经脉的作用。

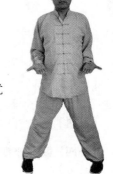

（十）平手托塔

【动作】

（1）取大裆势或指定裆势。屈肘，仰掌于胁部（图5-15）。

（2）两掌慢慢向前运劲推出，边推拇指边向左右外侧倾斜，保持掌平，犹如托物在手，推至手与肩平。

（3）拇指运劲向左右外侧倾斜，四指着力，屈肘缓缓蓄劲收回于两胁。

（4）由仰掌化俯掌下按，两臂后伸，恢复原裆势。

【要领】 仰掌运劲前推，拇指外下倾斜，肘直掌平托物。

【作用】 同"顺水推舟"。

图5-15 平手托塔

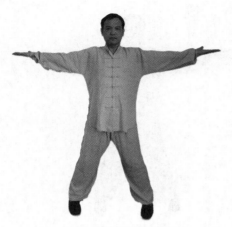

图 5-16　风摆荷叶

(十一) 风摆荷叶

【动作】

(1) 取站裆势或指定的裆势。屈肘,仰掌于腰部。

(2) 屈肘,掌心向上,四指并拢,拇指伸直,向前上方推出,至胸部左掌在右掌上相叠,运劲向前推足,然后缓缓向左右外分,肩肘掌平,成直线形,拇指外侧着力含蓄,使两手平托成水平线,头如顶物,目欲平视,呼吸自然(图5-16)。

(3) 仰掌慢慢合拢,右下左上,交叉相叠,再向下回收于腰部。

(4) 仰掌化俯掌下按,两臂后伸,恢复原裆势。

【要领】　仰掌交叉前推,外旋挺肘拉开,肩肘腕掌平齐。

【作用】　同"凤凰展翅"。

(十二) 顶天抱地

【动作】

(1) 取大裆势或指定裆势。屈肘,仰掌于腰部。

(2) 仰掌上托,过于肩部,旋腕翻掌,掌根外展,指端内旋相对,徐徐上举;待推足后,旋腕翻掌,慢慢向左右外分下抄,同时身向前俯,两掌逐渐合拢(图5-17),拇指外分,两掌相叠,右掌在上,掌背尽量靠地待发。

(3) 两掌如托重物缓缓提到胸部,成仰掌护腰,上身随势伸直,目须平视。

(4) 两仰掌化俯掌下按,两臂后伸,恢复原裆势。

【要领】　仰掌上托,过肩旋腕翻掌,掌心朝上,指端相对,两翻掌外分下抄,身向前俯,两掌合拢相叠,如抱物上提。

【作用】　同"怀中抱月"。

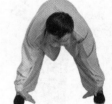

图 5-17　顶天抱地

(十三) 海底捞月

【动作】

(1) 取大裆势或指定裆势。屈肘,仰掌于腰部。

(2) 两手仰掌上提,经胸徐徐高举,并向左右分推,旋腕翻掌,掌心朝下,同时腰向前俯,腿不可屈,脚用霸力,两掌由上而下逐渐相拢,掌心向上似抱物,蓄劲待发。

(3) 两臂运劲,掌心、指端着力,慢慢抄起(图5-18),用抱力缓缓提到胸部或仰掌护腰,上身随势而直,目须平视。

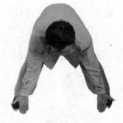

图 5-18　海底捞月

(4) 由仰掌化俯掌下按,两臂后伸,恢复原裆势。

【要领】　仰掌上提,胸上高举,左右分推,旋腕翻掌,腰俯腿直,掌心向上,似如抱月,两臂运劲,指端着力,慢慢抄起。

【作用】　同"怀中抱月"。

(十四) 饿虎扑食

【动作】

(1) 取弓箭裆势,两手仰掌护腰。

（2）两仰掌化直掌前推，同时两前臂内旋，两腕背屈，虎口朝下，腰随势前俯，两腿使劲勿松（图 5 - 19）。

（3）五指内收握拳，旋腕，拳眼朝天，屈肘紧收，拳至腰改成仰掌护于腰。

（4）由仰掌化俯掌下按，两臂后伸，恢复原裆势。

【要领】　仰掌旋推，腰向前俯，劲注拳心。

【作用】　本势对全身伤痛、关节屈伸不利和各种慢性疾病都有较好的防治作用。

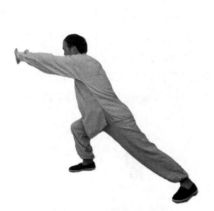

图 5 - 19　饿虎扑食

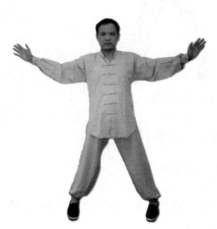

图 5 - 20　力劈华山

（十五）力劈华山

【动作】

（1）取弓箭裆势或指定裆势。屈肘，在胸部成立掌交叉。

（2）两立掌缓缓向左右分推，两肩松开，肘部微屈，四指并拢，拇指后翘，掌心向外，力求成水平线（图 5 - 20）。

（3）两臂同时用力下劈，连续 7 次，头勿转侧摇动，两目平视，待劈完最后一次，两臂外旋位，仰掌屈肘，两肩内收，仰掌护于腰。

（4）由仰掌化俯掌下按，两臂后伸，恢复原裆势。

【要领】　立掌交叉，左右分推，用力下劈，两目平视。

【作用】　本势可利三焦气机，对于胸闷、脘胀及腹部不适等三焦病证有较好的防治作用。

（十六）乌龙钻洞

【动作】

（1）取弓箭裆势。屈肘，直掌于两胁。

（2）两直掌并行，掌心相对，徐徐前推，边推掌心边向下逐渐化成俯掌，指端向前，上身随势前俯，两足内扣（图 5 - 21）。

（3）推足后两臂逐渐外旋，蓄力屈肘而回收，边收掌心边慢慢朝上，由俯掌化仰掌护腰。

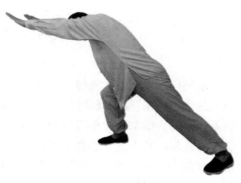

图 5 - 21　乌龙钻洞

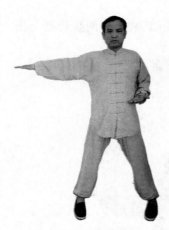

图 5-22　单凤朝阳

（4）由仰掌化俯掌下按，两臂后伸，恢复原裆势。

【要领】　直掌渐化俯掌前推，上身随势前俯，两臂推足后渐化仰掌，蓄力而收。

【作用】　同"饿虎扑食"。

（十七）单凤朝阳

【动作】

（1）取并裆势或指定裆势。屈肘，仰掌于腰部。

（2）右仰掌旋腕变俯掌。屈肘由胸的左上方运力外展（图5-22），再缓缓运向右下方，屈肘运动上抄作半圆形，仰掌收回护腰。

（3）左手动作与右手相同，唯方向相反。

（4）由仰掌化俯掌下按，两臂后伸，恢复原裆势。

【要领】　旋腕化掌，蓄力外展，缓缓下运，形似半圆。

【作用】　同"平手托塔"。

（十八）三起三落

【动作】

（1）取并裆势或指定裆势。屈肘，直掌于两胁［图5-23（a）］。

（2）两膝屈曲下蹲，同时两手前推，掌心相对，四指并拢，拇指运劲后伸［图5-23（b）］。保持原势要求，头勿随势俯仰摇动，两目平视。

（3）两掌用劲后收，同时慢慢起立，待立直时两掌正好收至两胁，往返3遍，须用劲均匀。

（4）由直掌化俯掌下按，两臂后伸，恢复原裆势。

【要领】　指臂蓄力，前推下蹲，用劲后收，随之立起。

【作用】　本势蓄劲前推，气行中焦，能健脾和胃、加强腰腿部气血运行，对内脏虚弱者等有较好的防治效果。

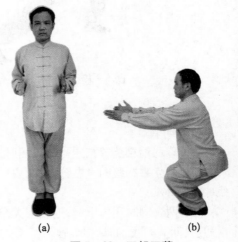

(a) (b)

图 5-23　三起三落

第二节　易 筋 经

易筋经是我国古代流传的一种健身方法，相传为达摩所创，明清以后在民间广为流传。"易"有改变的意思，"筋"是肌筋，"经"指方法，即通过锻炼能改变筋骨，使之强健的练功方法。目前，易筋经不仅是广大推拿和骨伤医生的常用练功方法之一，也是人们防治疾病、延年益寿的常练功法。

易筋经的特点是身心并练、内外兼修。外练筋骨皮，内练精气神，多数动作与呼吸配合，并采用静止性用力。初学者以自然呼吸为宜，到一定程度后，可逐渐使呼吸与动作配合。练功后应注意保暖，并做肢体放松运动。

一、韦驮献杵势

【动作】

（1）预备势：头正如顶物，双目平视前方，沉肩垂肘，含胸拔背，收腹直腰，头顶之百会与裆下的长强要成一条直线。双臂自然下垂置于体侧，膝关节微屈不超过足尖，并步直立。平心静气，精神内守，神态安宁，呼吸自然。

（2）两臂外展：左脚向左横跨一步，与肩等宽。两膝微挺，双臂徐徐外展至与肩平，掌心向下，肘、腕自然伸直。

（3）合掌胸前：转掌心向前，相对至身体正前方时慢慢合拢，两肩外展并屈肘，腕略背屈内收，指尖向上，腕、肘与肩平[图5-24(a)]。

（4）旋臂指胸：两臂内旋，虎口及指尖对胸，与天突相平。

（5）拱手抱球：缓缓旋转前臂，至双手直立，两手臂向左右缓缓拉开，双手在胸前呈抱球状。沉肩垂肘，十指微屈，掌心内凹，指端相对，相距4～5寸，身体微向前倾，意守两手劳宫之间[图5-24(b)]。定势，3～30分钟。

（6）收势：先深吸气，然后徐徐呼出，两手同时缓慢落于体侧，收左脚，恢复到预备姿势。

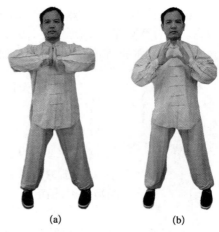

(a)　　　　(b)

图5-24　韦驮献杵势

【要领】

（1）身体正直，两脚平行；沉肩垂肘，脊背舒展，两手臂成抱球状，上虚下实，各部肌肉放松，动静结合。

（2）全神贯注，凝神调息，心平气静。初学者1～3分钟，逐增至5～10分钟乃至1小时不等。

（3）体虚者慎练，量力而为，循序渐进，具体视自体情况而定。

【作用】　本势重点锻炼上肢三角肌、旋前圆肌、旋前方肌、股四头肌等，能增强上肢臂力、前臂旋劲及肩关节的悬吊力。具有协调气机、疏通经脉、交通心肾、除忧解烦、平心静气、安神定志之效，可祛病延年，用于失眠、焦虑、神经衰弱、体虚及更年期患者的调理和治疗。

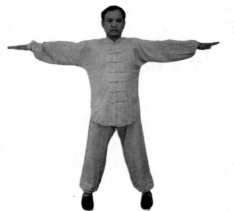

图5-25　横担降魔杵势

二、横担降魔杵势

【动作】

（1）预备势：同"韦驮献杵势"。

（2）两手下按：左脚向左横跨一步，与肩等宽，两手掌心向下，指尖向前，用力下按，肘须挺直，两目平视（图5-25）。

（3）提掌前推：两手翻掌上提至胸，拇指桡侧着力，徐徐向前推出，高与肩平。

（4）双手横担：两手同时从胸前向体侧左右分开，掌心向上。两臂伸直呈一字状，肩、肘、腕平。

（5）翻掌提踵：两手同时翻掌，掌心向下。两膝挺直，足跟渐渐提起,足趾着地,身体前倾,两目瞪睛平视。定势,3～30分钟。

(6) 收势:先深吸气,然后徐徐呼出,并慢慢放下两手及两足跟,收左脚,恢复预备姿势。

【要领】

(1) 两手一字平开与肩平,松肩,两足跟提起,足尖着力;两膝伸直内夹,提高动作稳定性。

(2) 调匀呼吸、心平气和,凝神入静,气沉丹田,全神贯注,保持气息运动的和谐。初学者1～2分钟,后根据个人情况量力而行,循序渐进。

【作用】 本势重点锻炼上臂三角肌、旋后肌、桡侧腕伸肌、尺侧腕伸肌、腓肠肌等,可增强臂力、腿力。具有宽胸理气、疏通血脉、协调气机、平衡阴阳、增强心肺功能、增强肌力之效,可用于心肌炎、缺血性心脏病、肺气肿、支气管炎、心胸郁闷及脊柱弯曲畸形、更年期等患者的调理和治疗。

三、掌托天门势

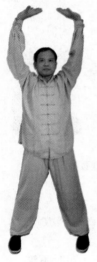

**图 5-26
掌托天门势**

【动作】

(1) 预备势:同"韦驮献杵势"。

(2) 平步静息:左脚向左横跨一步,与肩等宽,平心静气。

(3) 提掌旋腕:两手掌心向上,指尖相对,缓缓上提至胸前,旋腕转掌心向下,四指并拢,相距1～2寸,不高于肩。

(4) 翻掌提踵:两手上举过头,同时翻掌,掌心向上,两膝挺直,足跟提起,前足掌着地(图5-26)。

(5) 掌托天门:四指并拢,拇指外分,指端相距约1寸,两虎口相对指向天门,头略向后仰,目视掌背,咬牙致耳根有振动感。定势,3～30分钟。

(6) 收势:先深吸气,然后徐徐呼出,两掌变拳,拳背向前,上肢用力将两拳缓缓收至腰部,放下两手的同时,足跟缓缓着地,收左脚,并步直立。

【要领】

(1) 两臂上托,切记贯力;两目上观,实指内视,不需过分仰头,意从天门观两手背;足尖着地,上身微前倾,不可挺腹,腿胁贯力浑如大树。

(2) 平心静气,心神安定,全身放松,注重动静结合,保持精神宁静的状态,全神贯注,保持气息运动的和谐。

(3) 体质虚弱者慎练,量力而行,循序渐进,心脏病及哮喘发作期忌用。

【作用】 本势重点锻炼旋前圆肌、旋前方肌、桡侧腕伸肌、尺侧腕伸肌、腓肠肌、臀大肌等,可增强臂力、腰力、腿力。具有通络活血、益髓健肾、提神醒脑之效,并可调理三焦之气,用于椎动脉型颈椎病、腰痛、肩背痛、脑供血不足、低血压、贫血、缺血性心脏病、失眠、更年期等患者的调理和治疗。

四、摘星换斗势

【动作】

(1) 预备势:同"韦驮献杵势"。

(2) 握拳护腰:左脚向左横跨一步,与肩等宽。两手握拳,拇指握于掌心,上提至腰侧,拳心向上,平心静气。

(3) 弓步分手:左足向左前跨步成弓步,同时左手变拳为掌,掌心向上,向左前方伸出,高与眉齐,目视左手。右臂屈肘,握空拳靠于命门。

（4）转体屈膝：重心后移，上体右转，右腿屈膝，左手向右平摆，眼随左手。

（5）虚步勾手：上体左转，左脚稍收回，右腿屈膝，身向下沉，两足相隔一拳，成左虚步。左手随体左摆，变勾手沿胸向上举起，离前额左侧约1拳，勾尖对眉中，上臂略高于肩，头微左斜，双目仰视左手心；右手握空拳靠于命门。定势，3～30分钟。

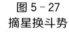

图5－27
摘星换斗势

（6）收势：深吸一口气，然后徐徐呼出，同时左足收回，双手变掌下落于体侧，还原至预备姿势。左右交换，要求相同（图5－27）。

【要领】

（1）转体动作，均用腰来带动；五指微微捏挤，屈腕如钩状，离前额约一拳，手臂尽量向胸前内收，指端向外，头微偏，松肩，双目注视掌心；前腿虚中带实，后腿实中求虚。换步时，前足向后退半步，动作左右相同。

（2）舌抵上腭，口微开，呼吸自然，保持气息运动的和谐，使气下沉丹田，注重动静结合，保持精神宁静的状态。

（3）体质虚弱者慎练，量力而行，循序渐进，心脏病及哮喘发作期忌练。

【作用】　本势重点锻炼三角肌、股四头肌、桡侧腕屈肌、尺侧腕屈肌、掌长肌、蚓状肌等，可增强臂力、腕力、腰力、腿力。具有疏肝利胆、调理脾胃之效，可用于肠胃虚弱、消化不良、慢性结肠炎等患者的调理和治疗。对颈椎病、腰膝酸软、阳痿早泄、子宫虚寒等有一定锻炼效果。

五、倒拽九牛尾势

【动作】

（1）预备势：同"韦驮献杵势"。

（2）平步马裆：左脚向左横跨一大步，距比肩宽，足尖内扣，两手从两侧举至过头，拳心相对，同时屈膝下蹲成马裆势，两手下落插至两腿间，拳背相对［图5－28（a）］。头端平，目前视，前胸微挺，后背如弓，沉腰屈膝，两脚踏实。

（3）左右分推：两拳上提至胸前，由拳化掌呈抱球势［图5－28（b）］，旋转两掌，坐腕，使掌心各向左右徐徐用力推出，至肘直［图5－28（c）］。松肩、挺肘、腕背屈，肩、肘、腕相平。

（4）倒拽九牛：成左弓右箭步。两上肢同时动作，握拳在胸前交叉，左上肢外旋，屈肘成半圆状，手握空拳用力，掌心对面，高不过眉，双目注拳，肘不过膝，膝不过足尖。右上肢内旋后伸，双手同时做扭转用力。上身正直，塌腰收臀，鼻息调匀。

（5）前俯后仰：目视拳心，向前俯身至贴近大腿股四头肌；随后直腰后仰。

（6）收势：深吸一口气，徐徐呼出，同时把足回收，身体转正，双手变掌下落于体侧，同时还原至预备姿势。左右交换，要求相同［图5－28（d）］。

【要领】

（1）两腿前弓后箭，屈膝屈髋须在45°以下，前肘微屈，拳向外旋，要有蓄劲，高不过眉，肘不过膝，膝不过足。后肘微屈，拳向内旋，要有拽力，两臂做螺旋用力。双目注视外劳宫，上身微向前俯，重心下沉。

（2）口微开，舌抵上腭，鼻息调匀，气沉丹田，保持精神宁静的状态，全神贯注，呼吸自然，保持气息运动的和谐。

（3）体质虚弱者慎练，量力而行，循序渐进，心脏病及哮喘发作期忌练。

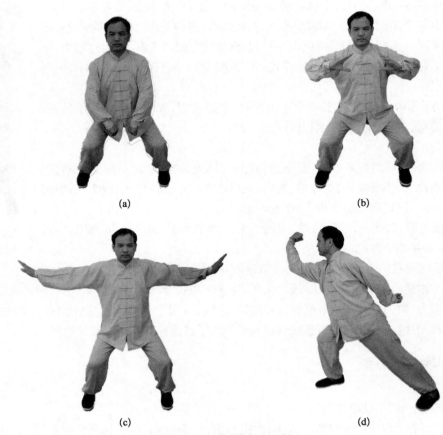

(a)

(b)

(c)

(d)

图 5-28　倒拽九牛尾势

【作用】　本势重点锻炼三角肌、背阔肌、大圆肌、小圆肌、股四头肌、大收肌、长收肌、短收肌、腹直肌、竖脊肌、腰方肌等,可增强臂力、指力和下肢力量。具有疏肝理气、壮腰健骨、益髓助阳之效,可用于四肢酸痛、肩臂劳损、腰痛、腰椎间盘突出症、腰肌劳损、失眠症、忧郁症、阳痿、遗精等的调理和治疗。

六、出爪亮翅势

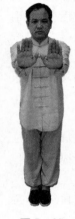

图 5-29
出爪亮翅势

【动作】

(1) 预备势:同"韦驮献杵势"。

(2) 握拳护腰:并步直立,两手握拳,拇指握于拳心,拳心向上,上提于腰侧。

(3) 推掌提踵:两手缓缓上提至胸,由拳变掌,掌心向下,拇指桡侧用力外展,余四指用力分开,向前推出,同时上提足跟,两腿挺直,至两臂伸直,与肩等宽 (图 5-29)。使劲贯于指端,两目平视,头如顶物。

(4) 坐腕亮翅:肘直,腕尽力背屈,十指外分,力贯掌指,目视指端,头如顶物,挺胸收腹。

(5) 收拳推掌:随吸气,双手用力握拳,拳心向下,收回至胸侧,同时缓慢落踵;随呼气,双拳变立掌,十指用力外分向体前推出,掌心朝前,掌根尽力外挺。如此,反复

7 遍。

(6)收势：深吸一口气,徐徐呼出,同时还原至预备势。

【要领】

(1)坐腕亮翅时,脚趾抓地,力由下生,松肩、直腰,勿屈膝挺腹;握拳护腰,伸掌向前,两胁用力,力达指端。

(2)收拳时吸气,推拳时呼气,开始时轻如推窗,继而推到极点则重如排山倒海,这时要挺胸拔背,两目睁开,集中意念于两掌中。

(3)舌抵上腭,调匀呼吸,动静结合。收拳时吸气,推出时呼气。

【作用】　本势重点以锻炼三角肌、桡侧腕伸肌、尺侧腕伸肌、指总伸肌、腓肠肌、臀大肌等,可增加臂力、腕力及指力。具有疏经通络、调畅气机、补精益肾、养心健肺、通畅上中下三焦之效,可用于慢性肾、心、肺等脏疾患和老年性肺气肿、肺心病及肩、肘、臂部劳损的调理和治疗。

七、九鬼拔马刀势

【动作】

(1)预备势：同"韦驮献杵势"。

(2)交叉上举：左足向左分开,与肩同宽。两手腹前交叉,左手在前,右手在后,掌心向外,上举至头,由身体两侧下落至体侧。

(3)抱枕向背：左手由体侧向前上举至头上,屈肘,左手按住头后枕部,右手向后至左侧背部肩胛骨下方,掌心向内前按。

(4)与项争力：左手掌前按,肘向后展,项部用力后仰,身体随势充分向左拧转,目向左视,二力抗争。

(5)撤力转正：双手同时撤力,身体转正,两臂呈侧平举,掌心向下。

(6)收势：深吸一口气,徐徐呼出,两手同时下落于体侧,收左足,同时还原至预备势。左右交换,要求相同(图5-30)。

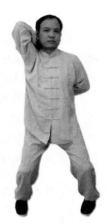

图 5 - 30
九鬼拔马刀势

【要领】

(1)上体左右拧转,保持中轴正直,勿弯胸腰部,手项相争,同时用力,均用暗劲,动作协调,屈颈仰项。

(2)气调心静,始终气沉丹田,不可升降,自然呼吸,使颈、胸、肩放松,意念集中后背。全神贯注,保持气息运动的和谐。

【作用】　本势重点锻炼半棘肌、斜方肌、胸大肌、背阔肌、腹外斜肌、腹内斜肌等,可增强颈部力量及臂力与腰力。具有疏经通络,强健腰腹、胸背、颈项部肌肉等组织,加强颈、胸、腰椎活动范围之效,可用于颈椎病、肩背劳损、肩周炎、肘腕肌腱损伤、肺气肿、脑供血不足等患者的调理和治疗。

八、三盘落地势

【动作】

(1)预备势：同"韦驮献杵势"。

(2)左脚横跨：左足向左横开一步,两足之距较肩宽,足尖微内收。静息,平视。

(3)仰掌上托：两臂从体前仰掌上举如托物[图5-31(a)],徐徐上托与肩平,两手相距与肩等宽。

(4)翻掌旋臂：两掌心翻转向下,两手掌内旋,肘往外展,同时两腿屈膝下蹲成马步,两手掌虎口朝

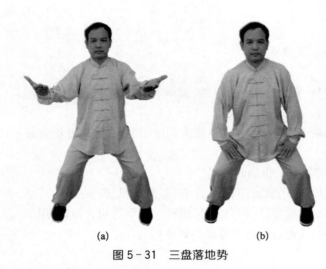

(a)   (b)

图 5 - 31　三盘落地势

内下按,悬空于大腿根部[图5-31(b)]。

(5) 三盘落地:两腿缓缓伸直,同时两掌心翻转向上,上托至与肩平,再屈膝下蹲,同时两掌心翻转向下按至膝关节外侧,按之如按水中浮球;两脚缓缓伸直,同时两掌心翻转向上,上托至与肩平,再屈膝深蹲,同时两掌心翻转向下按至小腿外侧中部。上身正直,松肩,两目平视,呼吸自然。

(6) 收势:先深吸气,然后徐徐呼气,同时两腿缓缓伸直,两掌心翻转向上托至肩平,再翻转向下,徐徐落至两侧。收左足,恢复预备姿势。

【要领】

(1) 两手向上,如托千斤,两手下落,如按水中浮球,沉肩、松肘,上肢运动要缓慢、柔和,变换动作要自然;两腿屈膝达45°以下,挺胸直腰,头如顶物,两目直视,重心尽量向后坐,膝不得超过足尖。

(2) 舌抵上腭,口微开,凝神调息,气沉丹田勿屏气,意守丹田。

(3) 体质虚弱者慎练,量力而行,循序渐进,心脏病及哮喘发作期忌练。

【作用】　本势重点锻炼三角肌、股四头肌、大收肌、长收肌、短收肌、竖脊肌、腰方肌等,可增强腰力、腿力及下肢的耐力。具有调达心肾、培补下元、强健腰腿之效,可用于心悸失眠、神经衰弱、头昏乏力、下肢静脉曲张、腰腿痛、盆腔炎、遗精、阳痿及腿足部疾患的调理和治疗。

九、青龙探爪势

【动作】

(1) 预备势:同"韦驮献杵势"。

(2) 握拳护腰:左足向左平跨一步与肩等宽。两手仰拳护于两侧章门处,拳心向上身立正直,头端平,目前视。

(3) 举掌侧腰:右拳变掌上举过头,掌心向左,上臂靠近头,腰随势向左侧弯,充分伸展,面向前,右掌心向下。

(4) 转体屈指:以腰带动手臂,向左转体到面部朝下,右手四指并拢,屈拇指按于掌心,掌心向下,右臂充分向左侧伸展,目视右掌,上身向左前方下俯。

(5) 俯身探地:上体向左前下俯,右手随势下探至左足正前方,触地紧按,双膝挺直,足跟不得离地(图5-32),抬头两目前视。定势,可练3～30分钟。

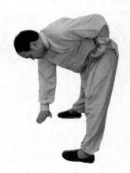

图 5 - 32
青龙探爪势

(6) 屈膝围收:屈膝下蹲成马步,上体渐起转正,右臂随转体由左腿侧经两小腿前划弧到右腿外侧,掌心向上,双腿缓直,右手握拳收回腰侧。

(7) 收势:深吸一口气,徐徐呼出,两手变掌落于体侧,收左足,恢复预备姿势。左右交换,要求相同。

【要领】

(1) 侧腰转体时,手臂腰腹要充分伸展,身转约45°;俯身探地,要求肩松肘直,掌撑实,膝挺直,足勿移,抬头,目前视。

（2）呼吸均匀自然,心境清静。意守丹田,全神贯注。

【作用】　本势重点锻炼三角肌、股四头肌、大收肌、长收肌、短收肌、腹外斜肌、腹内斜肌、竖脊肌、腰方肌、臀大肌等,可增强上下肢力量和蓄劲。是专门锻炼肺、肝胆、带脉的动作,也是一指禅推法的入门功法之一。具有疏肝利胆、强腰健肾、宣肺束带、调节五脏气机之效,可用于慢性肝病、慢性胆囊炎、慢性腰肌劳损、下肢无力等患者的调理和治疗,对呼吸系统疾病、妇科经带疾患也有较好的防治作用。

十、卧虎扑食势

【动作】

（1）预备势：同"韦驮献杵势"。

（2）弓步探爪：右脚向前迈一大步,左腿蹬直,成右弓箭步。双手由腰侧向前做扑伸动作,手与肩同高,掌心向前,坐腕,手呈虎爪状[图5-33(a)]。

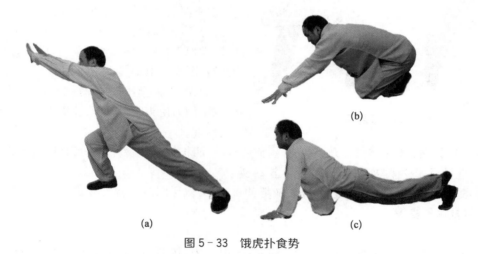

图5-33　饿虎扑食势

（3）撑掌叠足：上体前倾,两手指掌撑地,置于右足两侧,指端向前,掌心悬空。左足收于右足跟上,双足跟背相叠[图5-33(b)]。

（4）后收蓄劲：身体向后收回,双足踏紧,臀高背低,胸腹微收,两臂伸直,头夹于两臂间,蓄势待发。

（5）前探偃还：头、胸腹、腿依次紧贴地面,向前呈弧形推送,至抬头挺胸,沉腰收臀位,双目前视。再依次由腿、腹、胸、头紧贴地面,向后呈弧形收回,成臀高背低位,交换左右足[图5-33(c)]。如此成波浪形往返动作,势如卧虎扑食。配合呼吸,后收吸气,前探呼气。可反复练习1~30遍。

（6）收势：于臀高背低位时,先深吸气,然后徐徐呼出,左足从右脚跟上落下,向前迈半步,左脚跟上半步,两足成并步,缓缓起身,两手同时下落至体侧,还原至预备势。左右交换,要求相同。

【要领】

（1）头向上抬,不可过高或过低,两目注视前方;屈膝屈髋弯腰时,臀部须紧靠足跟;上身前俯时,腰臀部随头胸部塌下,膝髋伸直勿靠地;往返动作呈波浪起伏状,紧贴地面,两肘和两膝伸直时不可硬挺,忌用力过猛,蓄力待发。

（2）吸收呼推，切忌屏气，应量力而行，力求平衡。

（3）初练时可手掌及五指着地，后逐减至三指（拇、示、中指）、二指（拇、示指）、一指（拇指）着地。次数量力而行。

（4）体质虚弱者慎练，量力而行，循序渐进，心脏病及哮喘发作期忌练。

【作用】　本势重点锻炼三角肌、股四头肌、大收肌、长收肌、短收肌、竖脊肌、腰方肌、臀大肌等，可增强指力、臂力与腰力。具有强腰壮骨、舒筋通络、充调任督之效，可用于颈椎病、腰背肌劳损、腰椎间盘突出症、四肢关节活动不利及肾虚不足之症的调理和治疗。

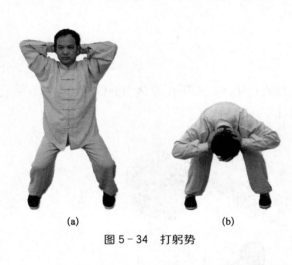

图 5-34　打躬势

十一、打躬势

【动作】

（1）预备势：同"韦驮献杵势"。

（2）展臂下蹲：左足向左分开，比肩稍宽，足尖内扣，双手仰掌外展，上举至头上，掌心相对，同时屈膝下蹲成马步。头如顶物，目向前视。

（3）马步抱枕：十指交叉相握，屈肘徐徐下落，双掌抱于脑后枕骨，与项争力，目视前方，勿挺腹凸臀[图 5-34(a)]。

（4）直膝俯腰：慢慢向前俯腰，同时伸直下肢，双手用力使头压向胯下，膝挺直，足跟勿离地，双目后视。

（5）击鸣天鼓：双手慢慢分开，掌心分别掩住耳部，四指按于枕骨[图 5-34(b)]，示指从中指滑落弹击枕骨，耳内可闻及"咚咚"响声，共击 24 遍。

（6）收势：先深吸气，然后慢慢呼出，随势伸直腰部，双手同时从枕部变掌心向下，落于体侧，收左足，恢复预备姿势。

【要领】

（1）双手掌抱紧枕部，两肘向后充分伸展，与项争力，俯腰时，头尽量压向胯下，膝直，足勿离地。

（2）舌抵上腭，呼吸自然，切勿屏气。注重动静结合，保持精神宁静的状态。

（3）体质虚弱者慎练，量力而行，循序渐进，心脏病、哮喘发作期及高血压患者禁练。

【作用】　本势重点锻炼三角肌、胸大肌、股四头肌、大收肌、长收肌、短收肌、竖脊肌、腰方肌、臀大肌等，可增强臂力、腰力、腿力。具有醒脑聪耳、固肾益智、舒背强腰之效，可用于头痛头昏头晕、记忆力减退、视力模糊、耳聋、耳鸣、肩背痛、腰痛、失眠乏力等的调理和治疗。

十二、掉尾势

【动作】

（1）预备势：同"韦驮献杵势"。

（2）握指上托：并步直立，双手十指交叉握于小腹前，掌心向上提于胸前，旋腕翻掌心上托至两肘挺直，目向前平视。

（3）左右侧俯：向左侧转体 90°，随势向左前方俯身，双掌推至左脚外侧，掌心贴地，双膝挺直，足跟勿离地,昂首抬头,目视左前方,由原路返回,身体转正,双手随势上托。再向右侧转体 90°,随势向右前方俯身,双掌推至右脚外侧,掌心贴地,昂首抬头,目视右前方,再原路返回,身体转正,双手随势上托。

(4)后仰似弓:双手臂、头、脊背极力后仰,双膝微屈,足不离地,全身尽力绷紧,犹如拉紧弓弦[图 5 - 35(a)]。两目上视,呼吸自然,切勿屏气。

(5)前俯推掌:俯身向前,随势掌心向下,推掌至双足正前方,掌心紧贴地面,下肢挺直,足跟不离地[图 5 - 35(b)]。昂首抬头,目视前方。

(6)收势:配合呼吸,深吸气时上身伸直,提掌至小腹前;深呼气时,上身前俯,推掌至地,如此往返 4 遍。最后,随深吸气,起身直腰,随呼气,双手分开,缓缓收回身体两侧,还原至预备势。

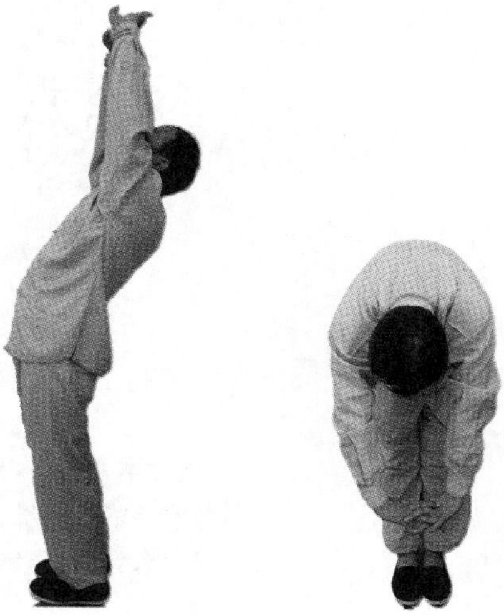

(a)　　　　　　　(b)

图 5 - 35　掉尾势

【要领】

(1)十指交叉相握勿松,上举肘须挺直,身向前俯,掌须推至地,膝直,足跟踏实,肘直,抬头,目前视;腰后伸不得小于 30°,膝伸直勿弯曲。

(2)呼吸均匀自然,意念集中在掌心。

【作用】　本势重点锻炼三角肌、腹外斜肌、腹内斜肌、竖脊肌、股四头肌、腰方肌、臀大肌、腹外斜肌、腹内斜肌等。具有强筋壮骨、滑利关节、补肾添髓、畅通气血、疏通经络之效,可用于颈椎病、肩臂劳损、腰背劳损、腕手部筋伤等的调理和治疗。

第六章 推拿手法

导学

通过本章学习,要求掌握推拿手法的基本知识、主要手法的动作要领和注意事项;熟悉其临床应用。手法是推拿治疗疾病的主要手段,学生可以通过观看老师示范、视频录像,操作练习等方式,掌握手法的操作方法,加深对手法的认识。

第一节 概 述

一、手法的概念

手法是指医生用手或肢体的相关部位,或借助于一定的器械,按特定的技巧作用于患者体表的经络穴位,以达到治疗疾病、预防保健和强壮身体的一种治疗方法。手法操作时主要以手部着力,故统称为"手",而"法"是指手法中特定的技巧,区别于日常生活中的动作,含有动作的目的、要求和技巧,是指能治病、防病、保健的医疗手段,故称之。手法结合穴位或经络等作用部位可起到类似于药物或针灸治疗的目的,而手法的特点是可直接作用于病变部位,达到纠正错位、松解粘连、刺激经络、调节脏腑功能等作用。

二、手法的要求

(一)手法的基本要求

主要作用于软组织的推拿手法,基本要求是持久、有力、均匀、柔和,从而达到深透和渗透的目的;主要作用于骨关节的手法中,扳法的基本要求是"稳、准、巧、快",而摇法、拔伸法、屈伸法和背法等则有其特有的要求。

1. 持久 指手法按治疗要求保持一定的作用时间。

2. 有力 指手法要根据患者的体质、病情等具备一定的力量,达到一定的结构层次。力量可分为"平、浅、深、陷"四层,"平"即力量仅在表皮层,"浅"即力量在脂肪层或浅表肌层,"深"即力量深达深部肌层,"陷"即力量深达骨部;力量较小时仅达皮肤或皮下,力量大时深达肌肉、骨骼,但力量并不是越大越好,要根据病情、施术部位和患者体质等因素来确定适合治疗需要的力量大小。

3. 均匀　指手法的力量、速度、频率及幅度要均匀。在操作时力量不可忽轻忽重,速度不可忽快忽慢,频率不可忽高忽低,幅度不可忽大忽小。在改变力量、速度、幅度时要逐渐地、均匀地改变。

4. 柔和　指手法要轻柔和缓,不宜用蛮力、暴力,做到力量轻而不浮、重而不滞,变换动作要自然。

5. 深透　指手法作用于人体后即有"力达病所"的力透感,治疗后该部位的浅层和深层组织均得到充分的力感。

6. 渗透　指一些手法产生的效果是从浅层组织渗透到深层组织,如使擦法产生的热逐渐渗透到深层组织,可称为渗透。

以上六个方面密切相关,相辅相成。持续运用的手法可以逐渐降低患者肌肉的张力,使手法力量能够逐渐渗透到深层组织。均匀协调的动作,能使手法更趋柔和。而力量与技巧相结合,则使手法既有力又柔和,达到"刚柔相济"的境界。

(二)手法的其他要求

1. 手法操作时形体的要求

(1)体松:指身体放松,既要求术者放松,也要求受术者放松。要做到身体放松,首先要精神放松;其次是颈肩部放松,以保证沉肩;肩部放松,以保证肘关节自然下垂;肘及上臂放松,以保证肘及腕关节能自由屈伸;下肢放松以保证下肢的稳定与放松。放松并不等于注意力可以不集中,肢体懈怠,而是要"松而不懈,紧而不僵"。

(2)身正:指身体正直。在手法操作过程中,身体要保持正直,即头正、颈直、含胸、拔背、塌腰、敛臀,以保证身体正直。

2. 手法操作时呼吸的要求　在手法操作过程中要自然呼吸、不憋气,做到"静、缓、深、匀",以保证连续、持久地操作手法。"静"是指呼吸平静,呼吸的动作不宜过大。"缓"是指呼吸和缓,不宜过快。"深"是指呼吸要深沉,气达丹田。"匀"是指呼吸要均匀。呼吸的频率应与手法的用力节奏和快慢节奏相适应。

(三)手法操作时用力的要求

1. 以近带远　用力的基本要求是以近端带动远端。如掌揉法是以上肢带动手掌进行按揉。拇指拨法是以上肢带动拇指进行操作,而拇指的掌指关节及指骨间关节不动。抹法是以拇指的近端带动远端着力。

2. 刚柔相济　手法需刚柔相济,即刚中有柔,柔中有刚。有些手法以刚为主,如点法、拨法,有些手法则以柔为主,如揉法、一指禅推法。在施用以刚为主的手法时,患者应感觉到力量很大但能忍受;在施用以柔为主的手法时,患者应感觉到很舒适但有一定的力度。

3. 整体用力　在施用手法时,要求推拿医生"心有所想,法有所施",身体各部协同运动发力。即手法之力起于根(足或丹田),顺于中(下肢、腰、上肢),发于梢(掌、指)。切忌以掌着力时力发于掌,以指着力时力出于指。

(四)实施手法的要求

手法是治病、防病、保健的关键,因此要达到良好的效果,首先要熟练掌握手法的操作、动作要领、作用及应用和手法的特点、注意事项;其次应细心揣摩练习,达到由生到熟,由熟到巧,并能得心应手地应用。在实施手法前应当明确以下几点。

1. **手法适用原则**　临床手法治疗应遵循辨证施治的原则。由于病变程度(轻重)、病变部位(皮肉、筋骨、关节等)、患者年龄、体质的不同,因此在治疗时要求依据病情而选用相应的治疗手法,做到"因人而治,因病而治,因部位而治"。

2. **掌握病情,明确诊断**　在施用手法之前,必须了解患者的病史、症状、详细的体格检查及必要的辅助检查,以明确诊断,医生通过"手摸心会"做到心中有数。

3. **依据病情,制订方案**　根据患者具体病情,结合其年龄、体质及全身健康状况,制订出相应的治疗方案,包括以下方面。① 确定手法,可根据患者病情的具体情况选择相应的治疗手法、手法的力度和步骤以及明确助手应如何配合。② 选择体位,医患合作。指导患者选择既适合实施手法又较舒适的体位,目的是可使肌肉充分放松,便于施用手法。包括施用手法时患者身体所处体位(如坐、卧位)、患肢的体位(如前臂中立位等),以及医生和助手站立的位置;做好患者的思想工作,消除其紧张和顾虑,各方配合协调方可取得满意效果。

三、推拿手法的作用、命名与分类

(一) 手法作用

推拿手法针对不同病理改变在不同的经络穴位上作用时,所发挥的作用不一样,可以概括为通过缓解肌肉痉挛、疏通狭窄、分解粘连、滑利关节、整复错位,以达到通络止痛、活血祛瘀、消除肿胀、温通经络的作用。

(二) 手法命名

由于历史沿革、地域分割和师承关系等各种原因,推拿手法的命名较为混乱,同名异法和同法异名现象较为普遍。大致而言,手法命名的依据有以下几个方面。

1. **根据手法动作形态用直接描述法来命名**　由于推拿手法一般都是由日常生活动作衍化而成,故绝大多数手法是采用这一命名方法,如按法、摩法、拿法、揉法、捏法、擦法、拔伸法、背法等。

2. **根据收发动作形态用取类比象法来命名**　一些推拿手法在操作过程中,动作形态富于变化,美观大方,栩栩如生,比之于自然界的某一物象,往往惟妙惟肖,形象生动,易学易记,如黄蜂入洞、凤凰展翅、二龙戏珠、双龙摆尾、猿猴摘果等。

3. **根据手法的功效主治来命名**　一些手法在特定的部位操作,不仅形成了相对固定的操作术式,而且其功效主治也往往比较明确,便于临床选用,尤以小儿推拿手法为多,如运土入水、运水入土、飞经走气、清天河水、推三关、退六腑等。

4. **将手法动作与操作部位结合来命名**　这类手法从名称上便可以直接了解到其动作形态和适用部位,与前一种命名方法有些相似,但是前者在手法名称上着眼于功效主治的体现,而本法则比较重视手法操作技术要领的表达,如捏脊法、扫散法、拿肚角、分腹阴阳等。

5. **根据手法的主要技术要领来命名**　对于一些动作复杂、应用范围较广的手法,往往是抓住其操作技术方面的某一核心点,并以之来命名,它有利于对手法技术要领的深入理解和把握。如一指禅推法,即是借助佛家"一指禅"这一术语,表明该手法在操作过程中应始终将注意力集中于拇指末端。

6. **根据两种或两种以上的单一手法的复合动作来命名**　这类手法主要是复合手法,如弹拨法、按揉法、勾点法、揉捏法等。

（三）手法分类

因标准不同，分出的种类各异，目前手法分类主要有以下几种。

1. 按手法动作形态特点进行分类

（1）摆动类手法：具有摆动特点的手法，常用的有一指禅推法、滚法、揉法、缠法。

（2）摩擦类手法：具有与体表之间有相互摩擦特点的手法，常用的有摩法、擦法、推法、搓法、抹法、刮法、扫散法等。

（3）挤压类手法：具有与体表之间有相互挤压特点的手法，常用的有按法、点法、拿法、捏法、捻法、掐法、拨法、捋法、踩蹻法。

（4）叩击类手法：具有叩击特点的手法，常用的有击法、拍法、弹法等。

（5）振动类手法：具有振动特点的手法，常用的有振法、抖法。

（6）运动关节类手法：可以使关节产生运动的手法，常用的有摇法、背法、拔伸法、扳法、屈伸法。

2. 按手法主要作用进行分类

（1）放松类手法：具有缓解肌肉痉挛、放松止痛、活血祛瘀、消除肿胀作用的手法，常用的有一指禅推法、滚法、揉法、缠法、拿法、拨法、搓法、击法、弹法、踩蹻法、牵拉法。

（2）温通类手法：具有温通经络作用的手法，常用的有摩法、擦法、推法、抹法、捋法、点法、捏法、捻法、掐法、振法、拍法、扫散法、推桥弓、鸣天鼓、刮法。

（3）助动类手法：具有疏通狭窄、分解粘连、滑利关节作用的手法，常用的有摇法、背法、抖法、屈伸法。

（4）整复类手法：具有整复关节错位作用的手法，常用的有按法、拔伸法、扳法。

除此之外，还有按施用手法的多少将手法分为单式手法、复合手法；按流派将手法分为一指禅推拿流派手法、滚法推拿流派手法、内功推拿流派手法、点穴推拿流派手法等；按治疗过程将手法分为准备手法、治疗手法、结束手法等。本书主要按照手法动作形态特点来命名。

推拿手法在发展过程中形成了很多流派，具有较强的地域特色，主要有一指禅推拿流派、滚法推拿流派、内功推拿流派、脏腑推拿流派、腹部按导流派、腹诊推拿流派、正骨推拿流派等。推拿手法在发展过程中也形成了很多疗法，如拍打疗法、点穴疗法、拍筋疗法、拉筋疗法、原始点疗法等。

第二节 ｜ 成人推拿手法

一、摆动类手法

以前臂有节律的连续摆动为基本运动形态的手法称为摆动类手法，主要包括一指禅推法、滚法和揉法等。

（一）一指禅推法

以拇指指端或罗纹面着力，通过前臂摆动带动拇指做屈伸运动，使所产生的作用力持续不断地作用于施术部位或穴位上,称为一指禅推法(图6-1)。用拇指桡侧缘着力于治疗部位做一指禅推的手法,称为一指禅偏锋推法,是一指禅推法的操作方式之一(图6-2)。一指禅推法是一指禅推拿流派的代表性手法。

【动作姿势】 术者手握空拳,拇指自然伸直并盖住拳眼,用拇指指端或罗纹面着力于受术穴位或部位,要求如下。

1. 沉肩 肩部放松下沉。
2. 垂肘 肘部自然下垂,坐位操作时肘部略低于腕部。
3. 悬腕 腕关节自然悬屈。在保持自然状态下,腕关节尽量悬屈到最大限度。
4. 掌虚 手握空拳,除拇指着力外,其余手指都要放松,自然弯曲。
5. 指实 拇指的指端或指腹吸定于一点,不可移动摩擦。

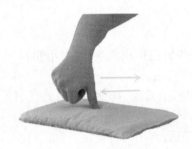 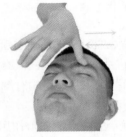 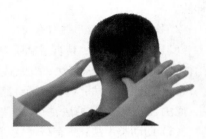

图6-1 一指禅推法　　　　图6-2 一指禅偏锋推法　　　　图6-3 蝴蝶双飞

【操作方法】 以肘关节为支点,前臂主动摆动,带动腕关节、掌指关节和拇指指骨间关节做伸屈运动,使所产生的作用力轻重交替、持续不断地作用于受术部位。手法频率一般120～160次/分钟。

1. 紧推慢移法 在一个点持续操作的基础上,沿着经脉循行路线缓慢移动的操作,称紧推慢移法。一般在穴位上摆动治疗频率较快,但移动速度不能太快。

2. 蝴蝶双飞法 双手同时操作一指禅偏锋推,形如蝴蝶飞舞,称蝴蝶双飞法(图6-3)。

【注意事项】
(1) 操作时剪平拇指指甲,防止指甲划伤患者。
(2) 拇指在操作部位上取自然压力,前臂、腕关节、掌指关节、拇指指骨间关节摆动协调均匀。
(3) 操作时指端不能来回摩擦拖动,先在米袋上练习娴熟后,再进行人体操作练习。

【临床应用】 临床运用一指禅推法时需"循经络,推穴道",在不同的部位和经脉上操作具有不同的作用。例如,一指禅推太阳能祛风散寒,一指禅推百会能开窍醒脑,一指禅推中脘能祛瘀消积、调节脾胃功能,一指禅推一条经脉具有疏经通络、调和营卫之功。

一指禅推法适应证广泛,可以用于治疗不同的病证,尤擅长治疗内科杂病如头痛、失眠、高血压、面瘫、劳倦内伤、胃脘痛、泄泻、便秘等;妇科病如痛经、月经不调、闭经、带下病等;骨关节疾病如颈椎病、肩关节周围炎、膝关节炎等。

【操作练习】
(1) 一指禅推合谷、内关、中脘、肾俞各1～2分钟。

（2）紧推慢移法，如自上而下在任脉上操作 30～50 遍。

（3）蝴蝶双飞法，如在双侧风池、太阳、肩井上操作，各 1～2 分钟。

（4）在两个眼眶周围似"∞"字形状，施以一指禅偏锋推法。

（二）滚法

以手背第 5 掌指关节及小鱼际着力，通过前臂的摆动、旋转和腕关节的屈伸运动，使着力部在治疗部位上持续不断地来回滚动，称为滚法。滚法刺激平和，安全舒适，患者易于接受。

本法操作难度较大，技术要求较高，要熟练掌握滚法的操作要领并能应用于临床实践，需进行较长时间的刻苦训练。滚法为滚法推拿流派的代表手法。

【动作姿势】　术者站立位，手半握拳，以第 5 掌指关节背侧为主置于受术部位，沉肩，垂肘，悬腕。

【操作方法】　以肘关节为支点，前臂发力做主动摆动，带动腕关节屈伸和前臂旋转，使手背向前滚动按压于受术部位，手背部尺侧约 1/2 面积依次接触治疗部位，并做节律性来回滚动。半握拳，手指随前臂向前摆动而微微张开，随前臂摆回而呈半握拳。

操作时要求连续不断地均匀滚动，使产生的力持续作用在治疗部位上，手法频率一般 120～160 次／分钟。

根据术者着力部位的不同，滚法分为掌指关节滚、指骨间关节滚、小鱼际滚和前臂滚法（图 6-4～图 6-7），临床上可以根据受术部位不同而灵活选用。

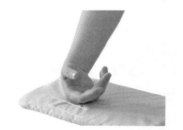

图 6-4　掌指关节滚法

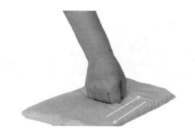

图 6-5　指骨间关节滚法

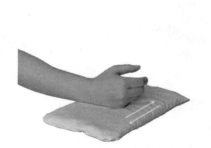

图 6-6　小鱼际滚法

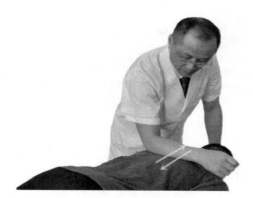

图 6-7　前臂滚法

【注意事项】

（1）吸定于受术者施术部位体表，不可拖动、跳动或击打。

（2）向前滚动与向后收回的用力大小比例约为 3∶1。

（3）摆动的频率、压力要均匀有节律，前臂、腕关节、手背要协调一致。

【临床应用】 攘法具有舒筋活血、滑利关节、缓解肌肉痉挛、增强肌肉活动功能、促进血液循环和消除疲劳等作用，在临床上适用于颈项部、肩背部、腰臀部和四肢等肌肉较为丰满处，多用于治疗腰肌劳损、腰椎间盘突出症、颈椎病、肩周炎、风湿酸痛、麻木不仁、半身不遂、各种运动损伤和运动后疲劳等。

【操作练习】 开始时单手练习，熟练后可以双手同时操作练习。

（1）攘颈项部，可以配合颈椎被动运动，时间2～3分钟。

（2）攘腰骶部，可以配合腰骶后伸运动，时间3～5分钟。

（3）攘肩部，可以配合肩关节被动运动，时间2～3分钟。

（4）攘臀部和下肢部膀胱经、胆经各10～20遍。

（三）揉法

以手指、掌或肢体其他部位为吸定点，带动治疗部位皮下组织做轻柔和缓的环旋转动的手法，称为揉法。根据术者操作部位的不同而分为指揉法、掌根揉法、掌揉法、大鱼际揉法、肘揉法、前臂揉法等，指揉法有拇指揉法、二指揉法和三指揉法。揉法是推拿治疗的常用基本手法之一（图6-8～图6-13）。

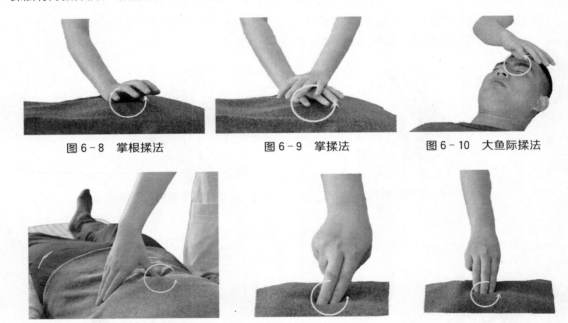

图6-8 掌根揉法　　　图6-9 掌揉法　　　图6-10 大鱼际揉法

图6-11 拇指揉法　　　图6-12 二指揉法　　　图6-13 三指揉法

【动作姿势】 术者站立或坐位，以指、掌等部位吸定在受术者体表部位，沉肩、垂肘、腕关节放松，向下取自然压力。

【操作方法】 术者以肘关节为支点，前臂做主动环旋运动，指、掌等部位带动治疗部位皮下组织进行环旋转动，大鱼际揉时可以做摆动运动，手法频率一般120～160次/分钟。

【注意事项】

1. 在穴位上操作时要求指、掌等吸定于施术部位皮肤，不可以摩擦、移动。在经脉上移动操作时，宜"连点成线，紧揉慢移"。

2.动作要均匀、连贯、有节律。

【临床应用】 揉法适用范围广泛。指揉法因接触面小而适于全身各部穴位,大鱼际揉法适用于腹部、面部、颈项部和四肢部,掌根揉法多用于背、腰、臀、胸腹部,前臂揉法多用于背腰部,肘揉法多用于背、腰和臀部。

揉法具有宽胸理气、健脾和胃、活血散瘀、消肿止痛等作用,可用于治疗头痛、眩晕、耳鸣、失眠、焦虑等头面部疾病;胃脘痛、便秘、泄泻、癃闭等腹部疾患;软组织扭挫伤、颈椎病等运动系统疾患,也常用于小儿斜颈、小儿遗尿、近视等。

【操作练习】

(1)指揉合谷、手三里、曲池、膻中、太阳,每穴1分钟。

(2)掌根揉、叠揉背部膀胱经2分钟;掌揉腹部1~2分钟。

(3)肘揉环跳、居髎各1~2分钟。

(4)前臂揉背部膀胱经1~2分钟。

二、摩擦类手法

以手掌、手指或肘部贴实体表,做直线或环旋移动的手法,称摩擦类手法,主要包括摩法、推法、擦法、搓法、抹法等。

(一)摩法

用手指或手掌在体表做环形移动,称为摩法,分为指摩法和掌摩法两种(图6-14、图6-15)。

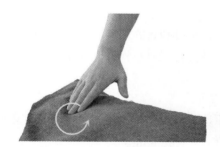
图6-14 指摩法

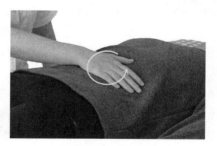
图6-15 掌摩法

【动作姿势】 根据治疗需要,受术者常选用卧位,术者取站位或端坐位。

1.指摩法 术者指掌自然伸直,示指、中指、环指和小指并拢,腕关节略屈,以示指、中指、环指和小指指面平覆于治疗部位上,动作灵活、连贯。

2.掌摩法 术者掌指关节微屈呈虚掌,将手掌平覆于治疗部位上,动作灵活、连贯。

【操作方法】 以肘或肩关节为支点,腕关节放松,前臂或上臂发力做环旋运动,通过腕、掌部带动指腹或手掌在治疗部位做环形移动,指掌向下取自然压力,频率60~180次/分钟。

【注意事项】

(1)摩法的压力、速度宜均匀,《圣济总录》曰:"摩法不宜急,不宜缓,不宜轻,不宜重,以中和之意施之。"一般指摩法宜稍轻快,掌摩法宜稍重缓。

(2)一般认为顺时针方向摩动为泻,逆时针方向摩动为补,可以根据病情的虚实来决定手法的摩动方向。现代应用时,也以摩动部位的解剖结构和病理状况来决定摩动方向。

（3）《厘正按摩要术》曰："急摩为泻,缓摩为补。"一般缓摩频率 60～100 次／分钟,急摩频率 120～180 次／分钟,两者之间为不急不缓。

【临床应用】 摩法具有和中理气、活血散结、消积导滞、调节肠胃功能等作用,常用于治疗胸胁 胀痛、呃逆、脘腹疼痛、饮食积滞、消化不良、外伤肿痛等病证。摩法是最早用于临床治疗的推拿手 法之一,消郁散结的作用较好,正如《圣济总录》所言："摩其壅塞,以散郁结。"

【操作练习】

（1）顺时针、逆时针方向掌摩腹部 2～3 分钟。

（2）顺时针、逆时针方向指摩中脘、关元 1～2 分钟。

（3）从极泉至章门摩胁肋部 10～30 遍。

附：一指禅推摩法

推摩法是由一指禅偏锋推法与四指摩法相结合而成的一种复式手法。

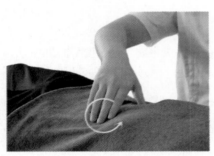

图 6 - 16 一指禅推摩法

【动作姿势】 根据治疗需要,受术者常选用卧位或坐 位,术者选站位或坐位,腕关节放松,前臂做主动摆动。

【操作方法】 术者将拇指端桡侧缘着力于受术部位上, 其余四指并拢,掌指自然伸直,将示指、中指、环指、小指四指 的指面着力于受术体表,腕部放松微屈,前臂做主动摆动,带 动拇指做一指禅偏锋推法,其余四指指面在受术体表做环形 的顺时针方向摩动(图 6 - 16)。

【注意事项】

（1）腕部的活动包含旋转和摆动两种运动形式。

（2）拇指着力于主要治疗部位,其余四指放在辅助治疗部位,操作时一手兼顾两个着力部位, 动作要协调。

（3）其他四指的指面轻轻贴附于受术体表,用力轻巧。

【临床应用】 一指禅推摩法具有一指禅偏锋推法"循经络、推穴道"与指摩法"轻柔缓和、调和 气机"的双重要术,主要用于胸腹部、腰骶部、肩部等。

【操作练习】

（1）一指禅推摩中脘、胃区 2 分钟。

（2）一指禅推摩神阙、天枢 2 分钟。

（3）一指禅推摩命门、肾俞 2 分钟。

（二）推法

以手指、掌或拳、肘等部位贴实于施术部位上,做单方向直线移动的方法,称推法,又称平推法。 根据施术部位不同又分拇指推法、剑指推法、拳推法、指骨间推法、肘推法和掌推法(图 6 - 17～ 图 6 - 22)。

【动作姿势】 根据治疗需要,受术者常选用卧位,术者取站位,指、掌等着力面紧贴受术体表, 向下根据需要施加一定的压力。

1. 拇指推法 术者以拇指指腹紧贴于治疗部位,其余四指置于对侧或相应的位置以固定助 力,腕关节略屈并偏向尺侧。

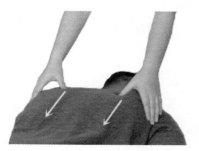

图6-17 拇指推法

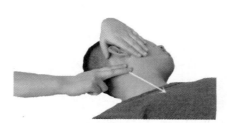

图6-18 剑指推法

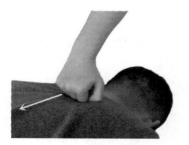

图6-19 拳推法

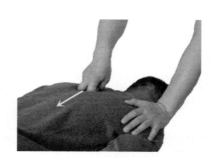

图6-20 指骨间推法

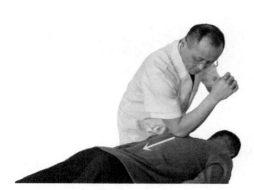

图6-21 肘推法

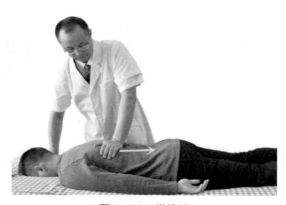

图6-22 掌推法

2. 掌推法 术者腕关节略背屈,以掌根部紧贴施术部位。

【操作方法】 以肩关节为支点,手臂发力,通过前臂、腕关节,使指、掌等部位向前做单方向直线推进,速度缓慢而均匀,向下的压力根据需要可轻可重,身体随推进、收回而轻微起伏。

双手从一个中心位置往两侧推称分推,如分推前额、分推肩胛骨;双手从两侧往一个中心位置推称合推,如合推腕关节阴阳。

【注意事项】

(1)紧贴施术部位体表,推进速度缓慢均匀,向下压力平稳,单方向直线推进。

(2)为保证手法顺利操作和防止推损皮肤,需要配合使用冬青膏、滑石粉等润滑性好的介质。

(3)推法的刺激量大,操作时需要由轻到重,循序渐进。

【临床应用】 推法具有通经活络、舒筋止痛、荡涤积滞的作用,能增高肌肉的兴奋性,促进血液循环,多用于治疗外感发热、腹胀便秘、高血压、头痛、失眠、腰腿痛、腰背筋膜炎、风湿痹痛、感觉迟钝等病证。

【操作练习】

(1) 掌推背腰部膀胱经脉 10～20 遍。

(2) 剑指推桥弓穴 10～20 遍。

(3) 肘推背腰部夹脊穴 5～10 遍。

(4) 拇指推足三里至解溪 10～20 遍。

(5) 双手拇指分推前额、肩胛骨各 10～20 遍。

(三) 擦法

用手指或手掌贴附于治疗部位,做快速的直线往返运动,使之摩擦生热的手法,称为擦法,可分为指擦法、掌擦法和大、小鱼际擦法(图 6-23～图 6-26)。

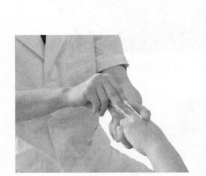

图 6-23 指擦法

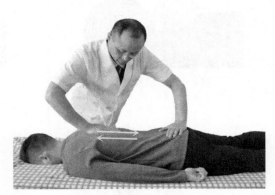

图 6-24 掌擦法

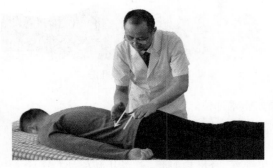

图 6-25 小鱼际擦法

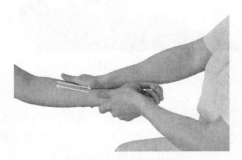

图 6-26 大鱼际擦法

【动作姿势】 根据治疗需要,受术者可选坐位或卧位,术者选站位,手指或手掌平伏于选取的治疗部位上,沉肩、垂肘,身体放松,自然呼吸。

操作时来回移动路线尽可能长,速度稍快。

【操作方法】

1. 指擦法 术者指掌部伸直,腕关节平伸,以手指指面贴附于治疗部位。以肘关节为支点,前臂发力,通过腕、掌部使指面进行均匀的前后往返移动。

2. 掌擦法和大、小鱼际擦法　术者以手掌面或大、小鱼际贴附于施术部位,腕关节伸直,以肩关节为支点,上臂主动运动,通过肘关节、前臂和腕关节使手掌面或大、小鱼际做往返方向的连续移动。

向下取自然压力,操作频率一般100～180次／分钟。

【注意事项】

(1) 施术部位紧贴体表,直线往返运行,连续而均匀,往返距离宜长(指擦法除外)。

(2) 操作以温热或透热为度,操作时患者感觉到所擦之处产生的热已进入体内或深层组织,并与其体内之热产生呼应,可称为"温热或透热"。

(3) 为保护皮肤和透热效果,需使用冬青膏、麻油等介质进行操作。

(4) 呼吸自然,不可屏气。

【临床应用】　擦法具有温经散寒、行气活血、通络止痛、温补脏腑等作用,常用于治疗寒凝经脉、内脏虚损和气血功能失常等病证,如风寒湿痹、风寒袭肺、胃脘痛喜温喜按,以及肾阳虚所致的腰腿痛,宫寒所致的小腹冷痛和月经不调等。

【操作练习】

(1) 掌擦胸胁部1～2分钟。

(2) 掌擦督脉、背腰膀胱经各1～2分钟。

(3) 小鱼际擦肾俞、命门1～2分钟。

(4) 大鱼际擦肺经1～2分钟。

(5) 指擦指骨间关节1～2分钟。

(四) 搓法

用双手掌或小鱼际夹住肢体,做交替或往返搓动,形如搓绳,称为搓法。

【动作姿势】　上肢、胁肋部受术时取坐位,下肢受术时卧位。术者取站位,双手掌或小鱼际夹持住受术部位,松紧适宜(图6-27、图6-28)。

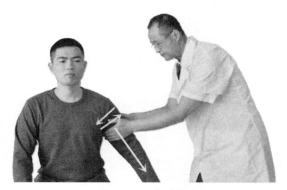　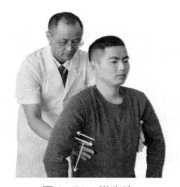

图6-27　搓上肢　　　　　　　　　图6-28　搓胸胁

【操作方法】　受术者上肢外展约60°,肢体放松。术者以肩关节为支点,上肢发力,做相反方向的较快速往返搓动,肢体操作一般由近心端至远心端单向操作,动作轻巧、灵活、不滞。

【注意事项】

(1) 搓动的速度宜快,移动速度宜慢。

(2) 自然呼吸,不宜屏气。

【临床应用】 搓法具有疏松肌筋、调和气血的作用,常用于治疗肢体酸痛、关节活动不利和胸胁迸伤等病证,亦常作为推拿操作的结束手法使用。

【操作练习】

(1) 搓上肢2分钟。

(2) 搓下肢1分钟。

(3) 搓胁肋1分钟。

(五) 抹法

用拇指罗纹面或手掌面在施术部位做上下、左右直线或弧形曲线往返移动的手法,称为抹法,可分为指抹法和掌抹法两种。

【动作姿势】 受术者取卧位或端坐位,术者选站位或坐位,以单手或双手拇指罗纹面置于受术者一定部位上,余指置于相应的位置以固定助力。掌抹法以单手或双手掌面置于施术部位上。

【操作方法】

1. 指抹法 术者以腕关节为支点,拇指的掌指关节主动运动,拇指罗纹面在施术部位做上下、左右直线或弧形曲线往返的移动(图6-29)。

指抹法亦可以示指、中指和环指罗纹面于额颞部操作。即受术者取仰卧位,术者置方凳坐于其头端。以两手示指、中指和环指罗纹面分置于前额部近正中线两侧,以腕关节为支点,掌指部主动施力,自前额部向两侧分抹,经太阳至耳上角,如此反复操作。

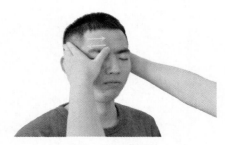

图6-29 指抹法

2. 掌抹法 以肘及肩关节为双重支点,前臂和上臂部协调用力,腕关节适度放松,单手或双手掌面在施术部位做上下、左右直线或弧形曲线往返的移动。

【注意事项】

(1) 操作时着力部位贴紧治疗部位体表,用力均匀适中,动作灵活。

(2) 抹法和推法的区别是,推法是单方向用力直线移动,抹法是双方向用力往返移动;一般抹法向下的压力比推法小,抹的距离范围比推法小。

【临床应用】 抹法多用于头面部,具有醒脑开窍、明目安神的作用,主要用于感冒、头痛、面瘫和肢体酸痛等病证。

【操作练习】

(1) 指抹前额部、眼眶、太阳穴、唇周各1分钟。

(2) 掌抹背腰部2分钟。

三、挤压类手法

以手指、手掌或肢体其他部位按压或对称性挤压受术者体表一定的穴位和部位,使之产生压迫或挤压感觉的手法,称为挤压类手法,包括按法、点法、拨法、捏法、拿法、捻法、踩蹻法等。

（一）按法

按法是以手掌、手指或肘部着力于一定穴位或部位，逐渐用力向下按压，并按而留之的一种手法，根据着力部位的不同分为掌按法、指按法和肘按法3种（图6-30～图6-32）。

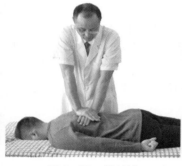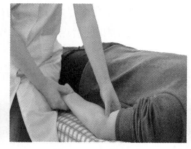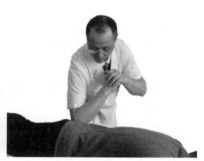

图6-30　掌按法　　　　　　　　　图6-31　指按法　　　　　　　　　图6-32　肘按法

本法是最早应用于临床的治疗手法，也是最常用的手法之一，其刺激力较强，适用于全身各部位。

【动作姿势】　根据治疗需要，受术者可选坐位或卧位。术者选站位，身体微前倾，沉肩，掌按时肘关节伸直，指按、肘按时肘关节屈曲成60°～90°。

1. 掌按法　术者肘关节伸直，腕关节背屈，以掌根着力于施术部位，有单掌、双掌或双掌重叠按压受术者体表治疗部位几种姿势。

2. 指按法　术者肘关节、腕关节微屈，拇指伸直，罗纹面着力于穴位，其余四指置于一旁以助定位。有单手拇指、两手拇指重叠按压施术部位两种姿势。

3. 肘按法　术者肘关节屈曲60°～90°，以肘尖尺骨鹰嘴突起处着力于受术者体表肌肉丰满的部位或穴位。

【操作方法】　上肢协同身体同时发力，力量经指、掌、肘垂直按压受术者体表部位或穴位，由轻到重逐渐用力，达到需要的治疗力量、受术者产生得气感后，需"按而留之"稍停留片刻，即平稳保持此力量3～10秒，再由重到轻解除压力，如此有节律地重复操作形成按法。

按法在临床上常与揉法、拨法结合应用，组成按揉、按拨的复合治疗手法。

【注意事项】

（1）操作时着力部位紧贴体表，不可移动。

（2）不可用暴力猛然按压，力的方向应与治疗部位表面垂直。

（3）若需要的力量较大，可用叠掌或叠指法，并配合身体前倾，利用术者的体重增加刺激力度。

（4）操作中应根据施术部位的面积大小和肌肉丰厚程度选择着力部位，根据受术者的体质及病情决定施力大小和操作时间。

【临床应用】　按法具有活血止痛、矫正脊柱畸形、正骨复位、开通闭塞等作用，各种内科、妇科、伤科病证均可使用，按压不同穴位、部位时可发挥不同的作用。

指按法施术面积小，适用于全身各处穴位。掌按法适用于面积大且较为平坦的部位，如腰背和腹部。肘按法刺激力最强，适用于腰骶、臀部和下肢后侧。

【操作练习】

（1）掌按背部膀胱经、督脉各2分钟。

(2) 肘按、肘按揉环跳各 1 分钟。

(3) 指按揉膻中、曲池、手三里各 1 分钟。

(4) 指按人迎(颈动脉)、冲门(腹股沟动脉)、极泉(腋动脉)1～3 遍。

(二) 点法

点法是以拇指或示指指端或指骨间关节突起部着力于一定的部位或穴位上,按而压之、戳而点之的手法。根据着力部位不同,分为拇指点法和屈指点法两种。点法是点穴疗法流派的主要手法之一。

【动作姿势】 根据治疗需要,受术者可选坐位或卧位,术者选站位或坐位,肩、肘关节放松,腕关节略掌屈。

【操作方法】

1. 拇指点法 术者手握空拳或以四指固定相应部位,拇指微屈,用拇指指端着力按压受术者体表的特定部位或穴位[图 6-33(a)]。

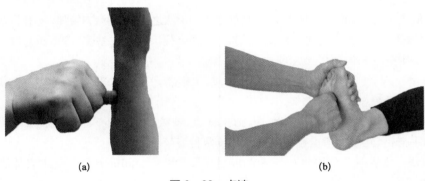

(a)　　　　　　　　　　　　　(b)

图 6-33　点法

2. 屈指点法 术者屈曲拇指或示指,用指骨间关节背侧突起处按压体表特定部位或穴位[图 6-33(b)]。

【注意事项】

(1) 本法与按法的区别是,点法由指按法衍化而来,着力面由罗纹面改为指端或骨节突起,作用面积小,刺激量更大,力量更深透。相应地,点法在治疗部位上停留的时间也较按法短,即"戳而点之"。

(2) 点压方向与治疗部位垂直,着力点要固定。

(3) 用力由轻逐渐加重,稳而持续,切忌暴力戳按,在点穴时患者局部应有酸、麻、胀、重等得气感。

(4) 操作时避免手指过伸、过屈或患者因疼痛躲闪而造成术者手指损伤,同时也要注意保护受术者受力处的皮肤。

(5) 本法刺激力较强,不宜长时间使用,要根据受术者体质、病情和耐受性酌情选用,并随时观察受术者反应,以免发生意外。

【临床应用】 点法具有开通闭塞、调理气机、通调脏腑的作用,临床上多用于急救、止痛、调理脏腑功能。本法作用面积小,刺激较强,适用于全身各部位,常用于腧穴和肌肉较薄的骨缝处,由于刺激量大、得气快,应用时应根据具体情况辨证选穴及配穴。

除徒手点法外,临床上常借助器械,如点穴枪、木针等点按治疗部位。也常与揉法、击法等结合,组成点揉、点击等复合手法应用。

【操作练习】

(1) 拇指点按太阳、水沟、中冲各 1 分钟。

(2) 屈指点按百会、印堂、涌泉、照海各 1 分钟。

(三) 拨法

拨法是术者用指端或罗纹面或肘尖着力,深按于肌纤维、神经等条索状组织一侧,而拨向另外一侧的手法,似弹拨琴弦状,亦称拨络法或弹拨法。本法根据拨动力量的大小不同而刺激量可强可弱,适用于全身肌筋组织,常与按法合用,是临床上常用手法之一。

【动作姿势】 根据治疗需要,受术者可选坐位或卧位,术者选站位或坐位,将指端或肘尖置于肌纤维、神经等条索状组织一侧,肩、肘、腕关节放松。

【操作方法】

1. 拇指拨法(图 6-34、图 6-35) 术者用拇指指端或罗纹面着力,其他四指附着于治疗部位,先将着力的指端深按于受术者治疗部位的肌筋缝隙间或肌筋的起止点,待有酸胀感时,再做与肌纤维或肌腱、韧带、神经干方向垂直的单向或往返拨动。

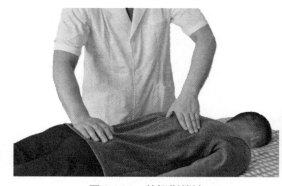

图 6-34 单拇指拨法

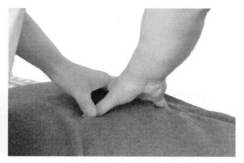

图 6-35 叠拇指拨法

如单手指力不足,亦可以双拇指重叠操作,在部分穴位可用示、中二指操作,如极泉、小海。

2. 掌指拨法 术者用一手拇指罗纹面着力,其他四指附着于治疗部位,另一手手掌置于该拇指之上。以掌发力带动拇指做与肌纤维或肌腱、韧带、神经干方向垂直的单向或往返拨动(图 6-36)。

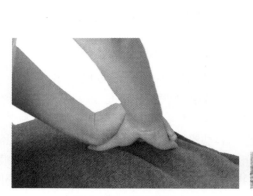

图 6-36 掌指拨法

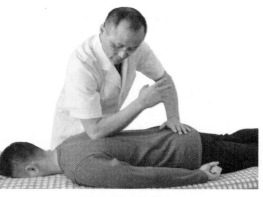

图 6-37 肘拨法

3. 肘拨法　术者以肘尖尺骨鹰嘴着力于施治部位,以肩发力带动上臂及肘做垂直于肌腹等组织结构的单向或往返拨动(图 6-37)。

【注意事项】

(1) 先按后拨,拨动时着力处不能在受术者皮肤表面有摩擦、移动,应带动深层组织一起移动,不宜有抠的感觉。

(2) 拨动方向与肌腱、肌腹、韧带、神经干等的走向垂直。

(3) 用力由轻而重,实而不浮。

(4) 临床上应注意掌握"以痛为腧,不痛用力"的原则,以受术者耐受为度,在保健中应适当减小按压和拨动的力量或缩短操作的时间。

【临床应用】　拨法沉实有力,能舒展肌筋、缓解痉挛、行气活血、剥离粘连,具有较好的止痛和解除粘连的作用,主要用于筋伤疾病的治疗,如颈椎病、肩周炎、肱二头肌腱鞘炎、网球肘、腰肌劳损、腰背筋膜炎、腰椎间盘突出症、第 3 腰椎横突综合征、梨状肌综合征和各种外伤后期局部组织粘连等。本法作用于神经干时可治疗神经受压引起的肢体麻木或疼痛。

一般拇指拨法多用于肩胛骨内侧缘、第 3 腰椎横突、肱二头肌肌腱和曲池等部位或穴位,示指或中指着力的穴位可有缺盆、小海、极泉等。掌指拨法多用于华佗夹脊、竖脊肌侧缘、梨状肌等部位。肘拨法多用于环跳、承扶。

【操作练习】

(1) 指拨肩胛骨内侧缘、第 3 腰椎横突尖各 1 分钟。

(2) 指拨肩贞、极泉、小海各 1 分钟。

(3) 双拇指重叠拨、掌指拨华佗夹脊 3 分钟。

(4) 肘拨环跳、承扶各 1 分钟。

(四) 捏法

捏法是用拇指与其余四指对称性用力,相对挤压施术部位的手法,本法较为柔和,主要用于颈、肩、四肢和腰背部。捏法常与拿法同时使用,组成拿捏的复合手法。

捏法应用于脊柱时称为捏脊或捏脊疗法,是小儿推拿的经典手法之一(详见小儿推拿)。

【动作姿势】　根据治疗需要,受术者可选坐位或卧位,术者选站位或坐位,拇指与其余四指夹持住肌肉等组织,肩、肘关节放松,腕关节略背屈。

【操作方法】　术者用拇指与其余四指相对用力挤压受术者的治疗部位为五指捏法,若治疗部位较小,可改为拇指与示、中二指相对用力或拇指与示指相对用力,称为三指捏法或二指捏法。

【注意事项】

(1) 与拇指相对用力的手指应微屈,使两侧着力点一致。

(2) 施力时以拇指与其余手指指面对称性着力,不宜有指甲内抠或掐皮肤的动作。

(3) 二指捏时可屈曲受术者示指,用拇指与示指桡侧面着力(图 6-38)。

(4) 挤压力均匀、柔和、不生硬,挤压和放松连续有节奏。

(5) 操作时可沿肌肉的外形轮廓自上而下有序进行,移动要缓慢,不可断断续续、跳跃、停顿或斜行。

【临床应用】　捏法具有疏通经络、行气活血的作用,可缓解痉挛,增强肌肉活力,恢复肢体疲劳,常用于头部、颈项部、四肢和背脊等部位。用双手拇指与示、中二指指端,自穴位或治疗部位周围向中央用力挤捏称为挤捏法(图 6-39),一般用于临床取痧,刺激量以使局部皮肤红润和充血为度。

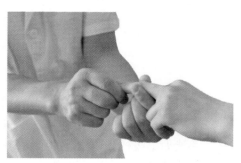

图 6－38　二指捏法

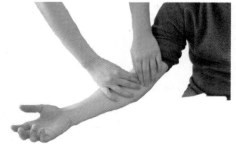

图 6－39　挤捏法

【操作练习】

(1) 五指捏法于上肢操作 2 分钟。

(2) 挤捏印堂。

(3) 捏肩井、承山各 1 分钟。

(五) 拿法

拿法是用拇指与其余四指对称性用力,相对挤压并提起治疗部位的手法。本法刺激量大小适中,是临床治疗的主要手法之一,多用于颈项、肩部和四肢等部位。

拿法多与揉法、捏法结合使用,组成拿揉、拿捏的复合手法。

【动作姿势】　同"捏法"。

【操作方法】　术者单手或双手拇指与其他手指呈钳形相对挤压用力,持续捏、提治疗部位,即捏、提、松交替有节律的操作。

五指同用为五指拿法(图 6－40),若治疗部位较小,可改为拇指与示、中二指相对用力,称为三指拿法,动作要领不变,施术时可沿经脉或肌筋走行方向边拿边移动。

【注意事项】

(1) 与拇指相对用力的手指应微屈,使两侧着力点一致。施力时以拇指与其他手指罗纹面着力,忌用指端。

(2) 以掌指关节运动为主捏拿肌腹,指骨间关节不动或微动,不应有抠或掐的动作。

(3) 捏拿的方向要与肌腹垂直,用力由轻而重再由重而轻,不可突然用力或使用暴力。

(4) 动作缓和、均匀而有连贯性,若边拿边移动,注意移动的速度不宜过快。

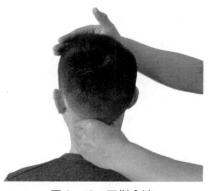

图 6－40　五指拿法

(5) 捏法与拿法的区别是,夹而不提谓之捏,夹而上提谓之拿。

【临床应用】　拿头部五经(督脉及左右太阳、少阳经)具有祛风散寒、平肝潜阳、安神定志、开窍醒神的作用。拿颈项部具有祛风散寒、开窍止痛、舒筋通络、调和气血的作用,多用于颈项强痛、风寒湿痹、肌肉酸痛、伤风感冒等病证。拿四肢具有疏经通络、松肌解痉的作用,用于治疗痹痛、缓解各种肌肉疲劳。

拿法力量可刚可柔,用力的大小根据辨证施治的原则,因人、因病而定,并随时观察受术者对手法的反应,以防意外。

【操作练习】

(1) 拿头部五经 3 分钟。

(2) 拿风池穴、肩井穴各 3 分钟。

(3) 拿四肢各 3 分钟。

(六) 捻法

捻法是术者用手指罗纹面相对用力挤压治疗部位,并状如捻线样快速捻搓的手法,其特点为轻柔和缓、操作灵活。本法多用于指、趾部的小关节和浅表肌肤,如耳郭、耳垂等(图 6 - 41)。

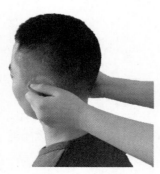

图 6 - 41 捻法

【动作姿势】 术者肩关节放松,肘关节屈曲,腕关节微背屈,以一手固定治疗部位近端,另一手拇、示指或拇、示、中指自然屈曲,罗纹面相对稍用力挤压受术者治疗部位。

【操作方法】 拇指与示指或示、中指相对,在保持一定挤压力的基础上做对称地快速搓揉捻动,同时沿治疗部位轮廓往返操作。在小关节部操作开始时一般夹持小关节根部,边捻转边向远端移动。

【注意事项】

(1) 捻法操作时,宜固定治疗部位的近端,多配合牵拉力向远端捻动。

(2) 边捻边移动时,捻动要快,向远端移动要慢。

(3) 动作应快速灵活而有连贯性,用力均匀和缓,不可呆滞。

(4) 拇、示指捻动时亦可改用示指第 2 指节桡侧作为着力面,捻动时以示指运动为主,拇指运动为辅,二指需配合默契。

【临床应用】 捻法具有疏通皮部、滑利关节,促进末梢血液循环的作用,临床上常配合其他手法治疗指(趾)骨间关节疼痛、肿胀、麻木或屈伸不利等症。捻耳郭具有调养神志的作用,常用于治疗头面疾患或保健。

临床用于四肢小关节时,常与勒法交替使用,操作见"指关节拔伸法"。

【操作练习】

(1) 捻手指指骨间关节 2 分钟。

(2) 双手捻耳郭 2 分钟。

(七) 踩蹻法

踩蹻法是术者用单足或双足着力,借助自身的重力节律性踩踏受术者一定部位的推拿方法,具有力大深厚、接触面积广、受力均匀、渗透力强的特点。本法刺激量较大,多用于体格强壮者,临床适用于肩背、腰骶和四肢等部。

【动作姿势】 受术者取俯卧位,在胸部和大腿部各垫 2～3 个枕头,使腰部腾空。术者双脚踩踏床面,双手扶住预先设置好的横木上,以控制自身体重和踩踏时的力量。

【操作方法】 术者以双手支撑横木控制自身大部分体重,单脚或双脚依次踩踏到受术者的四肢或腰背部,通过调节自身重力,逐渐将力由轻及重传至患者受术部位(图 6 - 42)。待受术者适应后用脚做适当的揉压、点颤、推搓、弹跳等动作。

【注意事项】

（1）本法刺激量较大，应用时必须谨慎。临证时先要详查病情、明确诊断，从而判断是否为踩跷法适应证，做到心中有数、治疗有方。对体质过于虚弱、脊椎骨质有严重病变者不可使用本法。

（2）刺激量根据受术者的体质、治疗部位而定。应逐渐加重踩踏力量和幅度，以受术者耐受为度，忌用蛮力。

（3）根据操作需要以足掌、足跟、足底外侧、第1跖骨头、足趾等处着力。

（4）整个操作过程中术者始终要通过双手支撑对自身重量有所掌控，操作力度要适中，忌支撑之手滑脱。

（5）脚下动作要稳，不可有滑戳、挤碾等动作，踩踏速度要有节奏。

（6）施术前嘱受术者随着术者弹跳的起落，配合呼吸。即弹跳起时吸气，踩踏时呼气，受术者切忌屏气。施术前应约定好若有不适，受术者应用手势告知停止操作，切忌说话，以免造成岔气或不必要的损伤。

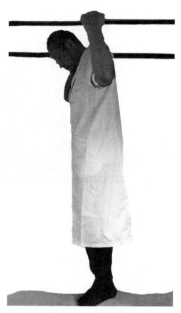

图 6-42　踩跷法

（7）术者弹跳时忌过高，注意足尖不要离开患者的腰部。

【临床应用】

踩跷法具有疏经通络、行气活血、理筋整复、矫正脊柱畸形的作用，适用于慢性疾病和功能性疾病的治疗，对某些疾病的急性期也有良好的疗效。临床上不但用于放松肌肉，缓解肌肉疲劳，还用于腰椎间盘突出症、腰背筋膜劳损等的治疗。

岔气是踩跷法可能出现的临床意外，表现为推拿过程中受术者突然出现的胸背疼痛，轻则仅弯腰或转身困难，重则痛如刀割，影响呼吸。岔气的发生多由于用力不当或用力过猛，也可因受术者屏气而产生，处理时应立即停止踩跷治疗，改用指揉、指振等方法在岔气局部放松，如有关节紊乱则用整复类手法纠正。

【操作练习】

（1）徒手练习上肢力量。

（2）以枕头为踩踏对象，练习通过重心变化调节力度。

（3）以枕头为踩踏对象，练习单脚的点颤、推搓。

（4）以枕头为踩踏对象，练习双脚的弹跳。

（5）推压腰部督脉1分钟。

（6）揉压并分推两侧臀部1分钟。

四、叩击类手法

用手掌、拳背、手指、手掌侧面或借助桑枝棒等工具击打受术者体表，称叩击类手法，包括拍法、击法、叩法等。

（一）拍法

拍法为术者用虚掌拍打受术者体表的方法，施术时受术者有较强的振动感。

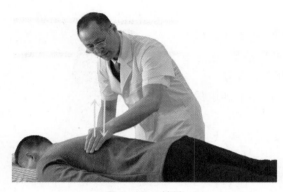

图 6-43 拍法

【动作姿势】 根据治疗需要,受术者取坐位或卧位,术者取站位,五指自然并拢,掌指关节微屈呈虚掌,沉肩、垂肘,腕关节放松(图 6-43)。

【操作方法】 以肘关节为支点,前臂发力,掌虚指实,带动虚掌拍打受术者体表,腕关节可随势微屈伸。本法可单手操作,也可双手同时或交替操作。单手拍法力量集中且强,适合于沿脊柱正中自上而下操作。双手拍法范围较大、力量较弱,适合于沿脊柱两侧操作。

拍打疗法是临床上一种以拍法为主要治疗手法的推拿流派,拍击时力量较重,以皮肤充血为度,称出痧。

【注意事项】

(1) 拍打部位应准确,动作轻巧、平稳、有弹性,刚柔结合,以免产生疼痛,刺激量根据受术者的体质及病情决定。

(2) 拍打有节律,可以一虚一实或一实两虚。

(3) 拍打有序,一般从上往下、从内往外沿一定线路移动。

(4) 主要以前臂发力,避免腕关节过度屈伸发力。

(5) 在背部施用拍法时应嘱受术者取坐位,术者单手施术。在腰骶部操作时,受术者取俯卧位,术者宜双手交替施术。以放松为目的的拍法操作时应在施术部位广泛操作。

【临床应用】 拍法具有激荡脏腑、行气活血、通络止痛的作用,多用于背、腰骶及四肢部,常在捺法、拿法、推法等手法后使用。作用于背部可祛痰止咳,作用于腰骶部时可治疗部分腰痛、痛经等,作用于四肢可消除肌肉疲劳,除放松作用外,还可用于治疗局部感觉迟钝、麻木不仁等病证,可拍至表皮微红充血为度。

【操作练习】

(1) 背部单掌拍法 1 分钟。

(2) 腰骶双掌拍法 1 分钟。

(3) 双下肢双掌拍法 1 分钟。

(二) 击法

击法是施术者用掌根、掌侧小鱼际、指尖、拳或桑枝棒等工具击打受术者体表的方法,施术时受术者有振动和舒适感。

【动作姿势】 根据治疗需要,受术者取坐位或卧位,术者自然站位,也可根据需要取弓箭步或马裆步,沉肩、垂肘,放松上臂、前臂及腕关节。

【操作方法】

1. 掌根击法 腕关节略背屈,以掌根着力,通过肘关节的屈伸使掌根有弹性、有节律地击打受术者体表(图 6-44)。

2. 侧击法 又称小鱼际击法。腕关节略背屈、桡

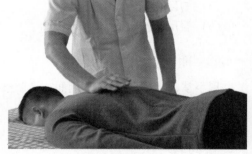

图 6-44 掌根击法

偏,前臂发力,以手的尺侧(包括第 5 指和小鱼际)着力,有弹性、有节律地击打受术者体表(图 6-45)。侧击法可双手交替操作,也可两手相合同时击打施治部位,随操作有"啪、啪"声。

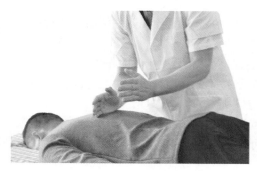

图 6-45　侧击法

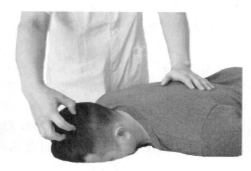

图 6-46　指尖击法

3. 指尖击法　五指屈曲,前臂发力,以指尖着力,有弹性、有节律地击打治疗部位(图 6-46)。

4. 拳击法　术者握空拳,前臂发力,以拳背、拳底、拳心着力,有弹性、有节律地击打治疗部位(图 6-47~图 6-49)。

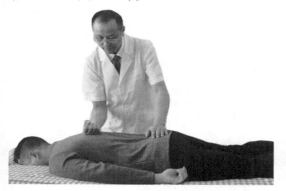

图 6-47　拳背击法

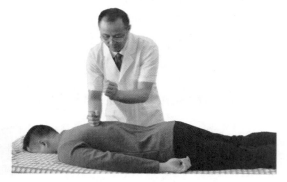

图 6-48　拳底击法

5. 棒击法　术者手握桑枝棒,前臂发力,有弹性、有节律地击打治疗部位。

【注意事项】

(1)击打方向要与受术者体表垂直,用力要稳,不可有抽或甩的动作。

(2)击打力量应由轻及重,因人、因部位选择击法的种类。拳背击法刚劲有力,刺激量根据受术者的体质及病情决定。

(3)击打有序,频率可由快而慢或快慢交替,但要有节奏,变化要均匀。

(4)击打部位应准确,注意避开骨性突起部位。在肾区击打时速度要慢,力量要轻。

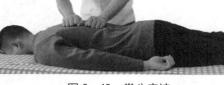

图 6-49　拳心击法

(5)棒击法选用有弹性的桑枝棒为宜,操作时用棒体平击体表施术部位,拍打棒的着力面要大,一般一个部位击打 3~5 下即可。

【临床应用】 击法具有舒筋通络、活血祛瘀、行气止痛、振奋脏腑、安神醒脑等作用,临床上配合其他手法使用时,多在治疗结束时应用。

(1)掌根击法主要用于腰骶部及下肢肌肉丰厚处,临床上配合其他手法治疗各种痹证、痿证、痛证。

(2)侧击法主要用于颈肩部、四肢部,同样具有通经活络、活血止痛的作用。

(3)指尖击法主要用于头部,可两手同时击打受术者头顶的两侧相对应的部位,可开窍醒脑、改善头部血液循环,治疗头痛、头晕、失眠、神经衰弱等症。

(4)拳击法用于背部、腰骶、下肢,应用与掌根击法、侧击法相同。

(5)棒击法主要用于腰背部及下肢的后侧,可起到疏通经脉的作用。桑枝棒击法是内功推拿流派治疗疾病的重要手法及流派特色之一。

【操作练习】

(1)掌根击腰骶部 1 分钟。

(2)侧击肩颈部 3 分钟。

(3)指尖击头部诸线 3 分钟。

(4)拳击双下肢 3 分钟。

(5)拳击足底涌泉 1 分钟。

(6)棒击承山。

五、振动类手法

使受术者产生振动的手法,称振动类手法,包括抖法、振法等。

(一)抖法

抖法是用双手或单手握住受术者肢体远端,在牵引力下做小幅度、上下连续抖动的手法。根据受术部位不同可分为肩关节抖法(抖上肢)、髋关节抖法(抖下肢)和腰部牵抖法。

【动作姿势】

1.肩关节抖法 操作时,受术者取坐位,肩关节外展约 60°。术者站在患侧,双手握住受术者手掌(图 6-50)。也可单手操作,术者一手扶患者肩部,另一手握住患者手指。

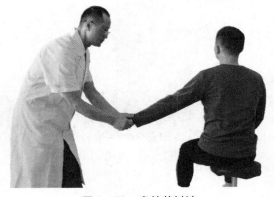

图 6-50 肩关节抖法

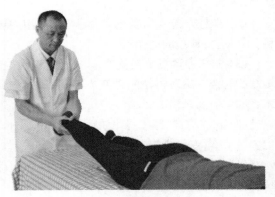

图 6-51 髋关节抖法

2. 髋关节抖法　操作时,受术者取卧位,术者面向受术者站在床尾,双手握住受术者踝关节(图6-51)。

3. 腰部牵抖法　操作时,受术者取俯卧位,一助手牵持受术者腋下以固定。术者站在床尾,双手抓握受术者两个踝关节(图6-52)。

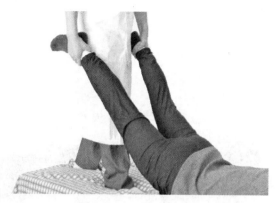

图 6-52　腰部牵抖法

【操作方法】

1. 肩关节抖法　在牵引上肢的情况下做连续、快速、小幅度、均匀的上下抖动,使抖动力传至肩关节。在抖动过程中,可以瞬间加大抖动幅度3~5遍,但只加大抖动的幅度,不加大牵引力。

2. 髋关节抖法　在牵引下肢的情况下做连续、快速、小幅度、均匀的上下抖动,使抖动力传至髋关节。

3. 腰部牵抖法　术者两臂伸直,身体后仰,与助手相对用力牵引受术者腰部。待受术者腰部放松后,术者身体先向前倾,然后身体后仰,随势瞬间用力,双臂上下抖动,带动受术者腰部大幅度的波浪状抖动,如此连续操作3~5遍。

【注意事项】

1. 上下肢抖法

(1) 抖动过程中保持牵引力,自然呼吸,不要屏气。

(2) 对于年老体弱、有四肢长骨严重骨质疏松者慎用,有肩、肘、腕关节习惯性脱位者禁用。

(3) 抖动频率一般120~160次/分钟,抖动幅度不宜太大。

2. 腰部牵抖法

(1) 牵引受术者腰部时,下肢与床面的角度不要太大。

(2) 注意发力的时机,应待受术者放松后,再发力连续抖动数次。

(3) 术者自然呼吸,不要憋气。

(4) 受术者踝关节粗壮或术者手较小时,可借助治疗巾固定踝关节。

【临床应用】　抖法可扩大关节间隙、解除滑膜嵌顿,既用于治疗关节功能受限,也可缓解关节周围肌肉的紧张、痉挛,有利于肌肉疲劳的恢复,可治疗肩周炎外展功能受限、髋关节功能受限、腰椎椎间关节紊乱症、腰椎间盘突出症等。

【操作练习】

(1) 双手肩关节抖法1分钟。

(2) 单手肩关节抖法1分钟。

(3) 髋关节抖法1分钟。

(4) 腰部抖法连续5遍。

(二) 振法

振法是术者通过上臂或前臂的静力性收缩,使治疗部位局部产生连续、快速上下振动的手法,可分为掌振法和指振法(图6-53、图6-54)。

【动作姿势】　根据治疗需要,受术者和术者可取坐位或卧位。术者示、中指指端或手掌平覆于

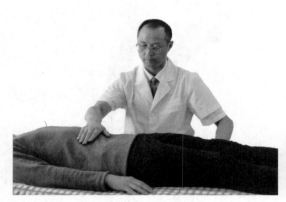
图 6-53　掌振法

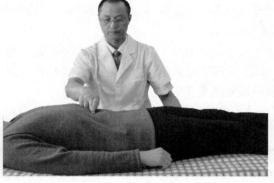
图 6-54　指振法

治疗部位上,掌、指取自然压力,沉肩、垂肘,五指自然伸直,凝神定气。

【操作方法】　上肢的肌肉静力性收缩到一定程度,使手掌产生连续、快速的上下振动。

振腹疗法　以振法为主用于治疗腹部病证时,称为振腹疗法,振法也是脏腑推拿流派的常用手法之一。

【注意事项】

(1) 着力部位应紧贴受术者体表,不施加额外的压力。

(2) 频率要快,振动应达 200～300 次/分钟,熟练后可达 400～600 次/分钟。

(3) 注意力高度集中,自然呼吸,不可屏气。

【临床应用】　振法具有温经散寒、温阳补虚、祛瘀消积、调理气机等作用,可以治疗胃脘痛、胃下垂、消化不良、脾虚泄泻、遗尿、腰膝酸软、阳痿早泄、月经不调、痛经、闭经、咳嗽、气喘、头晕、失眠等。

【操作练习】

(1) 掌振八髎 3 分钟。

(2) 掌振少腹 3 分钟。

(3) 指振百会、膻中、中脘、气海各 3 分钟。

六、运动关节类手法

使受术者关节产生被动运动的手法,称运动类手法,包括摇法、拔伸法、屈伸法、背法、扳法等。

(一) 摇法

摇法是指以患肢关节为轴心,使关节做被动环转活动的手法,各部位的关节均可进行摇法操作。

【动作姿势】　术者用一手或身体固定被摇关节的近端,另一手固定关节的远端。不同关节固定姿势不同,分叙如下。

【操作方法】

1. 颈部摇法

(1) 方法一:受术者取坐位,颈部放松。术者站在受术者的侧后方,一手扶住受术者的顶枕部,另一手托住受术者下颌,做缓慢的顺时针和逆时针方向环形摇动(图 6 - 55)。

(2)方法二:受术者取坐位,颈部放松。术者站在受术者的侧后方,一手扶住受术者的后枕部,另一手托住受术者下颌,在保持一定向上牵引力的状态下做缓慢的顺时针和逆时针方向环形摇动。

2. 腰部摇法

(1)方法一:受术者坐于床边,一助手双手按压受术者的大腿以固定。术者立于受术者背后,双手从受术者腋下穿过抱住受术者,然后环旋摇动受术者的腰部,并使其摇动的范围逐渐加大[图 6 - 56(a)]。

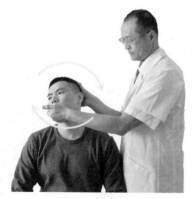

图 6 - 55 颈部摇法

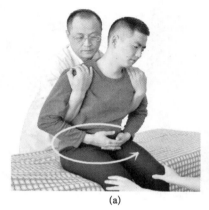
(a)

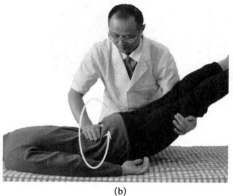
(b)

图 6 - 56 腰部摇法

(2)方法二:受术者取俯卧位,双下肢并拢伸直。术者一手按于其腰部,另一手从其双膝下穿过,将双下肢托起,做双下肢顺时针或逆时针方向环旋摇动[图 6 - 56(b)]。

3. 肩关节摇法

(1)方法一:受术者取坐位,肩部放松,患肢自然屈肘。术者站于其患侧,上身略前倾,一手扶住受术者肩关节上部,另一手托起受术者肘部(使受术者前臂搭于施术者的前臂部),然后做缓慢的顺时针及逆时针方向转动[图 6 - 57(a)]。

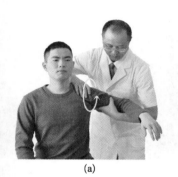
(a)

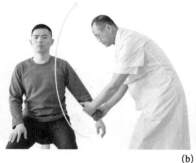

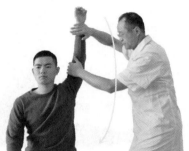
(b)

图 6 - 57 肩关节摇法

（2）方法二：大幅度摇肩法［图6-57(b)］。受术者取坐位，患肢自然下垂。术者站于受术者侧方，两手掌相对，夹住受术者的腕部，慢慢地将患肢向上向前托起，同时位于下方的手逐渐翻掌，当患肢前上举到160°时，呈虎口向下，并握住其腕部，另一手则由腕部沿上肢内侧下滑移至肩关节上部，此时可略停顿一下，两手协调用力，随后使肩关节向后做大幅度的环转运动。如此周而复始，两手上下交替，协同动作，连续不断。

4. 肘关节摇法　受术者取坐位或卧位，术者一手扶住受术者患侧肘部，另一手拉住其腕部，然后做肘关节的环转运动（图6-58）。

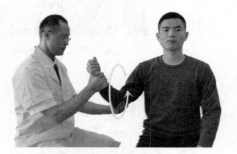

图6-58　肘关节摇法

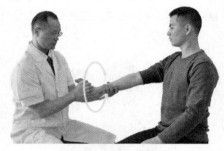

图6-59　腕关节摇法

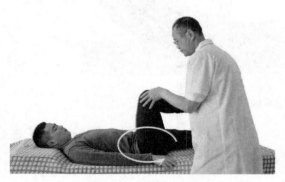

图6-60　髋关节摇法

5. 腕关节摇法　术者一手握住患肢腕关节的上端，另一手握住其手掌部，先做腕关节的拔伸，然后将腕关节做顺时针或逆时针方向环转摇动（图6-59）。

6. 髋关节摇法　受术者取仰卧位，两下肢伸直。术者站在患侧，一手扶患侧膝部，另一手扶踝部；先使膝关节屈曲；同时使患侧髋关节外展、外旋至最大限度；然后使髋、膝关节极度屈曲；再使髋关节极度内收、内旋（图6-60）。

7. 膝关节摇法

（1）方法一：受术者取仰卧位，被摇下肢屈膝屈髋。术者站在患侧，一手扶膝部，另一手托踝部，环旋摇动膝关节［图6-61(a)］。

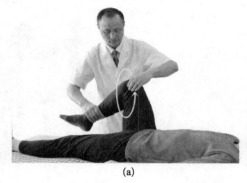
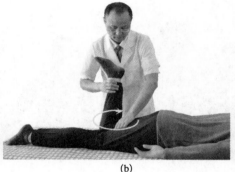

(a)　　　　　　　　　　　　　　(b)

图6-61　膝关节摇法

（2）方法二：受术者取俯卧位，被摇膝屈90°。术者站在受术者的侧方，一手扶受术者大腿后侧，另一手扶受术者的足跟部或小腿下段，环旋摇动膝关节，并使其摇动的范围逐渐加大[图6-61(b)]。

8. 踝关节摇法　受术者取仰卧位，术者一手托受术者的足跟部，另一手握受术者的前足部，环旋摇动踝关节，并使其摇动的范围逐渐加大，但应在关节功能受限区域内操作（图6-62）。

【注意事项】　摇法操作应在关节生理活动范围内进行，由小逐渐增大。动作要和缓，速度宜慢，用力要稳。

1. 颈部摇法

（1）摇动时速度宜慢不宜快，可嘱受术者睁开两眼，以免引起受术者头晕，眩晕的受术者慎用。

（2）摇动的幅度不宜过大，仅在关节功能受限区域内摇动即可。

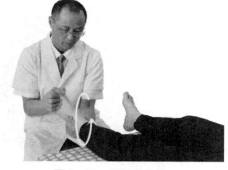

图6-62　踝关节摇法

2. 腰部摇法

（1）腰部摇法幅度宜大，速度宜慢。

（2）摇动过程中应使受术者腰部充分活动。

3. 其他摇法　摇肩时以托肘之手运动为主；膝关节不宜伸直位摇动；踝关节骨折后遗症导致踝关节僵硬者，避免暴力牵拉摇动而发生再骨折。

【临床应用】　摇法具有滑利关节、增强关节活动范围、舒筋活络、松解粘连的作用，主要用于治疗关节僵硬、活动不利等症，如颈椎病、落枕、急性腰肌损伤、腰椎间盘突出症、肩关节粘连等。

【操作练习】　可按照各关节和部位的摇法操作要求进行人体操作，在颈部、腰部、肩关节、肘关节、腕关节、髋关节、膝关节和踝关节进行摇法练习。

（二）拔伸法

拔伸法是指使关节间隙加大的手法。

【动作姿势】

（1）操作时，动作要平稳而柔和。

（2）用力要均匀而持续。力量由小到大，逐渐增加。

（3）拔伸的力量和方向以受术者关节的生理活动范围或耐受程度而定。

【操作方法】

1. 颈部拔伸法

（1）颈部坐位拔伸法：受术者取坐位，术者站在受术者侧后方，用一手托住受术者后枕部，用另一肘夹住受术者下颌，两手用力平稳拔伸受术者颈部（图6-63）。

（2）颈部仰卧位拔伸法：受术者取仰卧位，一助手固定受术者两肩，术者一手托受术者后枕部，另一手置于受术者下颌处，两手用力平稳拔伸受术者颈部（图6-64）。

2. 腰部拔伸法　受术者取俯卧位，一助手固定受术者两腋下，术者双手或借助治疗巾固定受术者的两个踝关节。术者与助手相对协调用力，两臂伸直，身体后仰，拔伸受术者腰部（图6-65）。

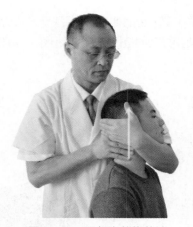

图 6 - 63　颈部坐位拔伸法

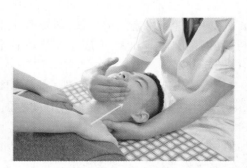

图 6 - 64　颈部仰卧位拔伸法

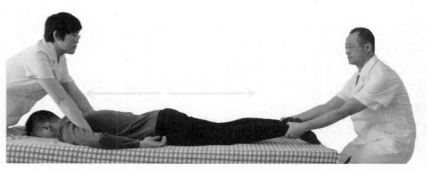

图 6 - 65　腰部拔伸法

3. 肩关节拔伸法　受术者取坐位,上肢外展、上举旋后。术者站在受术者患侧方,双手握住受术者腕部,逐渐用力向远端拔伸患肢,同时嘱患者身体朝对侧稍倾斜(图 6 - 66)。

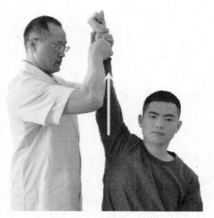

图 6 - 66　肩关节拔伸法

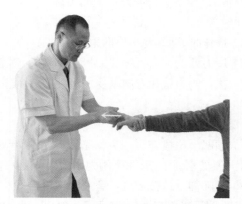

图 6 - 67　指关节拔伸法

4. 指关节拔伸法　术者一手固定受术者腕部,另一手手握空拳,拇指盖于拳眼,示、中二指夹住受术者的指端,然后迅速地拔伸(图 6 - 67)。此时能听到一声清脆的响声,也称勒法。

5. 膝关节拔伸法

方法一：受术者取俯卧位，屈患肢90°。术者站于患侧，用一侧膝部按住大腿后侧下端，用双手握其踝部，向上拔伸膝关节[图6-68(a)]。

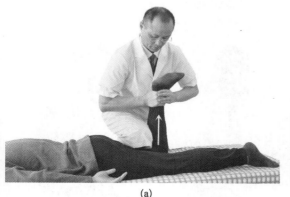
(a)

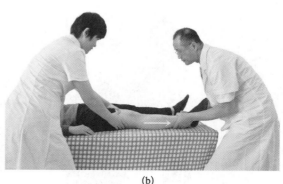
(b)

图6-68　膝关节拔伸法

方法二：受术者取仰卧位，下肢自然伸直。助手双手(或用肘部)抱住患侧大腿远端，术者双手握住小腿，两手协调用力，向相反方向持续拔伸[图6-68(b)]。或瞬间发力拔伸，一拔一收，也称顿拉法。

6. 踝关节拔伸法　受术者取仰卧位，术者用一手托住患肢足跟部，另一手握住足背，两手同时向远端用力拔伸踝关节(图6-69)。

【注意事项】

(1) 力量由小逐渐增大，达到治疗力量时一般需要平稳保持5～30秒。

(2) 拔伸过程中，根据治疗需要有时可瞬间加大拔伸的力量。

(3) 根据不同部位和病情确定拔伸的方向、角度。

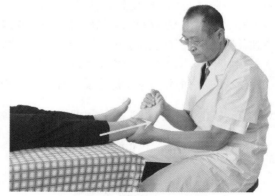

图6-69　踝关节拔伸法

【临床应用】

拔伸法具有调整关节间隙、改善关节力线、整复关节肌腱错位、解除关节间隙软组织嵌顿、舒张肌筋等作用，可用于颈椎、腰椎以及四肢关节疾病的治疗。

【操作练习】　可按照各关节的拔伸法操作要求进行人体操作，在颈部、腰部、肩关节、指关节、膝关节和踝关节进行拔伸法练习。

(三) 屈伸法

屈伸法即屈曲和伸展法，指反复缓慢地屈伸活动关节，伸展关节周围的软组织，并使关节活动度增加的手法。对一个部位而言，屈伸总是相对存在，如颈椎左侧屈时，右侧颈伸展，左侧颈屈曲。

【动作姿势】　操作时固定关节的一端为支点，握住关节另一端，将关节做缓慢地反复屈伸牵拉，不同关节或部位的屈伸方式不同，分叙如下。

【操作方法】

1. 伸肩法 术者半蹲作骑马势，站于受术者侧方，将患肢肘部搭于术者肩上。术者两手围抱受术者肩部，缓缓地站起，根据受术者肩关节可能外展和前屈的耐受程度，保持在一定的高度，持续1～2分钟，再放松，然后逐渐增大幅度，反复进行，3～5遍即可(图6－70)。

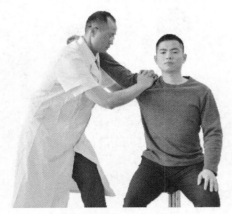

图6－70 伸肩法

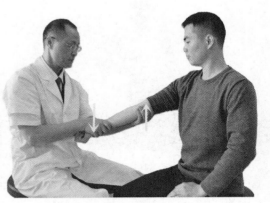

图6－71 伸肘法

2. 伸肘法 受术者与术者相对而坐。术者用一手托住患肢肘部，另一手按住受术者的腕部，然后做压腕、抬肘动作，使患肢肘关节伸直(图6－71)。

3. 伸膝法 受术者取仰卧位，两下肢伸直放松。术者站于患侧，以一手握住患肢小腿，另一手夹住其膝关节上方，使患肢做屈膝屈髋运动，然后术者两手协同力抬肘做伸膝运动，即握住小腿之手做抬肘动作，置于膝关节之手做向后推膝动作，使其膝关节伸直，并同时使患肢上举。患肢上举的幅度，根据病情和受术者能忍受的程度为度(图6－72)。

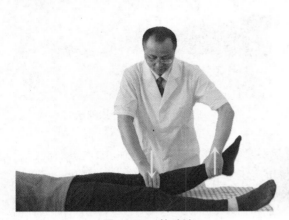

图6－72 伸膝法

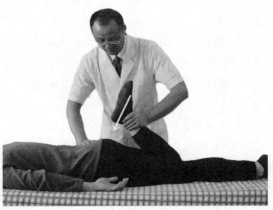

图6－73 屈膝法

4. 屈膝法 受术者取俯卧位，术者站于患侧，一手握住其患侧小腿远端，另一手按住腰臀部或股后近腘窝部，缓缓屈曲受术者膝关节使足跟向大腿靠近，保持数秒钟(图6－73)。

5. 伸髋法 受术者取侧卧位，患侧在上。术者站其身后，一手握住患侧踝部，另一手按于其腰区，然后两手协同用力，将患肢向后牵拉，置于腰区之手同时向前推按，似拉弓状，如此一拉放，可重复操作数次(图6－74)。

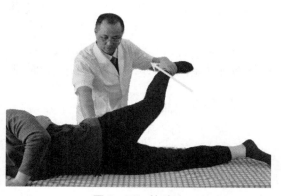

图6-74　伸髋法

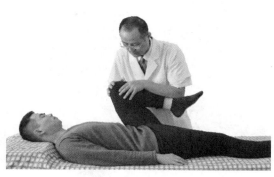

图6-75　单屈髋法

6. 单屈髋法　受术者取仰卧位,术者站于患肢侧方,两手握住膝关节周围使患肢屈膝屈髋,然后术者两手同时用力,使其髋、膝、踝关节同时屈曲,并尽量使患肢大腿贴近其腹部(图6-75)。

7. 双屈髋法　受术者取仰卧位,术者站于其身侧,一手握住其两踝部,另一手扶住其膝关节前方,使两侧膝、髋关节做屈伸动作,达到一定限度后,术者可弹动性地推动膝部,逐渐加大屈髋的角度,使其大腿尽量贴近其腹壁(图6-76)。如果把握踝部之手改为托其臀区,使其躯体做前屈动作,膝关节尽量贴近腹部,称为屈腰法(图6-77)。

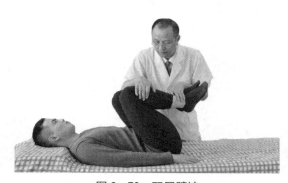

图6-76　双屈髋法

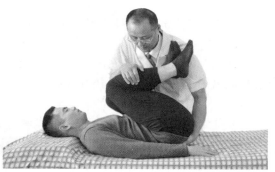

图6-77　屈腰法

8. 垫膝屈膝法　受术者取仰卧位,屈膝屈髋。术者用一手前臂垫置于膝关后侧(腘窝部),另一手握住患肢踝关节上部,然后做屈膝屈髋运动,达最大限度时,垫置膝后之手向前推压膝关节,另一手用力下压小腿,做膝关节屈曲动作,此时常可听到"喀嗒"的响声(图6-78)。

此外,背法、抱膝滚腰法对腰部也具有屈伸法的作用。

【注意事项】

(1) 伸屈手法应在各关节正常活动和肌筋伸展范围内操作,以受术者无明显疼痛刺激感并能恢复自主运动为宜。

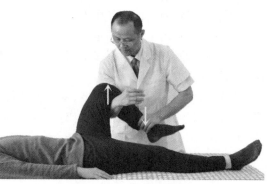

图6-78　垫膝屈膝法

（2）屈伸法分以伸为主和以屈为主的不同目的，要求针对性地作用到欲拉伸的目标软组织，可以通过改变拉伸的方向、角度来实现。

（3）有持续牵拉、间断牵拉和一拉一收等不同屈伸方式，临床上可根据治疗需要灵活选用。

【临床应用】 屈伸法具有舒张肌筋、滑利关节、解除粘连等作用，常用于治疗肌肉挛缩、僵硬、粘连和关节屈伸不利等疾病的治疗和康复。

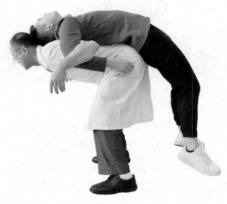

图 6-79 背法

【操作练习】 可按照屈伸法操作要求进行人体操作，在肩关节、肘关节、髋关节、膝关节进行屈伸法练习。

（四）背法

背法是指术者背起受术者，使腰椎后伸的一种方法。

【动作姿势】 术者和受术者背靠背站立，术者两肘从受术者两肘关节内侧扣住受术者两肘部。

【操作方法】 术者弯腰、屈膝，以臀部顶住受术者腰骶部，将受术者反背起，嘱受术者头颈部靠住术者背部，呼吸自然，待受术者放松并舒展到最大范围后，术者可左右水平方向摇动数次，并迅速伸膝挺臀，加大腰部前屈的角度，随即放下受术者（图 6-79）。

【注意事项】

（1）术者臀部顶触部位（支点）应准确，可通过伸屈膝关节角度进行调节。

（2）左右摆动和屈膝挺臀动作要相互协调，顺序操作，一气呵成。

【临床应用】

背法具有舒筋通络，理筋整复的作用。适用于腰部，主要用于纠正腰椎关节突关节错位和缓解腰椎间盘突出症腰部后伸功能受限症状。

【操作练习】

（1）先练习背起受术者的动作，注意术者的臀部要顶住受术者腰骶部。

（2）练习左右摆动和膝屈伸挺臀动作，要注意动作的协调性。

（五）扳法

扳法是指被动运动关节至最大活动范围的基础上，再做稍加大关节活动幅度的手法，常伴随有"咔嗒"的弹响声。扳法多用于脊柱和四肢关节，其手法力直接作用于关节，使用时必须谨慎。

扳法是正骨推拿流派的主要手法之一，临床上术者在固定关节的位置、方式方法和操作体位上因人、因地而异，因此有很多不同的操作姿势，也形成了不同的流派，下面介绍的是一些普适性比较高的操作方法。

【动作姿势】 根据操作需要，受术者可取坐位、站位、俯卧位和仰卧位，术者取站位。原则是施术安全、容易到位即可，基本的动作姿势是一手固定住受术者关节的一端，另一手固定关节的另一端，不同部位固定方法不同，分叙如下。

【操作方法】 扳法的发力过程是一个有控制、有限度的极限被动运动，分三步进行。第一步，双手做相反方向或同一方向相互用力，摇动、旋转或屈伸关节 5～10 遍。第二步，把关节屈曲、旋转至最大活动范围并有阻力感，停留 1～3 秒，在感知双方相互配合协调后，再做一个突发性的、稍增大幅度的、有控制的扳动，此力也称为"寸劲""闪动力""爆发力""短小力"。第三步，出现"咔嗒"弹响声或到位后,随即松手,解除扳动力。

　　1. 颈部扳法

　　(1) 颈椎斜扳法:受术者取坐位,颈部放松。术者站于其侧后方,用一手扶住其后脑部,另一手托起下颌部,两手协同动作,使头向患侧慢慢旋转,当旋转至一定幅度时(即有阻力时)稍为停顿片刻,随即用劲再做一个有控制的、稍增大幅度的快速扳动,此时也常可听到"咔嗒"的响声,达到目的随即撤力(图6-80)。

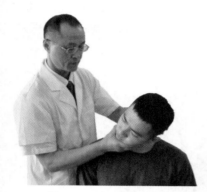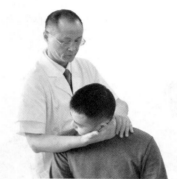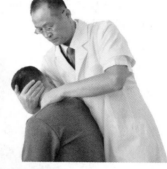

图6-80　颈椎斜扳法　　　　　　　　　　　　图6-81　颈椎定位旋转扳法

　　(2) 颈椎定位旋转扳法:以棘突向右偏为例。受术者取坐位,术者站于受术者右后方,用左手拇指顶住偏歪棘突的右侧,先使受术者头部前屈至要扳动的椎骨棘突开始运动时,再使受术者头向左侧屈、面部向右旋转至最大限度,然后术者用右手托住受术者下颌,待受术者放松后,做一个有控制的、稍增大幅度的、瞬间的旋转扳动,同时左手拇指向左推按偏歪的棘突,听到弹响即表明复位(但不可强求弹响,以下同)(图6-81)。亦可用肘部夹住受术者下颌做此扳法。

　　(3) 颈部仰卧位扳法:以棘突向左偏歪为例。受术者取仰卧位,术者双手置于受术者颈后,并以一手示、中二指按于偏歪的棘突,使受术者颈部前屈,至要扳动的椎骨棘突开始运动时,再使受术者的颈部向左旋转至最大限度,并做一个有控制的、稍增大幅度的、瞬间的旋转扳动,听到弹响即表明复位(图6-82)。

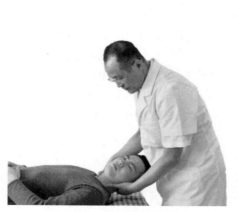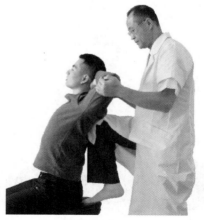

图6-82　颈部仰卧位扳法　　　　　　　　　图6-83　扩胸牵引扳法

2.胸部扳法

(1) 扩胸牵引扳法：受术者取坐位，两手交叉扣住置于颈部。术者站在受术者身后，用一侧膝关节顶住偏歪的棘突，用两手托住受术者两肘。术者膝关节向前顶，两手向后上托至最大限度，嘱受术者头后伸，待受术者放松后，瞬间用力，听到弹响即表明复位（图6-83）。

(2) 胸椎对抗复位法

1) 方法一：受术者取坐位，两手交叉扣住置于颈部。术者站在受术者身后，用一侧膝关节顶住偏歪的棘突，术者两手从受术者腋下伸入在上臂之前绕至前臂之后，并握住前臂的下段。术者膝关节向前顶，两前臂及手向后上方提拉[图6-84(a)]，胸椎对抗复位法至最大限度时，瞬间用力，听到弹响即表明复位。

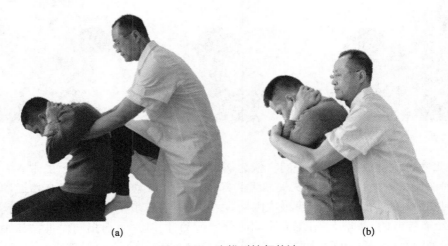

(a)　　　　　　　　　　　　(b)

图6-84　胸椎对抗复位法

2) 方法二：受术者坐于床上，两手交叉扣住置于项部。术者立于床边，以一侧膝关节顶住偏歪的棘突，两手从受术者腋下伸入在上臂之前绕至前臂之后，并握住前臂的下段。术者膝关节向前顶，两前臂及手向后上方提拉，至最大限度时，瞬间用力，听到弹响即表明复位。

3) 方法三：受术者站立，两手交叉叩住置于颈后，两肘置于胸前。术者站于受术者身后，胸部顶住受术者背部，两手置于受术者两肘前下方并将受术者抱紧[图6-84(b)]，待受术者放松后，术者两手向后上方用力，听到弹响即表明复位。

(3) 胸椎后伸扳肩法：以棘突向左偏为例。受术者取俯卧位，术者站在受术者的左侧，以右手掌根顶住偏歪棘突的左侧，左手置于右肩前，两手相对用力，使背部后伸并且旋转，至最大限度时，两手瞬间用力，听到弹响即表明复位（图6-85）。

(4) 胸部提抖法：受术者取坐位，两手交叉扣住置于项部。术者立于受术者身后，胸部顶住受术者背部，两上肢从受术者上臂之前绕至前臂下端，双手扣住置于受术者前臂下端。先环旋摇动受术者腰部，待受术者放松后，术者两上肢迅速向后上方提拉，同时术者

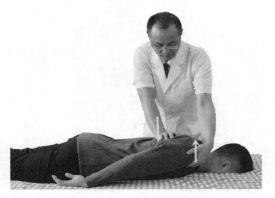

图6-85　胸椎后伸扳肩法

胸部向前顶,听到弹响即表明复位(图6-86)。

(5)仰卧位胸椎整复法:受术者先坐于床上,两臂交叉置于胸前。术者一手半握拳,置于受术者偏歪棘突的两侧,另一手扶肩部,然后使受术者逐渐仰卧于床上,术者胸部抵住受术者两臂,并嘱受术者呼气,在呼气末瞬间按压,听到弹响即表明复位(图6-87)。

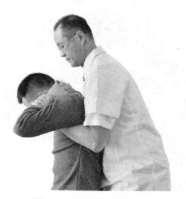

图6-86　胸部提抖法

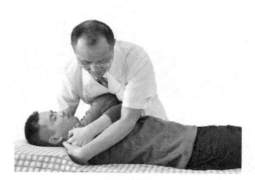

图6-87　仰卧位胸椎整复法

3.腰部扳法

(1)腰部斜扳法:受术者取健侧卧位,健侧下肢伸直在下,患侧下肢屈曲在上。术者站在受术者腹侧,一手肘部置于患侧肩前,另一上肢的前臂尺侧置于受术者臀后。术者两手相对用力并逐渐加大受术者腰部旋转角度,至最大限度时,瞬间用力,加大旋转的角度,听到弹响即表明复位(图6-88)。

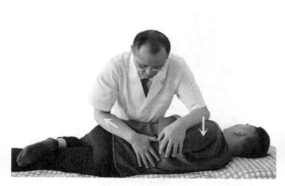

图6-88　腰部斜扳法

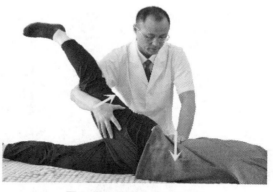

图6-89　腰部后伸扳腿法

(2)腰部后伸扳腿法:受术者取俯卧位,术者站在受术者侧方,一手置于对侧大腿下段的前外侧,另一手按压受术者腰骶部。两手相对用力,使受术者腰部后伸至最大限度后,瞬间用力,加大后伸5°～10°(图6-89)。

(3)腰部后伸扳肩法:以棘突向左偏为例。受术者取俯卧位,术者站在受术者的左侧,左手顶住偏歪(胸腰段)棘突的左侧并向右方推;右手置于右肩前。两手相对用力,使受术者腰部后伸至最大限度,待受术者腰部放松后,术者两手瞬间用力,听到弹响即表明复位(图6-90)。

(4)腰椎定位旋转扳法:以棘突向右偏为例。受术者取坐位,一助手固定受术者的大腿部。术

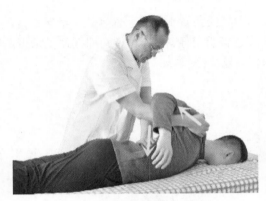

图6-90　腰部后伸扳肩法

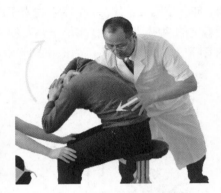

图6-91　腰椎定位旋转扳法

者坐在受术者右后方,左手拇指置于偏歪棘突的右侧,右手从受术者右腋下伸入并置于受术者颈后。先使受术者腰部前屈至所要扳动的椎骨棘突开始运动时,再使受术者腰部左侧屈并且右旋至最大限度(以上三个动作在腰部旋转过程中同时进行)后,做一个有控制的、稍增大幅度的、瞬间的旋转扳动;同时左手拇指向左推按偏歪的棘突,听到弹响即表明复位(图6-91)。

（5）直腰旋转扳法

1）方法一：以腰部向右旋转受限为例。受术者取坐位,术者站在受术者的左前方,以左腿的内侧顶住受术者左大腿的内侧。术者左手置于受术者右肩后,右手置于左肩前,两手相对用力,使受术者腰部向右旋转至最大限度后,瞬间用力,加大旋转5°～10°,听到弹响即表明复位[图6-92(a)]。

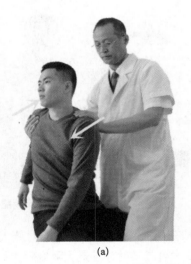

(a)

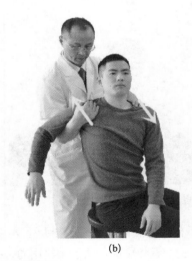

(b)

图6-92　直腰旋转扳法

2）方法二：以腰部向右旋转受限为例。受术者取坐位,术者站在受术者的后方,左手置于受术者的左肩后,右手置于受术者的右肩前,嘱助手固定受术者两侧膝部。术者两手协调用力,使受术者的腰部右旋至最大限度后,瞬间用力,加大受术者腰部右旋的角度[图6-92(b)]。

4. 肩关节扳法　受术者坐位,术者立于一侧。将受术者肩关节分别进行外展、内收、外旋、内旋、前屈、后伸和上举活动,当活动至最大幅度时,略停片刻,再做肩关节各方向稍增大幅度的快速扳动。根据肩关节不同方向的扳动,可分为肩关节外展、内收、外旋、内旋、前屈、后伸和上举扳法(图6-93)。

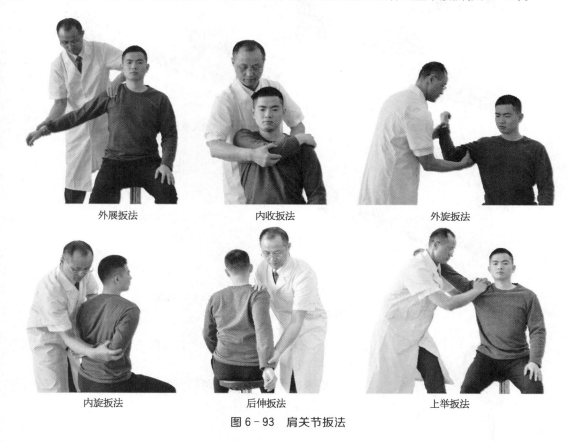

外展扳法　　　　　　　　　　内收扳法　　　　　　　　　　外旋扳法

内旋扳法　　　　　　　　　　后伸扳法　　　　　　　　　　上举扳法

图6-93　肩关节扳法

5. 肘关节扳法　受术者坐位,术者立于一侧。将受术者肘关节分别进行屈伸活动,当活动至最大幅度时,略停片刻,再做肘关节稍增大屈伸幅度的快速扳动。根据肘关节屈伸活动的不同,可分为肘关节前屈扳法和后伸扳法。

6. 腕关节扳法　受术者坐位,术者立于一侧。将受术者腕关节分别进行掌屈、背屈、桡偏及尺偏活动,当活动至最大幅度时,略停片刻,再做腕关节稍增大屈伸及尺、桡偏幅度的快速扳动。根据腕关节屈伸及尺、桡偏活动的不同,可分为腕关节掌屈扳法、背屈扳法和尺偏扳法、桡偏扳法(图6-94)。

7. 髋关节扳法　受术者仰卧位或俯卧位,术者立于一侧。将受术者髋关节分别进行前屈、后伸、外展、内收、外旋、内旋活动,当活动至最大幅度时,略停片刻,再做髋关节稍增大幅度的前屈、后伸、外展、内收、外旋、内旋快速扳动。根据髋关节不同方向的扳动,可分为髋关节前屈、后伸、外展、内收、外旋、内旋扳法。

8. 膝关节扳法　受术者仰卧位,术者立于一侧。将受术者髋关节屈曲,分别进行膝关节屈、伸活动,当活动至最大幅度时,略停片刻,再做膝关节稍增大幅度的伸直、屈曲快速扳动。根据膝关节不同方向的扳动,可分为膝关节屈曲、伸直扳法。

9. 踝关节扳法　受术者取仰卧位,术者站于受术者足跟后方,一手托住其足跟部,另一手握住其

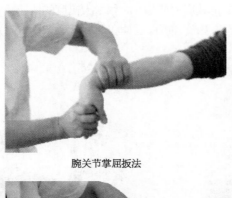

腕关节掌屈扳法

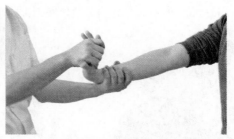

腕关节背屈扳法

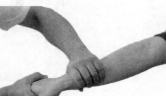

腕关节尺偏扳法

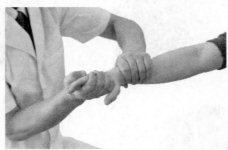

腕关节桡偏扳法

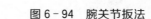

图6-94　腕关节扳法

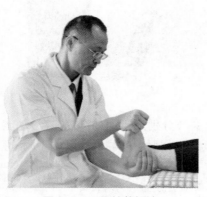

图6-95　踝关节扳法

跖趾部,先做拔伸,在此基础上再做踝关节的屈伸扳法和内、外翻扳法(图6-95)。

临床操作过程中,尚可进行掌指、指骨间及跖趾、趾骨间关节的扳法,操作方法同上。

【注意事项】

(1)扳法操作要顺应关节的各自生理活动,并在活动范围内进行。

(2)突发性扳动的动作要干脆利落,用力要短暂、迅速,发力要快,时机要准,力度适当,收力及时,不可使用暴力和蛮力。

(3)脊柱扳法通常有"咔嗒"关节弹响声,但不可强求。

(4)骨结核、骨肿瘤、较严重的骨质增生、骨质疏松、诊断不明确的脊柱外伤和出现脊髓症状、体征者禁用扳法。

【临床应用】　扳法具有纠正错位、滑利关节、理筋整复、松解粘连的作用,适用于脊柱及四肢关节,主要用于颈椎病、寰枢椎半脱位、胸椎椎间关节紊乱、腰椎间盘突出症、肩关节周围炎等脊柱和四肢关节错位病变,以及外伤后关节功能障碍等病证。

【操作练习】　扳法操作不当对关节有一定伤害,需要谨慎练习,可以按照以下步骤进行。

(1)先用拿法、撩法、按揉等在施术关节周围治疗3~5分钟。

(2)练习关节被动运动至极限位置,寻找到阻力点。

(3)感受受术者是否放松,再练习短促、有控制的快速发力。

可按照各关节和部位的扳法操作要求进行人体操作,在颈椎、腰椎、胸椎、肩关节、肘关节、腕关节、髋关节、膝关节和踝关节等关节进行扳法练习。

第三节　小儿推拿手法

小儿推拿不同于成人推拿,有的手法虽然相同,但在运用时因为小儿特有的生理病理特点,操作时要求轻快柔和、平稳着实;有的手法名称虽然一样,但具体操作时却完全不同;有的手法却是小儿推拿所特有,成人无此手法。

在临床应用时,小儿推拿手法常与具体穴位结合在一起,如补脾经、清肺经、揉外劳宫、摩腹等。在操作程序上,刺激较强的手法,一般应放在最后操作,以免刺激过强,使患儿哭闹,影响后面的操作治疗;同时在手法操作时,常配合使用一些介质,如涂擦膏、滑石粉、葱姜水等,这样不仅有润滑保护皮肤的作用,还有助于提高疗效。

小儿推拿手法包括两大类,一类是单式手法,另一类是复式操作法。小儿推拿手法的种类不像成人手法那么多,清代张振鋆在《厘正按摩要术》首次提出小儿推拿八法为"按、摩、掐、揉、推、运、搓、摇"。随着小儿推拿的不断发展,不少成人推拿手法也变化应用到小儿推拿中来,从而丰富了小儿推拿手法。

本节主要介绍按、摩、掐、揉、推、运、捏、擦、捣法 9 个单式手法及黄蜂入洞、打马过天河、开璇玑、按弦走搓摩、水底捞明月、总收法 6 个复式操作法。

一、按法

以拇指或中指的指端或罗纹面或掌面部着力,在穴位上逐渐向下用力,称为按法,根据着力部位不同分为指按法和掌按法(图 6-96)。

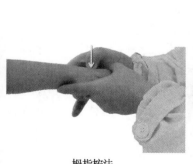　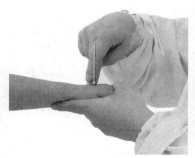　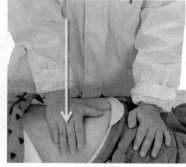

拇指按法　　　　　　　　中指按法　　　　　　　　掌按法

图 6-96　按法

【动作要领】　操作时,按压的方向要垂直于肌肤向下用力。按压的力量要由轻到重,力量逐渐增加,平稳而持续。按压时着力部分要紧贴患儿体表,不能移动。

【注意事项】　操作时,逐渐加力,切忌快速用力,以免造成患儿因刺激过大而出现躲避和组织损伤。按法结束时,不宜突然撤力,而应逐渐减轻按压的力量。

【临床应用】 按法具有疏通经络、活血化瘀、散寒止痛的作用,适用于全身各部穴位,常用于治疗头痛、感冒、胃脘痛、腹痛、跌仆损伤等。临床上常与揉法结合使用,称按揉法。

二、摩法

以手掌面或示、中、环三指罗纹面附着于一定部位或穴位上,以腕关节连同前臂做顺时针或逆时针方向环形移动摩擦,称摩法,可分为指摩法和掌摩法(图 6 - 97)。

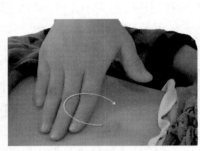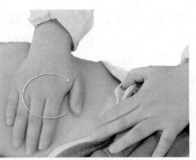

指摩法　　　　　　　　　　　　掌摩法

图 6 - 97　摩法

【动作要领】 操作时,手法要轻柔,速度均匀协调,压力大小适当,频率 120～160 次／分钟。

【注意事项】 操作时应使用介质,防止产生摩擦感。

【临床应用】 摩法具有理气活血、消肿退热、消积导滞、温中健脾等作用,多用于头面部、胸腹部的面状穴和点状穴。在某些穴位上摩法的方向与补泻有关,使用时应根据不同穴位而定,如顺时针方向摩腹部有消食和胃通便的作用,逆时针方向摩腹部有温中健脾止泻的作用。

三、掐法

用指甲重刺穴位,称掐法,又称切法、爪法、指针法(图 6 - 98)。

【动作要领】 掐时要逐渐用力,深透为止。

【注意事项】 掐法是强刺激手法之一,不宜反复长时间应用,注意不要掐破皮肤。掐后轻揉局部,以缓解不适之感。

【临床应用】 掐法具有定惊醒神、通关开窍的作用,适用于头面部、手足部的点状穴位,以救治小儿急性惊证,如掐水沟、掐十王等。

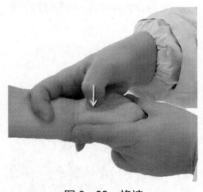

图 6 - 98　掐法

四、揉法

以中指或拇指指端,或掌根,或大鱼际,吸定于一定部位或穴位上,做顺时针或逆时针方向旋转揉动,称揉法,分为中指揉法、拇指揉法、掌根揉法、大鱼际揉法(图 6 - 99)。

【动作要领】 肩、肘、腕关节放松,以指面或掌面自然吸定于穴位上,动作灵活协调、缓和而有节奏,频率 200～300 次／分钟。

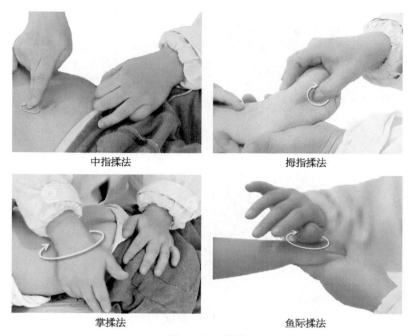

中指揉法　　　　　　　　　　　　　拇指揉法

掌揉法　　　　　　　　　　　　　　鱼际揉法

图 6 - 99　揉法

【注意事项】　操作时压力轻柔而均匀,手指不要离开接触的皮肤,出现滑移摩擦,也不能用力下压,使手法滞涩。揉法的操作动作与摩法相似,揉法操作时要吸定治疗部位,并带动该处的皮下组织一起揉动;而摩法操作时仅在体表做移动,不带动该处的皮下组织。

【临床应用】　揉法具有消肿止痛、舒筋活络、调和气血、祛风散热、理气消积等作用。指揉法常用于点状穴,根据病情需要,亦可二指并揉或三指同揉,如揉二扇门以发汗解表,揉天枢、揉脐以调理大肠等。大鱼际揉和掌揉法适用于面状穴。

五、推法

以拇指或示、中二指的罗纹面着力,附着在患儿体表特定穴位上,做单方向的直线或环旋移动,称为推法。临床上根据操作方向的不同,可分为直推、分推、旋推、合推法四种(图 6 - 100)。

(一)直推法

用拇指桡侧边缘或拇指罗纹面,或示、中二指罗纹面,附着在穴位上做直线推动,称直推法。

【动作要领】　操作时应配用适量介质;推动时用力和节奏要均匀,频率 200～300 次/分钟。

【注意事项】　操作时必须直线进行,不可歪斜。

【临床应用】　直推法具有调阴阳、和脏腑、理脾胃等作用,主要用于线状穴、面状穴等小儿特定穴的操作,如推三关、推大肠、推脾经、推肺经等。在某些穴位上推动的方向与补泻有关,应根据不同部位和穴位而定。

(二)分推法

用两手拇指桡侧或罗纹面,或两手示、中、环、小指罗纹面,自穴位中间向两旁做分向推动如"← →"形推动,称分推法。

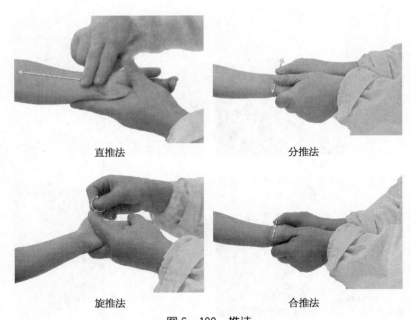

直推法　　　　　　　　　　　分推法

旋推法　　　　　　　　　　　合推法

图 6 - 100　推法

【动作要领】　做分向推动时,两手用力要均匀一致,节奏要轻快而平稳。根据患儿病证的寒热虚实,调节两手用力的大小。频率 200～300 次/分钟。

【注意事项】　操作时手法要协调自然,不可僵硬。

【临床应用】　分推法具有调阴阳、和脾胃、宣肺理气、止咳化痰、解表等作用,多用于面状穴、线状穴和平面部位的操作,如分推膻中、分推腹阴阳、分推大横纹、推坎宫、分推肩胛骨、推八道等。

（三）旋推法

以拇指罗纹面在穴位上做顺时针方向旋转推动,称旋推法。

【动作要领】　操作速度较运法快,用力较指揉法轻。

【注意事项】　动作要轻快连续,仅在皮肤表面推动,不得带动皮下组织。

【临床应用】　旋推法主用于手指罗纹面等部位的穴位,如旋推肺经、旋推肝经等。

（四）合推法

以两拇指罗纹面自穴两旁向穴中推动合拢,称合推法。

【动作要领】　合推法操作方向与分推法相反,两手用力要均匀,轻快柔和,平稳着力于皮肤。频率 200～300 次/分钟。

【注意事项】　操作时不宜使皮肤向中间起皱。

【临床应用】　合推法主要用于大横纹的治疗,有行痰散结等作用。

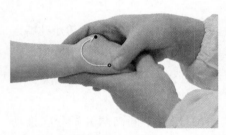

图 6 - 101　运法

六、运法

以拇指或中指指端在一定穴位上,由此往彼做弧形或环形推动,称运法(图 6 - 101)。

【动作要领】　运法宜轻不宜重，宜缓不宜急，要在体表旋绕摩擦推动，不带动深层肌肉组织，频率 80～120 次/分钟。

【注意事项】　操作时一般可配合使用润滑剂作为介质，以保护患儿皮肤。

【临床应用】　运法是小儿推拿手法中力量最轻的一种，具有宽胸理气、调理脾胃、止咳化痰、清热安神等作用，常用于线状穴、面状穴和点状穴等小儿头面及手部特定穴的操作，如运内八卦、水底捞明月、运太阳、运板门等。在某些穴位上运法的方向与补泻有关，使用时应根据不同部位和穴位而定。

七、捏法

用拇指桡侧缘顶住皮肤，示、中指前按，三指同时用力提拿皮肤，双手交替捻动向前；或示指屈曲，用示指中节桡侧顶住皮肤，拇指前按，二指同时用力提拿皮肤，双手交替捻动向前，称为捏法（图 6-102）。在脊柱部最为常用，又称捏脊法。

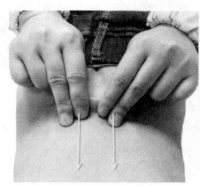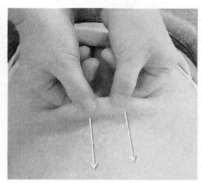

三指捏法　　　　　　　　　　　　二指捏法

图 6-102　捏法

【动作要领】　操作时，肩、肘关节要放松，腕指关节的活动要灵活、协调。既要有节律性，又要有连贯性。

【注意事项】　操作时捏起皮肤多少及提拿用力大小要适当，不可拧转。捏得太紧，不容易向前捻动推进，捏少了则不易提起皮肤。捻动向前时，需做直线前进，不可歪斜。

【临床应用】　捏脊法主要用于脊柱的线状穴的操作，因为能在脊背部治疗疳积等，故称为捏脊（积）疗法。操作时，可捏三下提拿一下，称之为捏三提一法。本法具有调阴阳、和脏腑、培元气、强身体、健脾胃、通经络、行气血等作用。主治先、后天不足的一切虚弱病证，对治疗小儿疳积、厌食、腹泻、腹痛、呕吐、便秘、惊风、夜啼等症亦有良效。根据病情需要，在捏脊过程中，若一一提拿膀胱经的有关腧穴，则可取得更为满意的疗效。一般施术 3～5 遍。小儿保健时可空腹操作，根据年龄的大小可适当增减次数。

八、擦法

以手在患儿体表做直线往返摩擦运动，称为擦法，分为掌擦法、大鱼际擦法、小鱼际擦法、指擦法等（图 6-103）。

【动作要领】　操作时应配用适量介质，用力适度，以透热为度。

【注意事项】　不可擦破皮肤；操作时不可屏气；擦后所擦部位不可再使用其他手法。

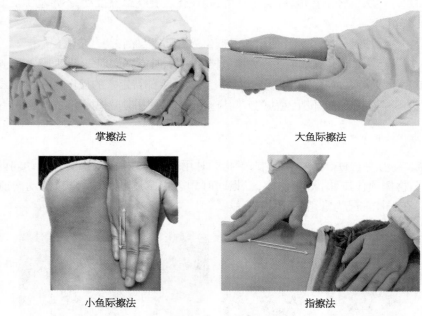

掌擦法   大鱼际擦法

小鱼际擦法   指擦法

图 6 - 103   擦法

【临床应用】   擦法具有温散寒邪、调和气血、温肺化痰、温肾助阳等作用,适用于全身各部位。根据临床辨证,擦肾俞、命门、八髎以温肾助阳治疗小儿遗尿,擦肺俞以温肺化痰治疗小儿咳嗽、小儿哮喘等。

九、捣法

用中指指端或示指屈曲的指骨间关节,做有节奏的叩击穴位的手法,称捣法(图 6 - 104)。

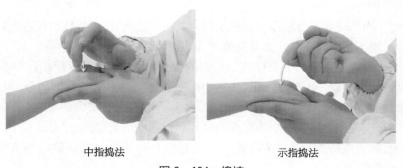

中指捣法   示指捣法

图 6 - 104   捣法

【动作要领】   操作时,指骨间关节要自然放松,以腕关节屈伸为主动,捣击时位置要准确,用力时腕部要富有弹性,捣后指端或指骨间关节应立即抬起。

【注意事项】   捣击时力量适度,不要用力过猛。操作前修剪指甲,避免损伤小儿肌肤。

【临床应用】   捣法具有镇惊安神、宁志明目和利尿清热等作用,常用于点状穴,如捣小天心等。对小儿夜啼、惊骇恐惧、惊风、斜视、癃闭、口舌生疮等病证具有一定疗效。

十、黄蜂入洞

【操作方法】　患儿取坐位,术者用示、中二指指端紧贴患儿两鼻孔下缘处,轻轻入鼻孔,以腕关节主动运动,带动着力部分做反复揉动50～100遍(图6-105)。

【动作要领】　操作时要均匀、持续,用力要轻柔和缓。

【临床应用】　具有发汗解表、宣肺通窍的作用,用于治疗外感风寒,发热无汗,急、慢性鼻炎,鼻塞流清涕,呼吸不畅等病证。

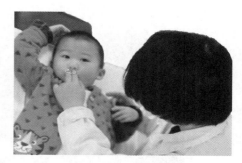

图6-105　黄蜂入洞

十一、打马过天河

【操作方法】　患儿取坐位或仰卧位,术者坐其前,用一手捏住患儿四指,将掌心向上,用另一手中指指面运内劳宫后,再用示、中二指由总筋起沿天河水打至洪池,20～30遍(图6-106)。

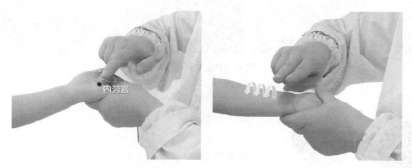

图6-106　打马过天河

【动作要领】　操作时,以指腹细密连续击打天河水,用力轻巧适度。

【临床应用】　具有清热通络、行气活血的作用,用于治疗高热烦躁、神昏谵语、昏厥抽搐等实热病证。

十二、开璇玑

【操作方法】　患儿仰卧于床上,术者立其体侧,暴露其胸腹部皮肤,用两手拇指从璇玑开始,沿胸肋自上而下左右分推,至鸠尾后向下直推至脐部,再由脐部向左右分推至整个小腹,再从脐部下推至关元,最后再推上七节骨(图6-107)。一般各操作50～100遍。

【动作要领】　本法包括分推璇玑与膻中、直推中脘、分推脐腹、直推小腹、推上七节骨5种操作法的联合运用。操作时,要避风寒,室内温度要适宜,术者搓热双手后进行。

【临床应用】　具有宣通气机、消食化痰的作用,用于治疗痰闭胸闷、咳喘气促、食积腹胀、腹痛、呕吐、泄泻、外感发热、神昏惊搐等病证。

十三、按弦走搓摩

【操作方法】　患儿取坐位或家长将患儿抱坐怀中,术者用两手掌面着力,轻贴在患儿两侧胁肋部,呈对称性地搓摩,并自上而下搓摩至肚角处,50～100遍(图6-108)。

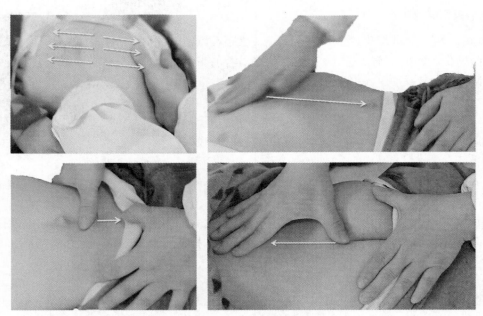

图 6 - 107　开璇玑

【动作要领】　操作时,双手动作要协调,方向应自上而下单向操作。

【临床应用】　具有顺气化痰、除胸闷、开积聚的作用,用于治疗胸闷不畅、咳嗽气急、痰喘积聚、腹胀、食积、食滞等病证。

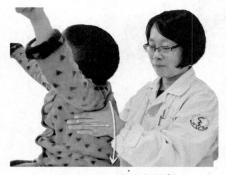

图 6 - 108　按弦走搓摩

十四、水底捞明月

【操作方法】　患儿取坐位或仰卧位,术者坐其身前,用左手握捏住患儿四指,将掌面向上,用右手拇指面自患儿小指尖推至小天心处,再转入内劳宫为一遍,推 30～50 遍(图 6 - 109)。

【动作要领】　操作时,动作应均匀柔和。

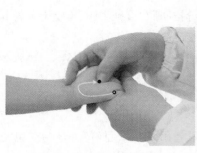

图 6 - 109　水底捞明月

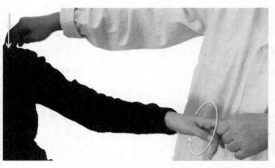

图 6 - 110　总收法

【临床应用】　本法大凉,具有清心、退热、泻火的作用,用于治疗一切高热神昏、热入营血、烦躁不安、便秘等实热病证。

十五、总收法

【操作方法】　患儿取坐位,术者以右手中指掐按患儿肩井,再以左手拇、示二指紧拿患儿的示指,使患儿的上肢伸直摇之,摇20～30遍(图6-110)。

【动作要领】　操作时,用力要均匀、轻柔和缓,临床上不论何种小儿病证,推拿治疗完毕后,均可以此作为结束手法,故称总收法。

【临床应用】　具有通行一身之气血的作用,用于久病体虚、内伤外感诸证。

下篇

治疗篇

第七章 伤科疾病

导学

通过本章学习,要求掌握颈椎病、落枕、腰椎间盘突出症、急性腰扭伤、肩关节周围炎、肱骨外上髁炎、腕管综合征、梨状肌综合征、膝骨关节炎、踝关节扭伤的推拿临床内容,还要认真体会筋骨并重理论在推拿临床中的应用;熟悉本章其他疾病的推拿临床内容;了解疾病的功法锻炼、推拿治疗的预后与注意事项。

伤科疾病是目前推拿临床的常见病证,此类疾病多因急性或慢性损伤(疲劳、劳损和退变)导致骨、软组织和关节病变,产生一系列的临床症状和体征。运用推拿(手法和功法)治疗可以缓解疼痛,改善骨、关节、软组织等功能,提高患者的生活质量。

在临床上运用推拿治疗骨伤科疾病,应建立"筋骨并重"的理论指导思想,不应单纯坚持骨关节主导论。临诊时,针对骨伤疾病病理变化的认识,若过于强调骨质增生、关节软骨破坏及脊柱椎间盘退变在疾病发病过程中的作用,而忽视肌肉、韧带、肌腱和筋膜损伤在疾病发展过程中的作用;重影像学检查,而轻体征检查;过于强调骨结构变化,而对因软组织病变造成的脊柱与四肢骨关节整体动态功能改变认识不足;手法治疗时,多用关节运动手法,而轻视刺激性手法的应用;只认识骨关节空间位移效应作用,而对脊柱和四肢骨关节调整手法可以缓解或消除软组织内本体感受器的病理性神经电信号传入的内在机制存在片面认识,都是不可取的。

因此,基于"筋骨整体观"和推拿学特征,运用推拿治疗时,应遵循一松解,二调整的原则。力主要作用在软组织上的手法可以治疗肌肉、筋膜等组织的病理改变,改善软组织的力学特征;脊柱和四肢的骨关节调整类手法既可以解决同一关节平面的异常移位,也可以解决不同关节节段的成角移位,其除了对目标作用节段具有确切的机械效应,如整复关节错位,在脊柱可改善压迫物与神经根之间的空间关系、调整椎间孔和侧隐窝内径等作用外,且由于改善了脊柱和四肢关节的整体曲度和承重力线,改变了不同节段的应力分布,从而可发挥更好的临床疗效。

第一节 脊 柱 部

一、颈椎病

颈椎病归属于中医学"项痹"的范畴,是指由于颈部损伤、自身退变等因素致颈椎间盘退行性改变、颈椎骨质增生而引起脊柱内、外平衡失调,刺激或压迫颈神经根、椎动脉、脊髓或交感神经等周围组织而引起的一组临床综合征,又称颈椎综合征。本病好发人群在 30~60 岁。

【解剖生理】 脊柱颈段由 7 块颈椎椎骨组成,借椎间盘、韧带和关节紧密相连,形成向前凸的生理弯曲。

第 1 颈椎没有椎体、棘突和关节突,呈环状,称寰椎,由前弓、后弓和两个侧块构成。前弓后面的齿凹与第 2 颈椎的齿突形成关节。侧块上的椭圆形凹陷与颅底的枕髁形成关节,使头能做点头动作。第 2 颈椎(又称枢椎)有一向上的指状突起称齿突,与寰椎前弓后面的关节面相关节,寰椎可围绕齿突做旋转运动。第 7 颈椎的棘突特别长近似水平,末端不分叉,形成结节,在皮下易触及,又称隆椎,是常用来计数椎骨序数的标志。

其余颈椎的特点是椎体较小,呈椭圆形,横突上有横突孔(第 7 颈椎除外),椎动脉和椎静脉由此孔通过;棘突短而分叉;上下关节突的关节面近似水平位,关节囊松弛,椎间盘较厚,颈椎下段的屈伸及回旋的运动幅度较大。相邻椎骨上下切迹围成椎间孔,有脊神经通过。

【病因病机】

1. 外伤和劳损 各种急、慢性外伤和劳损可造成椎间盘、韧带、后关节囊等组织不同程度的损伤,从而使脊柱稳定性下降,颈椎发生代偿性增生,增生物如直接或间接压迫颈部神经根、脊髓、血管,就会产生临床症状。

2. 椎间盘退变 颈椎间盘一般 30 岁后开始退变,逐步使椎间盘厚度减小,若椎间隙与椎间孔变窄,钩椎关节与关节突关节增生,前纵韧带、后纵韧带松弛,脊柱稳定性下降,则易使颈部神经根、脊髓、血管受机械性压迫或化学性刺激而产生临床症状。

3. 外感风寒 颈项部受寒冷刺激,可使肌肉、血管痉挛收缩,造成局部循环障碍,加剧刺激压迫,而产生颈椎病的一系列临床症状。

中医学认为,本病是因肝肾不足,气血渐亏,经筋失养;或因颈部外伤,瘀血阻滞;或因外感风寒湿邪,邪入经络,经气受阻而发病。

【诊断】

1. 临床表现

(1)神经根型:病变在第 5 颈椎以上者可见颈肩痛或颈枕痛和枕部感觉障碍等;在第 5 颈椎以下者可见颈部僵硬、活动受限,有一侧或两侧颈、肩、臂放射痛,并伴有手指麻木、肢冷和上肢发沉、无力、持物坠落等症状。

(2)脊髓型:可出现上肢或下肢、一侧或两侧的麻木,颈颤臂抖,甚者可表现为不同程度的不完全痉挛性瘫痪,如活动不便、行走时"足踩棉花感"、步态笨拙、走路不稳,以致卧床不起,甚至呼吸困难。

（3）椎动脉型：表现为颈肩痛或颈枕痛、头晕、恶心、呕吐、位置性眩晕、猝倒、持物落地、耳鸣耳聋、视物不清等临床症状。上述诸症常因头部转动或侧弯到某一位置而诱发或加重。

（4）交感神经型：出现枕部痛、头沉、头晕或偏头痛、心慌、胸闷、肢凉、皮温低或手足发热、四肢酸胀等症状，一般无上肢放射痛或麻木感。个别患者也可出现听、视觉异常。

（5）颈型：颈肩部易疲劳，经常酸胀、疼痛、僵硬不舒。

（6）混合型：指出现两型或两型以上症状者。

2. 体征

（1）神经根型：在病变节段间隙、棘突旁及其神经分布区可出现压痛；颈椎生理前凸减少或消失，脊柱侧凸；颈部肌肉张力增高，局部有条索状或结节状反应物；臂丛神经牵拉试验阳性，叩顶试验阳性，椎间孔挤压试验阳性，有时可见患肢肱二头肌腱或肱三头肌腱反射减弱。

（2）脊髓型：肢体张力增高，肌力减弱；肱二头肌腱、肱三头肌腱和膝、跟腱反射亢进，出现髌阵挛和踝阵挛；霍夫曼征和巴宾斯基征阳性。

（3）椎动脉型：病变节段横突处压痛；颈性眩晕，即颈椎旋转到某一方向时即出现眩晕，改变位置后症状即缓解或消失。

（4）交感神经型：枕部可出现压痛，可伴眼裂大小、瞳孔大小、血压、心率等的变化。

（5）颈型：肌肉僵硬，肌张力增高，或颈部两侧肌肉弹性、张力和肌容量失衡。

（6）混合型：可显示两型或两型以上体征。

3. 理化检查

（1）X 线检查：神经根型临床表现与 X 线检查一致；脊髓型一般显示椎体后缘骨质增生；椎动脉型一般显示钩椎关节侧方或后关节部骨质增生，斜位片可见椎间孔变小；交感神经型一般显示椎体和钩椎关节骨质增生。值得注意的是 X 线检查所反映的阳性改变必须结合临床检查才有诊断价值。

（2）CT 或 MRI 检查：主要用来了解颈椎结构、椎间隙、椎间盘突出和骨赘增生、压迫情况，以及椎动脉狭窄、扭曲和阻塞情况，确定是否存在脊髓颈段的机械压迫。

（3）脑血流图和椎动脉造影：对椎动脉型颈椎病具有特殊的诊断意义；脊髓型颈椎病椎管造影可见异常。

【鉴别诊断】

1. 颈肩背部肌筋膜炎　可有颈肩和背部疼痛、僵硬、沉重，颈部活动受限等表现。阴雨、潮湿、风寒、疲劳等因素可使症状加重。晨起较重，活动后好转。病变部位肌肉可发僵、发硬。压之酸痛，可触到条索状结节。抗风湿药物效果明显，影像学检查无异常。

2. 脊髓肿瘤　常为脊髓外硬膜下肿瘤，其次为硬膜外肿瘤，可有颈、肩、枕、臂、手部疼痛和麻木，疼痛较剧，呈针刺样或刀割样，并呈进行性加剧，夜间加重。X 线检查可见压迫平面以下椎间孔加大，椎体或椎弓破坏。MRI 检查可明确肿瘤的位置及大小。

3. 梅尼埃病　多见于青年、中年女性，是由于内耳迷路发生积水所致，多因过度疲劳、睡眠不足、情绪波动等诱发。发作不因颈部活动引起，发作时睁眼引起眩晕，视物旋转，伴有恶心、呕吐，闭眼休息可以使症状减轻，患者害怕头部活动。

【治疗】

1. 治则　舒筋活血，解痉止痛，整复关节。

2. 取穴　风池、风府、大椎、缺盆、肩井、天宗、曲池、手三里、小海、合谷等。

3. 常用手法　一指禅推法、㨰法、按揉法、拿捏法、拔伸法、提拿法、拿揉法、指拨法、扳法、拍法等。

4. 操作方法

(1) 基本治疗：患者取坐位，医者位于患者侧后方。

1) 用一指禅推项部督脉与膀胱经，按揉上述常用穴位各30秒，㨰法操作于患者颈肩、上背和上肢部同时配合颈项部各方向被动运动数次。

2) 拿捏颈项两旁的软组织，颈项部拔伸法配合提拿、拿揉、指拨各2分钟。颈项部拔伸时，可用掌托或肘托拔伸法把颈椎牵开，边牵引边使头颈部前屈、后伸和左、右旋转动作。

3) 提拿患者两侧肩井并拿揉患肢，多指横拨腋下臂丛神经分支，拍法施于肩背部和上肢部。

(2) 辨病治疗

1) 神经根型：加用颈椎斜扳法；可配合上肢循神经根放射部位手法治疗、颈椎拔伸牵引手法。

2) 椎动脉型：加用按揉法于两侧玉枕、太阳、百会、印堂各2分钟。

3) 脊髓型：加用㨰法和点压法在腰骶部及患肢操作，有尿潴留和大小便失禁者用一指禅推法于关元、气海、三阴交、廉泉、肾俞各2分钟，摩腹3分钟。

4) 交感型：加用摩胸法，推膻中、内关，指揉阳白、印堂、鱼腰、太阳和眼眶四周各2分钟，拿五经、扫散颞部3～5遍。

5) 颈型：加按揉、弹拨阿是穴3～5分钟；拿、按揉或一指禅推病变肌肉组织5分钟；屈伸病变肌肉组织10～15遍。

【按语】

(1) 手法治疗尤其做被动运动和扳法时，动作应缓慢，切忌暴力、蛮力和动作过大，以免发生意外。

(2) 对脊髓型颈椎病，推拿治疗效果不佳，或有进行性加重趋势，应考虑综合治疗。

(3) 本病可配合颈椎牵引治疗，牵引重量3～5 kg，每日1～2次，每次20～30分钟。疼痛剧烈、颈项不敢转动或脊髓型颈椎病，应选用颈围制动或卧床休息。

(4) 平时应注意进行颈部功能锻炼，增强颈项部肌肉力量与柔顺性，可采用易筋经中的"韦驮献杵势""九鬼拔马刀势"等功法练习。

(5) 加强日常生活调护，注意颈肩部保暖，不宜睡高枕。避免头顶、手持重物和长时间伏案工作。

二、寰枢关节半脱位

寰枢关节半脱位归属于中医学"骨错缝"的范畴，是指因咽喉部感染、慢性劳损、不良姿势及外伤，或因先天发育缺陷而致寰枢椎失去正常的解剖位置关系，引起一系列症状的疾病，又称为寰枢关节失稳、寰枢关节紊乱。本病好发于青少年，以男性多见。

【解剖生理】　寰枢关节包括寰枢外侧关节和寰枢正中关节，前者由寰枢侧块的下关节面和枢椎上关节面构成，关节囊的后面及内侧均有韧带加固，左右各一；后者由枢椎齿突与寰椎前弓后面的关节面和寰椎横韧带组成。

寰枢关节屈伸运动时，寰椎横韧带对齿突有约束作用。当寰枢关节前屈时，寰椎前弓沿着齿突前弧向下滑动，同时寰椎横韧带则沿着齿突的后弧向上滑动，而后伸时则反向移动。作为寰齿关节这一运动方式的空间共轭运动结果,寰椎侧块下关节面在枢椎上关节突关节面上的运动既有滚动,又有滑动。

当颈部向左旋转时,齿突作为轴心开始时保持不动,由寰椎前弓和横韧带组成的骨纤维性外环则环绕齿突做逆时针方向转动,同时寰椎左侧侧块后移而右侧侧块前移,使左侧关节囊松弛而右侧关节囊紧张。由于枢椎上关节突的关节面在前后向上隆凸,因而寰枢后关节的旋转移动并非在平面上进行的,而是在一个前后低而中心高的曲面上进行的,当寰椎从其中立位旋转到极限位时,寰椎侧块下关节面将向后下降 2～3 mm。从这一过程分析可以看出,寰枢椎之间的旋转运动轨迹呈螺旋形。

【病因病机】

1. 外伤　外来暴力作用于上颈段可直接造成横韧带、翼状韧带等撕裂,或引起滑囊、韧带的充血、水肿,引起寰枢关节旋转不稳呈半脱位,寰椎骨折、枢椎齿状突骨折则直接造成寰枢关节脱位。

2. 炎症　咽部炎症及上呼吸道感染、类风湿等因素,促使寰枢关节周围滑膜充血、水肿和渗出增加,引起齿突与韧带之间的间隙增宽,容易造成齿突滑脱或颈部旋转交锁,造成关节半脱位。

3. 发育异常或缺陷　先天性发育异常是寰枢关节不稳的常见原因,包括 Klippel‐Feil 短颈畸形、齿突发育畸形及某些与染色体异常有关的畸形、寰椎枕骨化(或称枕颈融合)等。横韧带、翼状韧带发育的缺陷,寰枢关节的关节面不对称,倾斜度不等大,关节面不等长时,其受力则不均衡,倾斜度大的一侧剪力大,对侧剪力小,使关节处于不稳定状态,易发生半脱位。

中医学认为,由于禀赋不足或发育不良致使筋肌失荣,筋络损伤,张弛失衡,寰枢错移而嵌顿,气滞血瘀则肿胀,筋肌拘挛,枢纽不利而发病。

【诊断】

1. 临床表现

(1)枕颈部疼痛,有时可出现电击感。

(2)颈项肌肉痉挛、僵硬、强直,颈部旋转受限或呈强迫性体位。

(3)累及椎基底动脉时,出现眩晕、恶心、呕吐、耳鸣、视物模糊等症状。

(4)累及延髓时,则出现四肢麻痹、发音障碍及吞咽困难等。

2. 体征

(1)枢椎棘突侧向偏歪,有明显压痛,被动运动则疼痛加剧。

(2)所累及神经支配区域有皮肤痛觉过敏或迟钝。

(3)累及脊髓时有上肢肌力减弱,握力减退,严重时出现腱反射亢进,霍夫曼征阳性,下肢肌张力增高,步态不稳,跟膝腱反射亢进,巴宾斯基征阳性。

3. 理化检查

(1)X 线检查:张口位片可见齿突中线与寰椎中心线不重叠,齿突与寰椎两侧块的间隙不对称或一侧间隙消失。一般认为 X 线片上寰齿间距(AOI)成人>3 mm、儿童>4 mm 时说明有寰椎向前脱位或半脱位,如>5 mm 则可诊断为横韧带断裂。

(2)CT 和 MRI 检查:可帮助诊断,如有无齿突的畸形缺陷、类风湿关节炎、先天性分隔不全等。

【鉴别诊断】

1. 痉挛性斜颈　由于颈部肌肉间断或持续的不自主的收缩,导致头颈部扭曲、歪斜、姿势异常,常常伴有颈部、肩部疼痛,症状在运动或情绪激动、焦虑时加重,安静时减轻,睡眠中消失。肌电图检查有助于判明痉挛的肌肉。

2. 颅底凹陷症　先天性颅底凹陷症常在青少年起病,随年龄增长、寰枕枢关节退变和韧带松弛,逐渐发展为寰枕枢关节不稳定而引起上颈髓、脑干、小脑、颅神经和椎基底动脉供血不足的症状,如眼球震颤、眩晕、共济失调、四肢和躯干运动及感觉障碍,严重者可出现呼吸抑制、睡眠性呼吸困难等。X线检查张口位摄片不能看清寰枢外侧关节时即应怀疑颅底凹陷症,Chamberlain线测量是诊断颅底凹陷的主要影像学依据,以齿突的 1/3 超过此线(正常应位于此线下方)或超过此线 3 mm 以上可诊断;齿突超过 Wackenheim 斜坡线,当枕大孔前后径<19 mm(正常为 35 mm ± 4 mm)时可产生神经症状。

3. 齿状突及寰椎骨折　有明显的颈部外伤史,颈部运动完全障碍,X线或CT检查可见骨折。

【治疗】

1. 治则　舒筋活血,解痉止痛,整复错位。

2. 取穴　风池、风府、颈华佗夹脊、阿是穴。

3. 常用手法　一指禅推法、㨰法、按揉法、推法、拿法、拔伸法、扳法等。

4. 操作方法

(1)基本操作:患者取坐位,医者位于患者侧后方。

1)用㨰法、按揉法在颈项部操作治疗。

2)用一指禅推法或按揉法在寰枕和寰枢关节部位、阿是穴治疗,同时治疗风府、风池、颈夹脊。操作时手法由轻渐重,宜轻柔缓和,以患者能忍受为度。时间约 10 分钟。

(2)辨病治疗

1)旋转错位:轻者可用坐位颈椎定位旋转扳法,重者以仰卧位扳法。患者取仰卧位,头置于治疗床外,便于操作。一助手两手按住患者双肩,医者一手托住其下颌部,使头处于伸直位牵引,助手配合做对抗拔伸动作。在牵引拔伸状态下,医者做头部缓缓轻柔地前后运动和试探性旋转运动,当阻力减小时则进行整复复位。

2)前后错位:患者取坐位或仰卧位,在牵引拔伸状态下,医者缓缓地前屈后伸运动寰枢关节,幅度一般不超 30°。

3)左右错位:患者取侧卧位,颈稍前屈,侧凸部朝上。医者立于患者后方,一手拇指按住侧凸部,其余四指置于面颊部,另一手手扶住对侧头部,使颈椎向凸出侧侧屈至最大限度时,双手同时用力做相反方向的小幅度扳动。

如出现弹响或寰椎指下滑动感,颈部运动改善,疼痛减轻,表示手法整复成功,整复成功后用颈托固定。

【按语】

(1)手法治疗寰枢关节半脱位应严格掌握推拿的适应证。

(2)手法整复时,因势利导,遵循稳、准、巧、快的原则,不可硬扳蛮转,以免加重损伤。

(3)纠正不良习惯姿势,枕头不宜太高太软,注意颈肩部保暖。平时练习霸王举鼎、掌托天门有利于稳定寰枢关节,减少发病率。

三、落枕

落枕归属于中医学"项痹"的范畴,是指颈部肌肉痉挛、疼痛、僵硬、活动功能障碍等为主要症状的一种疾病,一般单侧发病,多因枕头高低软硬不适、睡眠姿势不良或当风露肩引起,又称为失枕,是临床常见的颈部软组织损伤疾病。轻者 3～5 日可以自愈,重者可以迁延数周不愈。

落枕常累及的肌肉有胸锁乳突肌、斜方肌、肩胛提肌和斜角肌等,经常反复落枕是颈椎病的先兆。颈项部外伤导致的颈部肌肉痉挛、疼痛、僵硬、活动功能障碍等筋伤疾病可以参照本病治疗。

胸锁乳突肌的锁骨头起自锁骨内 1/3 段上缘,胸骨头起自胸骨柄前面,两头间的三角形间隙恰在胸锁关节上方,在体表即锁骨上小窝,该肌行向上后外方,止于乳突外面及上项线外侧 1/3。

【解剖生理】　斜方肌是位于上背及中背的表层肌肉,并斜方肌起自上项线、枕外隆凸、项韧带及全部胸椎棘突,止于锁骨外 1/3、肩峰、肩胛冈,根据其肌纤维走向分成上、中、下三部分,主要作用是拉肩胛骨向中间移位。

肩胛提肌起自第 1～4 颈椎的横突,肌纤维斜向后下方,止于肩胛骨内上角和肩胛骨脊柱缘的上部。有上提肩胛骨并使肩胛骨下回旋的作用。

【病因病机】

1. 急性扭伤　抬举重物、突然扭转、过度扭转等引起颈部肌肉的急性损伤,气滞血瘀,经脉阻滞,引致疼痛。

2. 静力性损伤　睡眠时或生活中姿势不良、枕头高低不适等导致颈部肌肉某一侧长期处于伸张状态,引发颈肌僵硬、痉挛、疼痛。

中医学认为,本病多因平素体弱或过度劳累,风寒乘虚而入,以致气血凝滞、瘀阻经络,进而产生肌肉痉挛疼痛、不能转侧、颈部功能障碍等。

【诊断】

1. 临床表现　多在睡眠之后出现胸锁乳突肌或斜方肌等部位酸楚疼痛、肌筋牵拉感、颈部活动受限,动则疼痛加剧。严重时可有轻微肿胀痉挛,被动体位,头部向患侧偏斜,下颌偏向健侧。部分患者可出现上肢放射性疼痛。

2. 体征

(1) 受累肌筋紧张,常可触及痉挛或条索状改变。

(2) 颈部可触及压痛点,压痛点位置因受累肌筋不同而异。

(3) 颈椎活动范围受限,受限程度和范围因受累肌筋和病情不同而异。

3. 理化检查　主要是 X 线检查。部分患者可见颈椎生理曲度减小或变直、椎体边缘骨质增生、颈椎序列紊乱和颈椎侧弯等改变,但这些改变与临床症状不一定存在直接相关性。

【鉴别诊断】

1. 神经根型颈椎病　一般有较长时间病史,素有颈部不适,伴有上肢放射性疼痛、麻木等症状。X 线检查有椎间孔变窄等改变,臂丛神经牵拉试验、叩顶试验常为阳性。

2. 寰枢关节半脱位　一般有明显外伤史或呼吸道感染,以上颈部疼痛、活动受限为主。张口位 X 线检查可见齿突与两侧侧块间隙不对称超过 3 mm。

3. 颈部肿瘤或结核　临床比较少见。一般伴随有低热、消瘦等全身症状,手法、物理治疗等对症状改善不明显。CT 检查可见骨质破坏及肿瘤或结核位置。

【治疗】

1. 治则　舒筋活血,通络止痛。

2. 取穴　阿是穴、风池、缺盆、肩井、肩外俞、天宗、肩中俞、后溪等。

3. 常用手法　㨰法、一指禅推法、拿法、摇法、按法、揉法、扳法等。

4. 操作方法

(1) 基本治疗：患者取坐位，医者位于患者侧后方。

1) 用轻柔的揉法、一指禅推法、拿法在颈项及肩部治疗，配合轻缓的头部前屈、后伸活动，患侧为主要治疗部位，时间为 3～5 分钟。

2) 按揉、弹拨阿是穴、风池、天柱、肩外俞、天宗、肩井、后溪等，每穴约 1 分钟。

(2) 辨病治疗

1) 肌肉痉挛：采用屈伸法、拔伸法拉伸痉挛肌肉，每次牵拉约 1 分钟，可以牵拉 3～5 次，然后用大鱼际或掌根揉患肌约 3 分钟。

2) 小关节错位：患者取坐位或仰卧位，医者先手法托颈牵引 1～3 分钟，牵引时慢慢旋转、屈伸颈部，然后使颈部前屈约 15°，左右各斜扳 1 次；如果某一节段错位明显，采用旋转定位扳法治疗。

3) 局部疼痛较甚：在阿是穴及其周围组织按揉、弹拨或一指禅推法治疗 5～8 分钟。

4) 受寒起病者：擦法、振法、揉法治疗 5～8 分钟，术后可配合湿热敷。

【按语】

(1) 手法治疗落枕效果良好，一般 1～3 次治疗后症状可痊愈。

(2) 平时应注意经常进行颈部功能锻炼，增强颈部功能，可采用易筋经中的"掌托天门势""摘星换斗势"等功法练习。

(3) 加强日常生活调护，避免颈部受寒，睡觉时枕头不宜太高、太软，不宜长时间伏案工作。

四、前斜角肌综合征

前斜角肌综合征归属于中医学"筋肌伤"的范畴，是指因外伤、劳损等后天因素及先天颈肋、高位肋骨等先天因素刺激前斜角肌，或因前斜角肌痉挛、肥大、变性等，引起臂丛神经和锁骨下动脉的血管神经束受压迫或刺激，而产生的一系列神经、血管受压迫症状，临床表现为上肢痛、麻、肿胀、肢凉等。本病多发于 20～30 岁的青年女性，以右侧较为多见。

【解剖生理】

1. 斜角肌　由前斜角肌、中斜角肌、后斜角肌组成，均位于较厚的椎前筋膜深面，由第 4～6 对颈神经的前支支配，具有提第 1、第 2 肋，以助深吸气，侧屈颈椎的作用。

前斜角肌起于第 3～6 颈椎横突前结节，肌纤维向前外下方止于第 1 肋骨上面的斜角肌结节，其止点附着处的后缘和第 1 肋骨上面构成一锐角，其抵止部附近为腱组织，腱组织比较坚韧但缺乏弹性，膈神经紧贴前斜角肌前面下行。

中斜角肌起于第 2～6 颈椎横突后结节，肌纤维向外下方止于第 1 肋骨上面锁骨下动脉沟后方的骨面，其抵止处附近组织也很坚韧，但缺乏弹性。

后斜角肌起于第 5～7 颈椎横突后结节，肌纤维向下止于第 2 肋外面。

2. 血管神经束　主要包括锁骨下动脉、锁骨下静脉和臂丛神经。

前斜角肌的后缘、中斜角肌的前缘和第 1 肋骨的上面共同围成的三角形间隙称为斜角肌间隙，有臂丛神经和锁骨下动脉通过，而锁骨下静脉则在前斜角肌的前方跨过第 1 肋的上面。该局部常见的解剖学变异有：前斜角肌和中斜角肌的肌腹合并，臂丛神经和锁骨下动脉由合并的肌腹中穿过，加大了臂丛神经和锁骨下动脉受压的风险。

臂丛神经穿过斜角肌间隙时，紧靠锁骨下动脉的后方，臂丛神经下干呈水平位或稍向上绕过第 1 肋骨上面，臂丛神经的中干和上干位于下干的外上方。由于血管神经束所处的特殊位置容易受挤压而出现相应症状。

【病因病机】

1. 体位不当 多因颈部前屈、后伸、侧屈和旋转时,前斜角肌受牵拉扭转而发生损伤,或提拎重物损伤,使斜角肌痉挛、肿胀,刺激或挤压从其间穿越的血管神经束而产生相应的症状。神经根受压又可加剧前斜角肌痉挛,形成恶性循环。

2. 先天畸形 肩部下垂、高位胸骨、第7颈椎横突肥大、高位第1肋骨、臂丛位置偏后等,使第1肋骨长期刺激臂丛神经,导致支配的前斜角肌发生痉挛,进而加重臂丛神经受压。若前斜角肌痉挛、肥厚、变性,则易造成锁骨上部臂丛及锁骨下动脉受压。

中医学认为,本病多由风寒外袭,寒邪客于经络,筋脉凝滞,致使经脉不通,气血流通不畅,不通则痛,发为疼痛。

【诊断】

1. 临床表现

(1) 颈痛,患肢放射性疼痛、麻木或触电感,以前臂、上肢尺侧、手指尤为明显。少数患者偶有交感神经症状,如瞳孔扩大、面部汗出、患肢皮温下降等,严重者可出现霍纳征,常呈手托患肢,或上举患肢而不敢下垂。

(2) 患肢皮肤温度降低,颜色变白;后期可因静脉回流受阻而出现手指肿胀、色紫。

(3) 臂丛神经长期受压,可出现患肢小鱼际肌肉萎缩,肌力减退。

2. 体征

(1) 患侧前斜角肌局部压痛明显,颈部活动受限,尤其向健侧旋转障碍明显。

(2) 患侧锁骨上窝稍显饱满,前斜角肌局部肿胀、肌腹增粗或痉挛。

(3) 艾迪森试验、超外展试验阳性,常见于血管受压;举臂运动试验、臂丛神经牵拉试验阳性,常见于神经受压。

3. 理化检查 以影像学检查为主,X线检查一般无异常,部分患者可见颈肋或第7颈椎横突过长或高位胸肋。

【鉴别诊断】

1. 神经根型颈椎病 好发于中老年人,发病缓慢,病程较长,易反复发作;其疼痛呈神经根型分布;颈椎活动受限;臂丛神经牵拉试验及压顶试验阳性,艾迪森试验阴性。影像学检查可明确诊断。

2. 胸小肌综合征 令患者胸肌收缩或上肢过度外展,做患肢抗阻力内收检查,可出现脉搏减弱或消失,改变肩臂位置后,症状减轻,压痛点在喙突部位。

3. 锁骨下动脉逆流综合征 本病由于锁骨下动脉于发出椎动脉的近端发生狭窄,使锁骨下动脉远端的压力低于同侧椎动脉压力,脑基底动脉血液经该侧椎动脉反流入锁骨下动脉,出现肩臂及手指疼痛、肌力减弱、握物无力、手指活动不灵活、感觉麻木等。血管造影可明确诊断。

【治疗】

1. 治则 舒筋活血,通络止痛。

2. 取穴 缺盆、阿是穴、天髎、肩井、风池、肩髃、曲池、内关等。

3. 常用手法 滚法、一指禅推法、按揉法、拿法、拨法、擦法、搓法、牵抖法等。

4. 操作方法

(1) 基本治疗:患者取坐位,医者位于患者侧后方或侧方。

1) 用轻柔的滚法、一指禅推法、拿法在颈项及肩部治疗,自患侧肩部向颈侧沿斜角肌体表投影区往返施术,操作时同时配合肩关节活动进行,手法宜轻柔缓和,以患者能忍受为限,时间约5分钟,以活血通络。

2) 用一指禅推法、按揉法在阿是穴、缺盆、天髎、肩井、风池、肩髃等操作,以局部酸胀为度,每穴约1分钟。

3) 用拇指弹拨斜角肌起止点及压痛点,以拇指按揉胸锁乳突肌及锁骨窝硬结处为重点,手法宜轻柔缓和,时间约3分钟,以舒筋通络。

4) 沿患侧斜角肌用拇指平推法,然后施以擦法,以透热为度。然后,摇肩关节,搓、揉、牵、抖上肢,以通络止痛。

(2) 辨病治疗

1) 外感风寒:擦法、推法、揉法治疗5～8分钟,术后可配合刮痧、拔罐、中药热敷等。

2) 肌肉痉挛疼痛较甚:在阿是穴及其周围组织按揉、弹拨或一指禅推治疗5～8分钟,术后可配合局部皮肤瘀络或上肢远端的刺络放血疗法。

3) 颈椎小关节紊乱:可以配合颈部牵引法、屈伸法及扳法,患者取坐位或仰卧位,医者先手法托颈牵引1～3分钟,牵引时慢慢旋转、屈伸颈部,然后颈部前屈约15°,左右各斜扳1次;如果某一节段错位明显,采用旋转定位扳法治疗。

【按语】

(1) 推拿治疗重点在锁骨上窝、斜角肌部位,手法治疗效果较好,一般可痊愈。

(2) 治疗期间避免患肢负重,采用三角巾悬吊患肢,有利于缓解斜角肌痉挛,促进功能恢复。

(3) 平时应注意经常进行颈部功能锻炼,增强颈部肌肉功能,可采用易筋经中的"摘星换斗势"、五禽戏之"猿戏"等功法练习。

五、胸胁迸伤

胸胁迸伤又称岔气、屏气伤,归属于中医学"气伤""形伤""筋伤"的范畴,是由于举重抬扛时用力不当,或呼吸不协调而引起胸胁部气机壅滞,出现以胸闷、胸胁掣痛、走窜不定、呼吸痛甚为主要症状的一种病证。多见于青壮年、体力劳动者。

胸胁迸伤主要与肋椎关节、胸肋关节、肋间神经、胸固有肌群等组织相关。

【解剖生理】 胸廓包括脊柱胸段、肋骨、肋软骨与胸骨及其连接。胸廓诸骨的连接比较复杂,包括肋椎关节、胸肋关节、胸软骨间关节、肋骨与软骨间的连接和胸骨间的连接。

肋椎关节由肋骨后端与胸椎构成,包括肋头关节和肋横突关节两个关节。肋头与椎体肋凹构成肋头关节,肋骨结节关节面与横突肋凹组成肋横突关节。两者为联合关节,其运动是通过肋颈的斜轴,运动时肋颈沿此运动轴旋转,肋骨前部则上提下降,两侧缘做内、外翻活动,使胸廓矢状径和横径发生变化,有助呼吸的作用。

胸肋关节以第2～7肋软骨(呈楔状,与胸骨上的切迹对称)所构成的滑膜关节、胸肋关节腔为一窄隙,关节囊很薄很紧,被胸肋前后韧带加强。

肋间神经构成胸神经的前支,共12对,最下一对称肋下神经,沿肋骨内面下缘的肋沟由后向前行进,分布于胸廓及一部分腹部的肌肉及皮肤。上6对肋间神经支配肋间肌和胸前外侧壁的皮肤;下6对支配腹前外侧壁的肌肉和皮肤。

胸固有肌群又称呼吸肌,有肋间外肌、肋间内肌、胸横肌和肋下肌等,均受肋间神经支配,具有保护胸腔内的脏器、协助胸廓运动和支持身体等功能。

【病因病机】 多因急性牵拉或扭挫损伤,如提拉举重,姿势不良,用力不当,旋转扭挫而导致胸壁固有肌肉的痉挛、撕裂伤,或肋椎关节错缝、滑膜嵌顿等。

1. **外伤** 当身体受到过猛的扭挫性外力时,可引起肋椎关节损伤,轻者关节错缝,重者韧带撕裂,以致肋椎关节发生半脱位,刺激肋间神经,引起胸肋窜痛。在扭转时可以造成另一方位的关节间隙张开,而使松弛的关节囊滑膜嵌入其间。关节滑膜中有感觉神经末梢,故嵌入后即可引起疼痛,并发生急性损伤性病理反应。

2. **迸气伤** 提拉举重、扛抬负重时迸气,属用力不当,可使胸壁固有肌肉(肋间内肌、肋间外肌、肋内筋膜、胸横肌)受到牵拉或挤压,而产生痉挛或撕裂伤,反射性地刺激肋间神经而引起疼痛。

《杂病源流犀烛》说:"忽然闪挫,必气为之震。震则激,激则壅,壅则气之周流一身者,忽因所壅而聚在一处,是气失其所以为主矣。"牵拉扭挫伤及经筋脉络,气机壅滞,运行不畅,不通则痛。"气伤痛,形伤肿",气伤则窜痛不定,痛无定处;形伤则痛有定处,牵掣肿痛。

【诊断】

1. **临床表现**

(1)有明确的扛抬、举重、攀高、跳跃、推拉、挤压、闪挫等外伤史。

(2)轻者当时可无症状,待休息后出现胸胁板紧不舒,牵掣隐痛,痛无定处,继而胸闷、深吸气痛;重者当即出现疼痛,出现一侧胸胁部疼痛或肩背部疼痛、闷胀,咳嗽或呼吸时疼痛加重。

(3)气伤者,疼痛走窜不定,局部无明显压痛,呼吸、说话时有牵掣性疼痛,甚者不能平卧,不敢俯仰转侧;形伤者,痛有定处,局部瘀肿,甚者痛彻脊背,持续不能缓解,翻身转侧困难。

2. **体征**

(1)轻者往往不能明确指出疼痛部位,局部伤处可有小范围压痛。若系胸壁固有肌的撕裂或痉挛,在相应的肋间隙可见肿胀。

(2)重者胸壁附着肌拉伤,损伤部位多有明显肿胀,可见有瘀斑,局部压痛明显。

(3)功能障碍因伤后胸肋部疼痛,并牵扯背部,不能俯仰转侧,呈保护性地减少呼吸运动,使呼吸变得浅促。

(4)胸廓挤压试验因保护性痉挛可呈阳性。

3. **理化检查** 轻者一般无需其他辅助检查即可明确诊断;重者应做 X 线摄片检查,可排除骨折、血气胸等。

【鉴别诊断】

1. **肋骨骨折** 有明显外伤史,骨折处局部瘀血、青紫、压痛明显,或有肋骨移位畸形,胸廓挤压试验阳性,X 线检查可见肋骨骨折。严重时可见气胸、血胸、皮下或纵隔气肿等病理表现。

2. **肋间神经炎** 无明显外伤,表现为胸胁一侧或两侧疼痛,疼痛性质表现为针刺样疼痛或灼痛,疼痛沿着肋间神经分布。疼痛部位以脊椎两旁、胸骨旁较为明显。

【治疗】

1. **治则** 行气活血,散瘀止痛,理筋整复。

2. **取穴** 阿是穴、章门、期门、大包、中府、云门、膻中、日月等,以及患侧胸肋部及背部膀胱经腧穴。

3. **常用手法** 一指禅推法、按揉法、擦法、推法、拔伸法、扳法等。

4. 操作方法

（1）基本治疗

1）患者取侧卧或俯卧位，医者以手掌在患侧胸背部施以缓慢的推、擦手法，从上到下，由轻到重，时间为 3～5 分钟，以舒筋活络、行气止痛。用一指禅推法沿病变节段肋间隙及背部膀胱经往返操作，并按揉阿是穴，时间为 3～5 分钟，以散瘀止痛、缓解肌紧张。

2）患者取仰卧位，医者用拇指按揉背部阿是穴、章门、期门、大包、中府、云门、膻中、日月等穴，时间约 5 分钟，以疏通经络、行气活血。

（2）辨病治疗

1）肋间神经及呼吸肌群损伤：医者先搓摩两胁，沿疼痛肋间隙方向施以掌擦法、推法，以皮肤发红、透热为度，或沿肋间刮痧，从而行气活血、散瘀止痛。

2）胸椎小关节紊乱

采用抱颈提胸法操作：患者取站立位，屈颈，双手于颈后相扣抱住颈部，两肘内收于胸前，全身放松；医者立于其身后，两手抱住患者的肘臂部，胸部贴紧其脊背，瞬间用力向上提升胸椎，使其两足离地即可。常可听到小关节"咯、咯"响声，即可收效。

采用叠掌压胸法：患者取俯卧位，胸下垫薄枕；医者立其侧，双掌相叠，置于患者病变胸椎处，令患者深吸气，至呼气末时医者双手协调用力，快速向下按压，常可听到"咔、咔"响声，即可收效。

【按语】

（1）本病以胸胁掣痛、攻窜不定、胸闷憋气、屏气呼吸为诊断要点，在排除骨折的前提下才能推拿。

（2）平时应注意功能锻炼，增强肌肉功能，可采用少林内功中的"顶天抱地""力劈华山"和五禽戏之"熊戏"等功法练习。

（3）治疗期间患者应避免举、扛、扔、提等动作，以免再次受伤。

六、胸椎小关节错缝

胸椎小关节错缝又称胸椎小关节（关节突关节）紊乱，归属于中医学"骨错缝"的范畴，是指脊柱因急性损伤、慢性劳损，或由于姿势不当而引起脊椎小关节的解剖位置异常，导致疼痛及脊柱功能失常所出现的一系列临床综合征。本病多见于青壮年，男性多于女性。

【解剖生理】　脊柱为三点承重关节，由椎体及两侧的关节突关节构成。椎体的主要功能是承重，凭借椎间盘及前、后纵韧带以维持人体的直立姿态势；脊柱小关节由上位椎体的下关节突与下位椎体的上关节突及关节囊构成，主要功能是稳定脊柱，引导脊柱运动的功能。脊柱前、后屈伸时，两侧的关节突关节须同步牵张或紧缩；脊柱左、右旋转时，两侧关节突关节须同步旋转；脊柱左、右侧屈时，两侧关节突关节须同步侧屈。当脊柱运动时，如两侧关节突关节不同步时，则导致关节交锁、滑膜嵌顿的发生。

胸椎后关节的关节面与水平面几乎垂直，呈冠状位排列，有强大的韧带及肋椎关节支持，稳定性较强，不易发生脱位。胸椎运动前屈 50°，后伸 55°，侧屈 100°，旋转 40°，因此胸椎关节突关节运动以侧屈为主。

【病因病机】

1. 急性外伤　多因持物扭转、姿势不当或撞击等外力作用于小关节，引起背部肌肉劳伤或脊柱小关节错缝、滑膜嵌顿，从而破坏了脊柱的力平衡和脊柱运动的协调性。由于损伤刺激感觉神经末梢而引起疼痛,并反射性地引起局部肌肉痉挛,肌肉痉挛又加重关节解剖位置改变,发生交锁或扭转,进而疼痛、活动受限更明显。长期的交锁及各种炎症反应的刺激均可导致小关节粘连而影响正常功能,也可引起整个脊柱力学的改变。

2.慢性劳损 无明显急性外伤史,多因工作、学习时长期姿势不协调,使脊背部软组织经常处于过度收缩、牵拉、扭转而发生慢性劳损,软组织痉挛引起脊椎关节的力学不平衡,而致胸椎后关节发生错位。

3.其他因素 外伤后失治,或风寒湿邪侵袭背部经络等。

中医学认为,脊为督脉和足太阳经脉所过,经筋所循,络结汇聚,脏腑之维系,运动之枢纽。凡姿势不良或突然改变体位,闪挫、扭旋撞击,伤及腰脊,筋络受损,或筋节劳损,气滞血瘀,筋拘节错,致使疼痛剧烈,行动牵掣,发为本病。

【诊断】

1.临床表现 多数有受伤史,伤后即出现胸背疼痛,有背负重物之感,甚则牵掣肩背作痛,俯仰转侧困难,常固定于某体位,不能随意转侧,疼痛随脊柱运动增强而加重,伴有胸闷憋气、屏气呼吸。

部分患者可出现脊柱水平面有关脏腑反射性疼痛,或者病变胸椎胸神经节段支配的脏腑发生相应症状,如心悸、胸闷、恶心、反酸、胃脘部烧灼感等;刺激肋间神经则引起肋间神经痛。

2.体征

(1)脊柱病变节段可触及偏歪的棘突。

(2)脊柱病变节段小关节处有明显压痛,多数为一侧,少数为两侧。根据病变节段的不同,菱形肌、斜方肌可呈条索状痉挛,亦有明显压痛。

(3)多数无明显活动障碍,少数可因疼痛导致前屈或转侧时活动幅度减小,牵拉疼痛。

3.理化检查 X线检查可排除骨折及其他骨质病变。严重者可见脊柱侧弯、生理弧度变直、棘突偏歪、两侧后关节不对称、椎间隙左右宽窄不等。

【鉴别诊断】

1.肋间神经痛 针刺样、刀割样疼痛沿肋间神经分布区出现,疼痛多为走窜,时发时止,伴有胸部挫伤。

2.棘上韧带损伤 疼痛以前屈时更甚,后仰时可减轻,活动明显受限,尤以前屈及旋转受限为明显。在韧带损伤处有明显压痛、叩击痛,可触及局部有凹陷感或条索状结节。

【治疗】

1.治则 舒筋活血,解痉止痛,理筋整复。

2.取穴 阿是穴、华佗夹脊、膀胱经背俞穴或督脉穴等。

3.常用手法 揉法、推法、㨰法、一指禅推法、按法、弹拨法、胸椎整复手法等。

4.操作方法

(1)基本治疗:患者取俯卧位,医者站于一侧。

1)用揉法、推法、㨰法在胸背部交替操作,取阿是穴及膀胱经背俞穴进行重点治疗,时间约10分钟。

2)沿脊柱两侧竖脊肌用按揉法、弹拨法操作,手法宜轻柔缓和,以患者能忍受为度,时间约10分钟。

(2)辨病治疗:可根据患者具体病情选用以下手法整复错位。

1）旋转按压法：患者取俯卧位，医者两手掌分别置于棘突两旁的华佗夹脊胸段，近身侧用小鱼际，另一侧用大鱼际，随患者呼吸一松一按、一旋一回 3～5 遍，待协调后在患者呼气末时用寸劲向下按压，以整复关节突关节旋转错缝。

2）抱颈提胸法：患者取站立位，屈颈，双手十指相扣置于颈项部，两肘置于胸前；医者立于患者背后，以胸部紧贴其背部，双手抱紧患者两肘部，用顿力瞬间提升胸椎，使患者双足离地，以整复关节突关节前错缝。

3）叠掌压胸法：患者取俯卧位，胸下垫薄枕；医者立其侧，双掌相叠，置于患者病变胸椎处，令患者深吸气，至呼气末时医者双手协调用力，快速向下按压，常可听到"咔、咔"响声，即可收效，用以整复关节突关节后错缝。

4）胸椎后伸扳肩法：患者取俯卧位，医者立其偏歪棘突侧，一手手掌抵按住患者偏歪的棘突，另一手托抱住患者对侧肩部，双手相对用力，使患者的胸椎后伸到最大限度，给患者一个突发的、可控的、即发即止的扳动，幅度为 3°～5°，以整复关节突关节偏突或胸椎棘突的左右偏歪。

【按语】

（1）本病是目前临床常见病、多发病，对有小关节半脱位、滑膜嵌顿者，以纠正错缝为治疗原则，理筋与整复并用，以整复为主，临证时应把握精准的定位原则，诊断清楚、定位明确后再施加手法。

（2）平时习练少林内功中的"霸王举鼎""弓箭裆势"和五禽戏之"鹤戏"的功法，可以增强肌肉、韧带、关节功能。

七、腰椎间盘突出症

腰椎间盘突出症是由于腰椎间盘的退变和损伤，使腰椎间盘纤维环破裂、髓核向外突出，刺激或压迫腰神经根或硬膜囊而引起腰腿疼痛等症状的一种病证，又称腰椎纤维环破裂症，或髓核突出症，简称腰突症。据统计，我国腰椎间盘突出症发病率为 15.2%，约占门诊腰腿痛患者的 20%，以第 4、第 5 腰椎和第 5 腰椎、第 1 骶椎之间的椎间盘多见。本病好发于 20～40 岁体力劳动者及久坐者，男性多于女性。

【解剖生理】 椎间盘是椎体间的连接部分，除第 1、第 2 颈椎之间及骶椎、尾椎之间无椎间盘外，其余椎体之间均存在椎间盘，成人共有 23 个椎间盘。

椎间盘由髓核、纤维环、软骨板三部分组成，是一个富有弹性的软垫，与脊柱后关节共同构成脊柱运动的基础。同时椎间盘可承受压力，缓冲震荡。

各椎体与椎体之间前后面分别为前、后纵韧带。前纵韧带宽大而坚强，后纵韧带较窄，椎弓之间则有坚韧而富有弹性的弓间韧带，棘突间有棘间韧带，棘突顶端有棘上韧带，椎板间有黄韧带。椎体和附件上附着的肌肉、韧带既是脊柱运动的动力，又能对椎间盘起到保护和限制作用。

椎间盘的髓核、纤维环、软骨板随年龄的增长而发生相应的生理退化。髓核的退化从 20 岁后开始，20～30 岁表现为外形逐渐模糊，与纤维环之间分界不清，30 岁后随着水分丧失的加快，髓核逐渐出现纤维化，50 岁以后可退变为纤维软骨。

1. 内因

（1）解剖结构因素：椎间盘纤维环的后外侧较为薄弱，纵贯脊柱全长的后纵韧带，自第 1 腰椎平面以下,逐渐变窄,至第 5 腰椎和第 1 骶椎间,其宽度只有原来的一半,故变窄的后纵韧带造成了自然结构上的弱点,使髓核易向后方的两侧突出。

(2)椎间盘的退变:随着年龄的增长,椎间盘可有不同程度的退变,至 30 岁以后退变明显,由于负重和脊柱运动的机会增多,椎间盘经常受到来自各方的挤压、牵拉、扭转应力,容易发生椎间盘脱水、纤维化、萎缩、弹力下降,致脊柱内外力学平衡下降,稳定性下降,最后因外伤、劳损、受寒等原因导致纤维环由内向外破裂。这是本病发生的主要原因。

2. 外因

(1)损伤和劳损:积累性损伤是引起本病的重要原因。腰椎排列呈生理前凸,椎间隙前宽后窄,椎间盘前厚后薄。在弯腰搬运重物时,受体重、肌肉和韧带张力的影响,髓核产生强大的反抗张力,在此情况下,若腰部过度负重或扭伤,就可使髓核冲向纤维环一侧方突出,压迫脊神经、马尾或脊髓,从而产生症状。若长时间从事弯腰工作,或腰部积累损伤,髓核得不到正常充盈,纤维环的营养供应就会不足,加之腰背部肌张力增高,导致椎间盘内压力升高,故轻微的外力也可使纤维环破裂而致髓核突出。

(2)寒冷刺激:长期受寒冷刺激,使腰背部肌肉、血管、韧带等软组织痉挛、收缩,影响局部血液循环,进而影响椎间盘的营养供应。同时,由于肌肉的紧张痉挛,导致椎间盘内压力升高,特别是对于已变性的椎间盘,更易造成纤维环破裂,导致髓核突出。

【病因病机】　中医学认为,本病与腰部急、慢性损伤,风寒湿邪侵袭有关,而其根本原因在于肝肾亏虚。本病的病机在于肝肾不足、筋骨不健,又加劳损扭挫,或感受风寒湿邪,经络闭阻,气滞血瘀,气血不通则痛。《素问·刺腰痛》有“衡络之脉令人腰痛,不可俯仰,仰则恐仆,得之举重伤腰”的记载,与腰椎间盘突出症状相似。

【病理分型】

1. 根据髓核的突出方向分型

(1)向后突出:① 单侧型:髓核向一侧突出,压迫一侧神经根而产生临床症状。② 双侧型:髓核向后纵韧带两侧突出,两侧神经根皆受压。③ 中央型:髓核向椎管内突出,压迫马尾神经,突出的髓核可能偏左或偏右,出现马鞍区症状。

(2)向前突出:髓核向椎体前缘突出,一般不会引起临床症状。

(3)向椎体内突出:髓核向软骨板和椎体内突出,形成环状缺口,无临床意义。

2. 根据髓核的突出程度分型

(1)隐藏型(幼弱型):纤维环不完全破裂,其外层尚保持完整,髓核在受压的情况下,从破裂处膨出,超出椎体后缘。

(2)突出型(移行型):纤维环部分破裂,裂隙较大,髓核自破裂处突出,硬膜囊受压。此型可转为破裂型。

(3)破裂型(成熟型):纤维环完全破裂,髓核从破裂处向椎管内脱出,脊髓受压。此型为椎间盘突出程度最严重的一型。

【诊断】

1. 临床表现

(1)腰部疼痛并伴有下肢放射痛,一般是先出现腰痛,相继或以后出现腿痛,疼痛多沿坐骨神经走向放射至小腿或足部。

(2)腰部板滞、腰部活动功能障碍。

(3) 病程较久者,常有局限于小腿外侧后侧、足背、足跟或足掌的主观麻木感。

(4) 中央型腰椎间盘突出症患者,主要表现为鞍区麻痹和感觉异常。

2. 体征

(1) 棘突旁压痛明显,环跳常有较明显的压痛。

(2) 腰部脊柱侧弯、前屈或后伸功能受限,突出物位于神经根的前上方(肩上型),腰椎侧向患侧;突出物位于神经根的内下方(腋下型),腰椎侧向健侧。

(3) 直腿抬高试验及加强试验、屈颈试验阳性。

(4) 患侧小腿前外侧或后侧皮肤感觉减退,蹲趾背屈无力,患侧膝腱或跟腱反射减退或消失。

3. 理化检查

(1) X 线检查:正、侧位 X 线片可见脊柱侧弯,椎间隙变窄,椎体边缘增生。但 X 线征象不能作为确诊本病的依据。

(2) CT 检查:在椎体后缘或后侧缘有局限性组织密度影突向椎管,有时突出物伴有钙化,同时可有黄韧带影增厚、侧隐窝狭窄;椎管与硬膜囊之间的脂肪层消失,或显示硬膜囊受压和神经根受压移位;有时可见突出物突破后纵韧带而游离于硬膜外间隙中。CT 扫描或核磁共振扫描等特殊检查,可明确诊断和确切定位。

(3) 实验室检查:临床上需要排除结核、类风湿、肿瘤等病变时,通常做血沉、类风湿因子、碱性磷酸酶等项检查以帮助鉴别。

【鉴别诊断】

1. 急性腰扭伤　有急性外伤史,起病突然,疼痛以腰部为主,压痛点多在第 3 腰椎横突、竖脊肌、髂后上棘等处,无下肢放射痛,无腱反射异常。

2. 梨状肌综合征　本病无腰痛和腰部阳性体征,臀部梨状肌投影处可有深压痛,梨状肌紧张试验阳性。

3. 椎管内肿瘤　表现为腰腿痛,但腰痛多不明显,下肢痛多为双侧性,伴有足部发麻和行走乏力,疼痛渐进加重,往往出现昼轻夜重的现象。腰骶部压痛往往不明显,脊髓造影或 MRI 检查可明确诊断。

4. 腰椎结核　常有结核病史和典型的午后低热现象,腰部僵直、活动受限,活动时疼痛。X 线检查可见腰椎骨质破坏和椎旁脓肿。

【治疗】

推拿可以扩充椎间隙,降低椎间盘外在压力,促使突出髓核的回纳或吸收,改变突出物与神经根的位置关系,改善损伤椎间盘或神经的血液循环,故而治疗效果明显。

1. 治则　舒筋通络,通经止痛,理筋整复,温肾壮腰。

2. 取穴　阿是穴、肾俞、膀胱俞、关元俞、腰眼、环跳、承扶、委中、承山等。

3. 常用手法　㨰法、按揉法、拿法、点按法、扳法、擦法、拔伸法、牵抖法、拍法等。

4. 操作方法

(1) 基本治疗

1) 患者取俯卧位,医者用㨰、按、揉、拿法于腰、臀和患侧下肢治疗,时间 8～10 分钟;点按上述各穴,重点是阿是穴、环跳、委中,每穴不少于 1 分钟;拔伸、牵抖腰和下肢 3 分钟。

2) 患者取侧卧位,医者行腰部斜扳法,左右各 1 次。

3) 患者取俯卧位,医者拍击腰臀和下肢后侧,擦双侧肾俞和腰骶部。

（2）辨病治疗

1）腰椎曲度减弱或变直者，腰部后伸扳、叠掌按腰椎数次，踩蹻腰部。

2）小腿外后侧、足背、足跟或足掌的主观麻木感较强者，加用肘部推、掌擦麻木部位。

3）下肢后侧牵拉感明显者，直腿抬高下肢，足背屈活动数次。

4）腰椎旁压痛点明显者，用腰椎旋转定位扳法、点按法、踩蹻法治疗。

【按语】

（1）治疗期间，应佩戴腰围，卧硬板床休息。

（2）病情稳定后，做易筋经中"九鬼拔马刀势""青龙探爪势"功法练习以增强腰功能，单杠、蛙泳、飞燕式、倒走等体育锻炼有利于疾病康复。

（3）中央型腰椎间盘突出症患者慎用推拿治疗，禁止使用垂直按压类手法，以免加重病情。

（4）腰椎间盘突出物较大、破裂型脱出和久病，经手法治疗症状改善不明显者，可以考虑手术治疗。

八、急性腰扭伤

急性腰扭伤是指腰骶、骶髂和腰背两侧的肌肉、筋膜、韧带、关节囊及滑膜等软组织的急性损伤，从而引起腰痛和腰部活动功能障碍的一种病证，又称闪腰、岔气。多发于青壮年体力劳动者，长期从事弯腰工作、平时缺乏锻炼和肌肉不发达者易患此病，是一种常见的腰痛疾病。

【解剖生理】 腰部脊柱是由 5 个椎体组成的具有生理前屈弧度的骨性支柱，承受着人体1/2的重量，具有承上启下的作用，可做前屈后伸、左右旋转、左右侧屈及环旋运动。脊柱依靠周围的一些肌肉、筋膜和韧带等组织维系，缺乏骨性保护。因此，在腰部承重和运动时，过度的负重、不良的弯腰所产生的强大拉力和压力，容易引起脊柱周围的肌肉、筋膜和韧带损伤。

腰骶关节是脊柱运动的枢纽，由于骶骨呈 45°前倾角，与第 5 腰椎形成不稳定结构；骶髂关节则是躯干和下肢的连接部分，依靠骶髂韧带和髂腰韧带维系，存在不稳定因素；而腰部两侧的肌肉和韧带起到运动腰部、维持脊柱稳定性的重要作用。因此，腰部的扭伤多发生在腰骶关节、骶髂关节和腰部两侧竖脊肌。

1. 腰背部肌肉 腰背部肌肉一般分为浅、深两层。

（1）浅层肌肉：主要为背阔肌，该肌肉呈三角形阔肌，以腱膜形式起于下 6 个胸椎和全部腰椎棘突、骶正中嵴以及腰背部筋膜后层。肌纤维向外上止于肱骨小结节嵴。该肌损伤时则疼痛广泛且有浅压痛，可影响肩部内收、内旋及后伸肱骨。

（2）深层肌肉：由浅至深依次为竖脊肌、横突棘肌和深层短肌。

1）竖脊肌：腰部最强大的肌肉。该肌以一个总腱起于骶骨后面、骶髂韧带和髂嵴后部，向上纵行排列于脊柱棘突和肋角之间的沟内，分为外、中、内 3 条肌柱。竖脊肌为强大的伸肌，起到后伸躯干和维持直立的作用，一侧竖脊肌收缩也可侧屈躯干。损伤时则肌痉挛明显，腰部屈伸功能受限。

2）横突棘肌：包括由浅至深的半棘肌、多裂肌和回旋肌 3 层。肌纤维起于各椎体的横突，向上数个椎骨止于椎骨的横突，愈深层肌纤维力愈短。半棘肌纤维一般向上跨越 5 个椎骨，多裂肌纤维一般跨越 3 个椎骨，而回旋肌纤维仅只跨越 1 个椎骨。损伤时则椎旁压痛且范围大小不一，腰部旋转功能受限。

3）深层短肌：主要为横突间肌，是位于相邻椎骨之间的短肌，其作用是协助横突棘肌维持躯干的姿势。无论躯干处于何种姿势,深层短肌都处于收缩状态,以抵抗重力。腰背部深肌收缩可使躯干屈、伸、侧屈和回旋运动。损伤时则深层肌压痛且压痛固定。

2. 腰背部韧带

(1) 棘上、棘间韧带:棘上韧带位于棘突上,跨越两个棘突,腰部前屈时该韧带绷紧,有限制过度前屈的作用,损伤时则棘突上有浅压痛且范围较长;棘间韧带位于两个棘突之间,起到维持棘突稳定、限制过度牵张的作用,损伤时则压痛局限于两棘突间且压痛深;棘突骨膜损伤时则压痛局限于该棘突上且为浅压痛。

(2) 骶髂、髂腰韧带:骶髂韧带分深浅两层,浅层位于骶髂关节背侧面,深层位于骶髂关节内面,起到连接和维持骶髂关节的作用,损伤时压痛有深浅之分。髂腰韧带起于下腰椎横突,止于骶骨内侧面,起协助脊柱旋转并限制过度旋转的作用,损伤时压痛位于髂腰三角且压痛深。

3. 腰背肌筋膜　腰背肌筋膜分浅深两层包绕在竖脊肌的周围。其浅层贴于竖脊肌表面,内侧附于棘突和棘上韧带,向外与背后肌腱膜紧密结合,其结构厚实坚韧,深层位于第 12 肋间和髂嵴之间,内侧附于腰椎横突,向外分隔竖脊肌和腰方肌,在竖脊肌外侧缘与浅层汇合,在向外成为腹内斜肌和腹横肌的起始部之一。腰背肌筋膜对竖脊肌起到强有力的保护和支持作用,其损伤以炎症反应为主。

【病因病机】　脊柱腰段介于固定的胸段和骶段之间,既承受身体 1/2 以上的体重,又参与各种复杂的运动,而周围只有一些肌肉、筋膜、韧带等软组织,无骨性结构保护。因突然遭受暴力,或腰部活动时姿势不正确,用力不当,或用力过度,或搬运抬扛重物时肌肉配合不协调,以及跌仆闪挫,而使腰部肌肉、韧带受到剧烈扭转、牵拉等,均可使腰部受伤。

中医学认为,本病多因突然的暴力冲击和闪扭,伤及筋肉,气滞血瘀而成。

【诊断】

1. 临床表现　一般伤后即出现剧烈、持续性的腰部疼痛,且部位局限,患者多能准确地指出疼痛部位。腰部活动受限,患者多用手撑腰,不能挺直,俯仰转侧均感困难,甚至不能翻身起床、站立或行走,咳嗽或深呼吸时疼痛加重。

2. 体征

(1) 局部压痛,一般与受伤部位一致,部分患者同时有下肢牵扯痛。

(2) 单侧或双侧腰部肌肉紧张痉挛,多位于竖脊肌、臀大肌等处。

(3) 多数患者有不同程度的脊柱侧弯畸形,一般侧向患侧。

(4) 部分患者直腿抬高试验和骨盆旋转试验可呈阳性。

3. 理化检查　腰骶部 X 线检查,可以排除腰椎各部的骨折、脱位、增生和椎间盘突出及肿瘤、结核等病。

【鉴别诊断】

腰椎间盘突出症　有典型的腰腿痛伴下肢放射痛,腰部活动受限,脊柱侧弯和腱反射异常,皮肤感觉障碍等神经根受压症状。

【治疗】　治疗前首先要辨清病位,以被损伤的肌肉、韧带、筋膜等为重点进行治疗。

1. 治则　舒筋通络,活血散瘀,消肿止痛。

2. 取穴　阿是穴、肾俞、大肠俞、命门、腰阳关、环跳、委中等。

3. 常用手法　揉法、㨰法、拿揉法、点按法、弹拨法、扳法、擦法等。

4. 操作方法

(1) 基本治疗

1) 患者取俯卧位,医者站于患侧。用㨰、揉、拿揉、弹拨法分别治疗竖脊肌,重点是压痛点,时间 8～10 分钟。点按、揉上述穴位,重点是阿是穴,每穴 1 分钟。

2) 患者取侧卧位,医者行腰部后伸扳法数次,用患侧在上的腰部斜扳法扳动 1 次。

3) 患者取俯卧位,医者掌揉腰骶部及阿是穴,直擦腰部两侧膀胱经、横擦腰骶部,透热为度。

(2) 辨病治疗

1) 腰部疼痛如裂,前屈运动时疼痛尤甚且局部压痛明显者,加用按揉法在双侧委中操作 10～20 遍,接着可从健侧竖脊肌用轻柔按揉法逐渐向患侧接近。用拇指以压痛点为中心向四周做放射状理筋手法,如一指禅推法、弹拨法、按揉法等。做仰卧位的双下肢屈髋、屈膝被动运动。

2) 腰椎棘突偏歪、椎骨错位者,用腰椎旋转定位扳法治疗。

3) 滑膜嵌顿者,用腰椎拔伸法、抖腰法或腰椎旋转定位扳法治疗。

【按语】

(1) 损伤早期要减少腰部活动,卧板床休息,注意局部保暖,病情缓解后做易筋经中的"倒拽九牛尾势""卧虎扑食势"功法练习。

(2) 治疗时应根据患者的具体情况,选择适宜的手法,以免加重损伤。

(3) 急性腰扭伤多由间接外力所致,90% 以上发生在竖脊肌、腰骶和骶髂部,推拿治疗本病效果很好,轻则 2～3 日,重则 2 周左右,可基本恢复健康。

(4) 现代医学认为,推拿能够改善腰部血液循环,提高痛阈,减轻疼痛,并且能够调整腰椎后关节紊乱,使错位的关节复位、嵌顿的滑膜回纳,故而治疗效果明显。

九、慢性腰肌劳损

慢性腰肌劳损归属于中医学"腰痛"的范畴,是指腰骶部肌肉、筋膜和韧带等软组织的慢性损伤,导致局部无菌性炎症,从而引起腰臀部的弥散性疼痛,又称腰臀肌筋膜炎或功能性腰痛。本病是慢性腰腿痛中常见的疾病之一,好发于体力劳动者和长时间静坐缺乏运动者。

【解剖生理】

1. 腰背部肌肉　腰背部肌肉一般分浅、深两层,内容见"急性腰扭伤"。

2. 腰背部筋膜　腰背部筋膜分浅、深两层包绕在竖脊肌周围,内容见"急性腰扭伤"。

3. 腰椎生理曲度　腰部以第 3 腰椎为中心形成生理前屈弧度,该生理曲度的存在对缓冲脊柱应力、维持脊柱内力平衡起着重要的作用,腰椎生理曲度中心点的上移或下移,生理曲度的增大、减小、消失或反弓、脊柱侧弯等,均可使脊柱骨性承重的内应力偏移,稳定性变差,影响腰骶两侧肌群力学平衡,使肌群的协同与拮抗作用失衡,导致腰肌劳损的发生。

【病因病机】

1. 劳损　久坐、长时间弯腰劳动等,使肌肉、筋膜、韧带持续牵张,肌肉过度疲劳,肌内压升高,血液循环障碍而致缺血、肌肉痉挛,大量乳酸、自由基、5 - 羟色胺等堆积,引起水肿、粘连、组织变性,形成慢性劳损。

2. 急性腰部软组织损伤后　治疗不及时或治疗不彻底,使受损的腰肌筋膜不能完全修复,局部形成慢性无菌性炎症,肌纤维变性或瘢痕化,刺激神经末梢而产生腰痛。

3. 先天畸形　腰椎骶化、脊柱隐裂造成结构上的不稳定,部分肌肉和韧带失去附着点,从而诱发劳损而产生腰痛。

4. 寒冷刺激　可影响局部血液循环,促使和加速腰背肌肉、筋膜和韧带的紧张痉挛而变性,从而引起腰痛。

中医学认为,本病是由于外伤劳损而伤及经筋,气滞血瘀;或体弱多病,肝肾亏虚,气血运行失调;或风寒湿外邪侵袭,痹阻经络,不通则痛而成。

【诊断】

1. 临床表现

(1) 腰痛长期反复发作,痛势不剧,呈钝性胀痛或酸痛,不耐久坐久站,时轻时重,迁延难愈。休息、适当活动或改变体位、姿势可使症状减轻,劳累、阴雨天气、受风寒湿影响则症状加重,有时有下肢牵掣不适感。

(2) 腰部活动度基本正常,部分患者活动度下降。

(3) 腰痛急性发作时,诸症明显加重,可有明显的肌痉挛,甚至出现腰部脊柱侧弯、下肢牵掣作痛等症状。

2. 体征　压痛范围较广泛,多在骶髂关节背面、骶骨背面和腰椎横突等处,可有竖脊肌痉挛僵硬。皮肤粗糙,颜色晦暗。

3. 理化检查　X线检查除少数可发现腰骶椎先天性畸形和老年患者椎体骨质增生外,多无异常发现。

【鉴别诊断】

1. 增生性脊柱炎　腰痛主要表现为休息痛,即夜间、清晨腰痛明显,而起床活动后腰痛减轻。脊柱可有叩击痛。X线检查可见腰椎骨钙质沉着和椎体边缘增生骨赘。

2. 陈旧性腰椎骨折　有外伤史,不同程度的腰部功能障碍。X线检查可发现椎体压缩或附近骨折。

3. 腰椎结核　有低热、盗汗、消瘦等全身症状。血沉加快,X线检查可发现腰椎骨质破坏或椎旁脓肿。

4. 腰椎间盘突出症　有典型的腰腿痛伴下肢放射痛,腰部活动受限,脊柱侧弯和腱反射异常,皮肤感觉障碍等神经根受压症状。

【治疗】

1. 治则　舒筋通络,温经活血,解痉止痛。

2. 取穴　肾俞、气海俞、大肠俞、腰阳关、命门、八髎、秩边、委中等。

3. 常用手法　推法、揉法、㨰法、点按法、弹拨法、扳法、摇法、擦法等。

4. 操作方法

(1) 基本治疗

1) 患者取俯卧位,医者站于患侧。用掌揉、掌推两侧足太阳膀胱经,㨰法时可配合腰部后伸被动运动,时间8分钟。点按、揉上述穴位各30秒,以得气为度,弹拨痛点和肌痉挛处3～5遍。

2) 患者取侧卧位和仰卧位,医者行腰部斜扳法和仰卧位屈髋屈膝、腰骶部摇法,摇时顺、逆时针方向各8～10遍,做抱膝滚腰1分钟左右。

3) 患者取俯卧位,医者掌揉腰背,直擦腰部两侧膀胱经、横擦腰骶部,透热为度。

(2) 辨病治疗

1) 腰骶部疼痛剧烈者:点按、弹拨阿是穴,以脊柱为中心向两侧分推,用桑枝棒纵向击打腰骶部,腰部用力较轻,骶部可稍重,以皮肤微红为度。

2)腰椎曲度减弱或变直者:腰部后伸扳、叠掌按腰椎数次,踩蹻腰部。

3)腰椎间隙变窄者:手法拔伸腰椎或腰椎机械牵引治疗。

【按语】

(1)推拿能明显改善症状,特别早期见效明显,但易复发,可配合湿热敷、熏洗等疗法。

(2)在日常生活和工作中,必须注意姿势正确,宜睡硬板床,不宜久坐久立,注意局部保暖,节制房事。

(3)加强腰背伸肌锻炼,如练习易筋经中"饿虎扑食势""打躬势"及仰卧位拱桥式、俯卧位飞燕式功法,早、晚各 1 次,每次各做 20～30 次,则有利于提高疗效。

(4)现代医学认为,推拿可加速腰肌劳损所致的致痛物质和酸性代谢产物的清除,改善局部微环境和促进机体的新陈代谢,故而治疗效果明显。

十、第 3 腰椎横突综合征

第 3 腰椎横突综合征是指第 3 腰椎横突及其周围软组织的急性损伤、慢性劳损,使第 3 腰椎横突处发生无菌性炎症、粘连、变性和增厚,刺激腰脊神经而引起腰臀部疼痛的综合征。本病好发于青壮年体力劳动者,男性多于女性,身体瘦弱者多见,是临床常见的腰腿痛疾病之一。

【解剖生理】

1. 第 3 腰椎横突　第 3 腰椎位于腰椎生理曲度的顶端,为 5 个腰椎的运动中心,是腰椎前屈、后伸及左右旋转运动的枢纽。第 3 腰椎横突最长,其上附着的肌肉、韧带及筋膜,承受的杠杆作用和拉力最大,故损伤的机会较多。

2. 腰脊神经　腰部的脊神经出椎间孔后,分为前、后两支。前支较粗,构成神经腰丛和骶丛;后支较细,分为内侧支和外侧支,在横突间肌内侧向后走行,内侧支分布于肌肉,外侧支称为皮神经。臀上皮神经发自第 1～3 腰神经后支的外侧支,神经纤维分布于臀部皮下、臀中肌及大腿后侧皮肤,其中第 2 腰神经后外侧支在第 3 腰椎横突尖部后方向外穿过肌肉及深筋膜时,易被紧张的筋膜卡压。

【病因病机】

1. 急性外力　腰部突然前屈或侧屈时,因外力牵拉作用,使附着于第 3 腰椎横突上的肌肉、筋膜超过其承受能力而致损伤,严重时可并发第 3 腰椎横突撕脱性骨折。

2. 慢性劳损　长期从事弯腰工作者,因动作不协调,腰背部肌肉收缩而使肥大的第 3 腰椎横突周围的软组织被牵拉,附于横突上的深筋膜被撕裂而造成损伤;或因急性损伤后,未能及时治疗或治疗不当,或因反复多次损伤所致。

第 3 腰椎横突附着肌肉或筋膜损伤后,导致局部出现水肿、渗出,产生纤维变性,或形成瘢痕粘连,刺激周围神经,可引起腰肌或神经支配区的肌肉痉挛和疼痛。

中医学认为,引起本病的原因有三个方面:① 起居不慎,在俯仰旋转时闪扭筋脉,而致气滞血瘀。② 外感风寒湿邪袭于肌腠,着于腰部,致经气运行失畅。③ 腰为肾之府,肾虚则府不荣,筋骨失濡而发病。

【诊断】

1. 临床表现　第 3 腰椎横突周围痛,多数为单侧,劳累后加重,活动后减轻。部分患者疼痛可波及股后、膝下和股内侧肌等处,有的可沿大腿向下放射到膝部或小腿外侧。腰部俯仰转侧活动受限,健侧侧屈或旋转时疼痛尤甚。

2. 体征

(1)患侧第3腰椎横突处有局限性压痛,有时可触及纤维性硬结,常可引起同侧臀部和下肢后外侧放射痛。早期横突尖端部肥厚,局部轻度肿胀。

(2)部分患者直腿抬高试验可为阳性,但加强试验为阴性。

3. 理化检查 X线检查通常无异常发现。少数患者可见第3腰椎横突过长、肥大或左右不对称,腰椎生理前凸减小或消失。

【鉴别诊断】

1. 腰肌劳损 压痛范围广泛,除腰部外,腰骶部或臀部有时也有压痛。而第3腰椎横突综合征的压痛范围比较局限。

2. 梨状肌综合征 疼痛从臀部开始,可沿坐骨神经分布区域出现下肢放射痛,但无腰痛症状。压痛点局限在臀部梨状肌体表投影区。此外,梨状肌紧张试验为阳性,可与之鉴别。

【治疗】

1. 治则 舒筋通络,活血散瘀,消肿止痛。

2. 取穴 阿是穴、气海俞、肾俞、大肠俞、志室、秩边、委中等。

3. 常用手法 揉法、㨰法、点按法、弹拨法、擦法等。

4. 操作方法

(1)基本治疗:患者取俯卧位,医者站于患侧。

1)揉、㨰患侧腰及第3腰椎横突周围,时间5分钟。

2)点按上述诸穴,重点是阿是穴,每穴为30~60秒。

3)双手拇指弹拨患侧第3腰椎横突尖端和阿是穴,时间5分钟。

4)掌揉腰部两侧、掌直擦腰部两侧、横擦腰骶部,透热为度。

(2)辨病治疗

1)晨起或弯腰时疼痛加重者:在冲门、足三里点按法操作各2分钟,并提拉股四头肌联合腱,屈伸下肢2~3遍。

2)腰椎后关节紊乱者:用腰椎斜扳法治疗。

3)横突左右不对称者:用摇腰法、背法治疗,背起后晃动腰椎数遍。

【按语】

(1)腰部束宽皮带护腰,注意局部保暖,防止过度劳累。

(2)治疗期间,避免腰部过多地屈伸和旋转活动。

(3)为了提高疗效,可配合湿热敷、局部封闭等。

(4)现代医学认为,推拿能够减轻第3腰椎横突附着肌肉或筋膜损伤出现的水肿、渗出,松解粘连,减轻其对周围神经的刺激,从而减轻腰肌或神经支配区肌肉的痉挛。

十一、腰椎退行性骨关节炎

腰椎退行性骨关节炎又称老年性脊柱炎、脊柱骨关节炎、肥大性脊柱炎或增生性脊柱炎,归属于中医学“腰痛”“痹证”的范畴,是中老年人群的一种常见多发病,随着年龄不断增长,椎间盘逐渐退变引起腰椎失稳,继而引起椎体边缘、关节突关节骨质增生而形成骨关节炎,临床上以腰部疼痛、僵硬、活动受限为主要症状。

本病发病与年龄密切相关,中年以后骨质增生普遍存在,是一种生理性退变,是对骨退化的一种保护性加强,不一定出现临床症状,骨质增生的程度与临床症状不成正比。

【解剖生理】

1. 腰椎椎体　由于负荷较大,故腰椎椎体体积大,呈肾形,横径大于矢状径;又因发生腰曲的缘故,其前后缘高度之比较低。

2. 腰椎椎间盘　见"腰椎间盘突出症"。

3. 关节突关节　又称腰椎小关节、后关节,是由相邻位椎骨的上、下关节突构成的关节,属滑膜关节,其允许两椎骨之间做一定范围的活动,关节突关节面上覆盖一层软骨,随年龄增长软骨变薄,关节面下部的骨质也变得不规则、增生和硬化。

【病因病机】　退行性病变是发生本病的主要原因,包括椎体、小关节、腰椎椎间盘和黄韧带等结构的退变。

1. 退行性改变　椎间盘退变后,髓核脱水变薄,椎间隙变窄,腰椎稳定性下降,椎体和小关节不断受到应力的震荡、冲击和磨损,因而逐渐形成骨刺,骨刺的形成既是机体的一种病理产物,又是脊柱的一种保护性反应,能起到稳定椎节、避免异常活动和增加负重平面的作用。但是骨刺的形成刺激到周围软组织,引起无菌性炎症而产生疼痛,同时骨赘在椎管内和椎弓根发展也会对脊神经和硬膜囊压迫而产生不同的神经根压迫症状。

2. 慢性劳损　由于腰部长时间的负重或者过度活动,进一步加速腰椎间盘的退变,导致椎体及关节受到刺激,日久形成骨刺,引起无菌性炎症产生疼痛。

中医学认为,由于人过中年,肝肾亏虚,精血不能濡养,不荣则痛;或因强力劳作,伤及气血,气滞血瘀,腰部筋脉瘀阻,不通则痛。

【诊断】

1. 临床表现

(1)逐渐出现的腰背酸痛,僵硬、不灵活或有束缚感,反复发作,晨起疼痛和僵硬感明显,轻微活动可减轻,过度活动后加重。

(2)急性发作者腰痛常向臀部或大腿后侧放射,腰部活动受限。

2. 体征

(1)腰椎生理曲度前凸变小或消失,活动受限。

(2)腰部肌肉紧张、压痛,常可触及痉挛或条索状改变。

(3)腰椎棘突、棘间压痛和叩痛阳性,挺腹试验阳性,屈膝屈髋试验阳性。

3. 理化检查

(1)腰椎 X 线检查:可见腰椎体边缘唇样变,椎间隙变窄,小关节骨质增生亦较多见,严重者形成骨桥。

(2)腰椎 CT 检查:常可发现椎体小关节肥大增生,关节间隙变窄,关节囊钙化及小关节真空现象。

(3)腰椎 MRI 检查:主要用于对硬膜囊状态的判定,凡具有脊髓、脊神经根症状者应常规予以检查。

【鉴别诊断】

1. 腰椎间盘突出症　以腰痛伴下肢放射性疼痛为主要表现,腹压增高时症状加重,并出现运动无力、浅感觉减退、腱反射减弱等神经根受压体征。

2. 腰椎滑脱症　表现为腰痛、活动受限，可出现下肢坐骨神经痛，X 线检查示腰椎向前或向后滑脱，一般以向前滑脱多见。

3. 腰椎结核　有低热、盗汗、消瘦等全身症状。血沉加快，X 线检查可发现腰椎骨质破坏或椎旁脓肿。

【治疗】

1. 治则　补肾活血、通络止痛。

2. 取穴　肝俞、肾俞、腰夹脊、腰阳关、十七椎、秩边、委中、昆仑、阿是穴等。

3. 常用手法　𢱸法、按揉法、推法、摇法、擦法等。

4. 操作方法

(1) 基本治疗

1) 患者取俯卧位，医者施𢱸法、揉法、推法于腰臀及下肢部治疗 8 分钟。点按上述诸穴，重点是肝俞、肾俞、腰夹脊，每穴操作时间约 1 分钟。

2) 患者俯卧位摇腰，顺时针、逆时针方向各 10～20 次；仰卧位抱膝滚腰 10～20 次。

3) 后伸扳腰椎 10 次，斜扳腰椎左右各 1 次。

4) 患者取俯卧位，医者以冬青膏为介质，直擦两侧背部膀胱经及华佗夹脊，透热为度。

(2) 辨病治疗

1) 腰痛急性发作，痛有定处者，以按揉法、弹拨法施于痛点或敏感点重点治疗。

2) 腰腿冷痛重着，转侧不利，静卧痛不减，受寒及阴雨疼痛加重，肢体发凉，舌质淡，苔白或腻，脉沉紧或濡缓。以膏摩为介质，用擦法施于腰部督脉、膀胱经，以透热为度。

3) 腰部酸痛，腿膝乏力，久坐久行后加重，休息后稍减轻，舌质淡，苔薄白，脉沉细。以膏摩为介质，直擦华佗夹脊、腰部膀胱经，横擦肾俞、命门、腰阳关。

【按语】

(1) 运动关节类手法要因人制宜，幅度一般不宜太大。

(2) 经常进行易筋经中的"饿虎扑食势""掉尾式"等功法练习可增强腰部功能。

(3) 日常生活可以佩戴腰围，避免腰部受寒，卧硬板床。

十二、骶髂关节损伤

骶髂关节损伤归属于中医学"伤筋""痹证"的范畴，是指骶髂关节及其周围软组织外力损伤后出现以骶髂关节功能失常、下腰痛等为主要症状的病证，又称为骶髂关节错缝、骶髂关节半脱位等。

【解剖生理】　骶髂关节由骶骨与髂骨的耳状面构成，属微动关节，关节面凹凸不平，互相嵌合十分紧密，关节囊坚韧，并有韧带加固，主要的韧带是骶髂骨间韧带，位于关节面的后上方，连接于相对的骶骨粗隆和髂骨粗隆之间。在关节的前后还分别在骶髂前韧带和骶髂后韧带加强。骶髂关节的这些结构特征，增强了该关节的稳固性，在一定程度限制了关节的活动，从而有利于重力通过该关节向下肢传递，以及自高处着地或跳跃时起缓冲冲击力及震荡的作用。

【病因病机】

1. 外伤　骶髂关节是一个微动而坚固的关节，一般情况下不易造成损伤，较强外力作用于该关节时可引起关节面的损伤错位、滑膜嵌顿、周围软组织损伤，引起疼痛。

2. 妊娠后期和产后　女性妊娠后期，由于体内激素的作用，骨盆周围的韧带变得松弛。产后如不注意保持正确的体位及养护，也易导致该关节的损伤和错位。

3. 慢性劳损　长期的姿势不正,骶髂关节周围的肌力失调,韧带松弛,扭转的外力可使凹凸不平的骶髂关节面紊乱,间隙加宽,易引起该关节的损伤和错位,出现腰骶部疼痛,部分可刺激骶尾神经引起盆腔脏器功能紊乱。

中医学认为,由于腰骶部急性损伤,筋出槽、骨错缝,或慢性损伤,气血不通,脉络受损,血溢脉外,瘀血阻络,故而致痹;或由于感受寒湿之邪,寒主收引,湿性黏滞,邪气痹阻经脉,缠绵不止,气血运行不畅而发病;或年老体弱,肝肾亏虚,筋骨失养,不荣则痛而致痹。

【分类】　根据骶髂关节扭伤的方向不同,可分为前错位和后错位两种。

1. 骶髂关节前错位　当髋关节伸直,膝关节屈曲,拉紧股四头肌和髂股韧带向前牵拉髂骨时,躯干、脊柱及骶骨向后旋转的外力可使髂骨向前移位。

2. 骶髂关节后错位　当髋关节屈曲,膝关节伸直,腘肌紧张向后牵拉髂骨时,躯干脊柱及骶骨向对侧前方旋转时,则骶骨与髂骨发生方向相反的扭转,可引起髂骨后旋移位。

【诊断】

1. 临床表现

(1) 有外力损伤病史,多见于妊娠后期和产后患者。

(2) 骶髂关节扭伤后突感伤侧骶髂部剧烈疼痛、转动不灵,不能弯腰,患侧负重时疼痛加重,行走时抬腿困难,部分患者合并同侧下肢放射痛,多在臀部、大腿后部坐骨神经分布区和大腿根部前内侧区域出现放射性疼痛。

2. 体征

(1) 腰椎活动受限,急性患者呈"歪臀跛行"姿势,有脊柱侧弯。

(2) 患侧竖脊肌痉挛压痛,骶髂关节压痛,叩痛并向同侧下肢放射。

(3) 患者平卧时双下肢不等长,两侧髂后上棘距后正中线距离不等,不等高。

(4) "4"字试验阳性,床边试验阳性,屈膝屈髋试验及下肢后伸试验阳性。

3. 理化检查

(1) X线检查:骨盆正位片可见患侧骶髂关节密度增高或降低,两侧关节间隙宽窄不等,两侧髂后上棘不在同一水平上。在斜位片上,患侧骶髂关节间隙增宽,关节面凹凸之间排列紊乱。

(2) 骶髂关节CT或MRI检查:可清晰看到两侧骶髂关节不对称。

【鉴别诊断】

1. 骶髂关节结核　有结核病感染史,常侵犯一侧关节,两侧罕见。影像学检查及结核病相关检查可协助鉴别。

2. 强直性脊柱炎　早期有腰骶部疼痛病史,先侵犯双侧骶髂关节,逐渐向上累及整个脊柱,影像学检查和结合风湿免疫学方面检查可鉴别。

【治疗】

1. 治则　活血通络,理筋整复。

2. 取穴　阿是穴、秩边、胞肓、八髎、十七椎、腰阳关、大肠俞、关元俞、环跳、承扶、委中等。

3. 常用手法　一指禅推法、滚法、按揉法、弹拨法、擦法等。

4. 操作方法

(1) 基本治疗:患者取俯卧位,医者站于一侧。

1) 施滚法、揉法于患侧腰骶部、臀部及下肢约5分钟。

2) 弹拨、按揉上述诸穴,重点是阿是穴、八髎,约8分钟。

3）以膏摩为介质,直擦八髎,横擦十七椎,以透热为度。

（2）辨病治疗

1）前错位者

下肢牵伸法：患者取仰卧位,医者双手紧握患侧下肢踝部,利用自身体重牵拉5秒,反复3次。

屈膝屈髋按压法：患者取仰卧位,医者立于患侧,健侧下肢伸直,助手固定健侧髂前上棘部,医者一手扶住患侧小腿上端,另一手握住踝部,屈膝屈髋到最大限度后,用顿力向对侧季肋部压膝关节,有时可闻及"喀喀"声。

2）后错位者

单髋过伸复位法：患者取俯卧位,医者立于患者健侧,一手掌根部固定于患侧髂后上棘下缘,另一手托住股四头肌,使下肢后伸、骨盆抬离床面到最大范围时,双手相反方向协同用力。

【按语】

（1）手法治疗骶髂关节损伤只要诊断明确,手法施治得当,常能收到较好的疗效。如遇到病程较长的病例,受损后局部韧带较为松弛,易导致复发。需患者长期保持正确的体位,避免过重的体力劳动及剧烈运动。

（2）经常进行易筋经中的"摘星换斗势"、少林内功中的"弓箭裆势"等功法练习可以增强骨盆的稳定性。

（3）正确坐姿,尽量避免习惯性跷二郎腿。

十三、特发性脊柱侧弯

特发性脊柱侧弯是指无任何先天性脊柱异常、无合并有神经肌肉或骨骼疾病时脊柱出现侧弯及旋转畸形,是临床一种常见的结构性脊柱侧弯。青少年特发性脊柱侧弯是脊柱侧弯中最为常见的一种类型,女性多于男性,根据年龄特点一般将特发性脊柱侧弯分为三种类型：幼儿型（0～3岁）、少年型（4～9岁）和青春型（10～16岁）。

【解剖生理】 脊柱是身体的支柱,位于背部正中,上端接颅骨,下端达尾骨尖。在正常情况下,脊柱有4个弯曲,从侧面看呈S形,即颈椎前凸、胸椎后凸、腰椎前凸和骶椎后凸。脊柱为人体的中轴骨骼,是身体的支柱,有负重、减震、保护和运动等功能。

【病因病机】 目前,对引起特发性脊柱侧弯的原因还不十分清楚,可能与以下因素有关。

1. 基因遗传因素 特发性脊柱侧凸的流行病研究表明,其发生存在着明显遗传因素的影响,其具体遗传模式尚未明了,多数学者认为与常染色体主导和不完全性连锁以及多样性表达等有关。

2. 激素影响 特发性脊柱侧弯女孩的身高常比同龄正常女孩高,这一现象提示脊柱侧弯可能与生长激素有关,但大量的研究,认为生长激素并不是脊柱畸形的真正病因。由于生长需要包括生长因素在内的多种因素相互作用,因而生长的控制非常复杂。

3. 神经-平衡系统功能障碍 人体平衡系统的功能是控制作用于人体上的各种重力和维持在各种不同状态下的平衡,在这个平衡系统反射弧中的某个反射环节上出现功能障碍,脊柱就有可能发生侧弯来调整或建立新的平衡。

【诊断】

1. 临床表现 脊柱向一侧弯曲,站立时躯干不对称,如双肩不等高、一侧肩胛骨向后突出、前胸不对称,骨盆倾斜,肌肉凸侧组织紧张,凹侧组织薄弱、被牵拉。严重的脊柱侧弯可导致胸廓塌陷、躯干不平衡、躯干缩短和由于胸腔容积下降造成的耐力下降、气促、心悸等,少数病人可出现腰背痛。

2. 体征

(1) 脊柱侧弯,患者站立,两足并拢,膝伸直,腰前屈,双手并齐,两臂下垂,医者从患者的前、后及侧面观察背部两侧是否有一侧高、一侧低和后凸或前凸畸形。

(2) 双肩、两侧髂嵴不等高。

(3) 出现腰背痛时,在腰背部棘突、棘间、棘旁存在压痛。

3. 理化检查

(1) 脊柱 X 线检查:少数早期侧弯的顶椎可有轻度楔形变;侧弯的弯曲度呈均匀性改变,不会出现短弧及锐弧;特发性胸椎侧弯在矢状面上大多表现为胸椎的生理性后凸减少或消失。在冠状面上测量侧弯的角度常应用 Cobb 法,首先在正位片上定出侧弯的上下端椎,端椎在整个弯曲中倾斜最重,沿上端椎的上终板和下端椎的下终板各画一条直线,两线垂直线的交角即为侧弯的 Cobb 角。

(2) CT 或 MRI 检查:排除椎管内病变,如脊髓空洞、脊柱椎管肿瘤、脊髓栓系和脊髓纵裂等。

【鉴别诊断】

先天性脊柱侧弯　本病是由椎体畸形引起的脊柱纵向生长不平衡而产生的脊柱侧向弯曲,椎体畸形为先天性椎体形态和数目的异常。

【治疗】

1. 治则　活血通络,理筋调曲。

2. 取穴　风池、大椎、肺俞、厥阴俞、心俞、督俞、膈俞、肝俞、胆俞、脾俞、胃俞、三焦俞、肾俞、气海俞、大肠俞、关元俞、小肠俞、膀胱俞、阿是穴等。

3. 常用手法　一指禅推法、㨰法、按揉法、弹拨法、脊柱微调手法、斜扳法、擦法等。

4. 操作方法

(1) 基本治疗:患者取俯卧位,医者站于一侧。

1) 用一指禅推法、㨰法、按揉法在脊柱两侧治疗 5~10 分钟。

2) 弹拨侧弯脊柱的双侧痉挛的肌肉,重点在侧弯最大处,按揉腰背部腧穴等,约 5 分钟。

3) 在脊柱侧弯处采用脊柱微调手法调整偏歪的棘突。

4) 直擦脊柱两侧足太阳膀胱经和督脉,重点在脊柱侧弯处,以透热为度。

(2) 辨病治疗

1) 颈椎侧弯:可采用颈椎侧扳法调整。以左凸侧弯为例,患者取坐位,医者站在患者右侧,右肘压住患者的右肩,左手置于其头侧部,逐渐使患者头左侧屈至最大限度时,瞬间用力,加大侧屈5°~10°,随即松手。

2) 胸椎侧弯:可采用胸椎后伸扳肩法调整。以左凸侧弯为例,患者取俯卧位,医者站在患者左侧,以右手掌根部按住脊柱侧弯凸侧,左手置于右肩前,两手相对有力,使背部后伸且旋转到最大限度时,两手瞬间用力扳动,反复数次。

3) 腰椎侧弯:可采用腰椎旋转定位扳法。以左凸侧弯为例,患者取坐位,医者站在患者左侧,患者腰前屈到某一需要角度后,一助手帮助固定患者下肢及骨盆。医者用一手拇指按住腰椎侧弯最大处的棘突,另一手手臂从其腋下穿过,并以手掌按于颈后部,使其腰部在前屈位时再向患侧旋转。旋转至最大限度时,右手下按,右肘上抬,左手拇指同时向对侧顶推腰椎侧弯最大处的棘突,两手协调用力作快速扳动。

【按语】

(1) 本病越早治疗则疗效越好,因治疗周期较长,需要患者做好长期治疗的心理准备。

（2）手法矫正后可以佩戴矫形支具，患者平时需要注意坐姿，避免坐姿不当加重病情。

（3）除了治疗，脊柱的导引锻炼也尤为重要，经常进行功能锻炼，可增强脊柱两侧肌肉的力量，增强脊柱的稳定性，方法采用易筋经中的"饿虎扑食势"，少林内功中的"霸王举鼎""两手托天"，八段锦中的"双手托天理三焦""调理脾胃须单举"等功法练习。

十四、腰椎滑脱症

腰椎滑脱症归属于中医学"腰痛""腰腿痛"或"痹证"等范畴，是指由于腰椎退变、外伤或先天因素等引起的椎弓完整的腰椎向前、向后或向侧方的移位，以腰椎向前滑脱较常见。如果腰椎滑脱合并椎体与椎弓根或小关节突骨质连续性中断者，称为腰椎滑脱合并腰椎峡部崩裂。由于退变因素导致的腰椎滑脱又称为退行性腰椎滑脱症，多见于中老年人，女性为男性的4～6倍。滑脱部位以第4腰椎多见，其次为第3和第5腰椎，是临床产生腰腿痛的一个常见原因。

【解剖生理】 腰椎由前方的椎体和后方的椎弓两部分组成。腰椎的椎弓根伸向后外，椎上切迹较小，自第1腰椎向下矢状径顺序下降，而椎下切迹较大。椎弓板较厚，略向下后倾斜。腰椎的上关节突由椎弓根发出，向内与上一节腰椎的下关节突相接，椎间关节的方向呈矢状位，但向下逐渐变成斜位，横突关节突间部称峡部。

【病因病机】 目前该病病因尚未完全明了，可能因素如下。

1. 退变 随着年龄的增加，腰椎间盘退变，髓核水分减少，椎间盘变薄，缓冲作用减弱。下腰椎旋转由髓核移至小关节，同时小关节韧带松弛，过度活动和受载荷尤其是前屈旋转应力增加，使关节面重新塑形，关节咬合面接近矢状位，形成滑脱。

2. 先天因素 腰椎先天结构发育异常，腰椎失稳而引起腰椎滑脱。

3. 其他 长时间姿势不当，以及肥胖和更年期妇女内分泌紊乱引起软组织、椎骨退变。

中医学认为，由于先天不足、久病体虚、年老体弱、房事过劳致肝肾亏损，而腰为肾之府，肝肾亏虚则腰失养，不荣则痛；或由于用力不当，或姿势不正，或跌仆闪挫，致腰腿部经络气血运行阻滞，不通则痛。

【诊断】

1. 临床表现

（1）有腰部外伤史、慢性劳损史或受寒湿侵袭史，大部分患者发病前有慢性腰痛史。

（2）腰痛、臀部及大腿后疼痛，劳累及活动后加重，卧床休息减轻或缓解。慢性腰痛，并出现向臀部及下肢的放射痛，伴有牵拉、酸胀、灼痛、麻木等感觉，活动增多或劳累时，症状加重。严重者可伴肌肉萎缩及间歇性跛行，甚至有会阴部麻木和小便障碍。

2. 体征

（1）腰椎生理曲度增大，胸腰段略后突，臀部后凸。

（2）可触及滑脱椎体棘突间及旁压痛，有叩击痛，滑脱节段可触及小凹陷或"台阶感"。

3. 理化检查 X线腰椎侧位片检查可见椎体向前滑脱，滑脱多发生在第4和第5腰椎椎体，根据Meyerding's分度法，将滑脱腰椎下一椎体的上面纵分为4等份，移动距离在1/4之内为Ⅰ度，1/4～1/2为Ⅱ度，以下类推。斜位片可排除椎弓根峡部有无断裂。

【鉴别诊断】

1. 腰椎间盘突出症 腰痛伴下肢放射痛，腰部活动受限，腹压增高时症状加重，出现运动无力、浅感觉减退、腱反射减弱等神经根受压体征，结合影像学检查可鉴别。

2. 腰椎退行性骨关节炎 慢性腰痛,轻者可见晨起或休息后腰部僵硬不适,活动后减轻,活动过多又可见疼痛加重。X线检查可见腰椎骨关节增生明显,后关节突肥大,椎间隙变窄。

【治疗】

1. 治则 补肾壮腰,通络止痛,调整滑脱。

2. 取穴 肾俞、大肠俞、气海俞、关元俞、居髎、环跳、殷门、委中、承山、昆仑、阿是穴等。

3. 常用手法 㨰法、按揉法、弹拨法、点按法、点揉法、擦法、屈膝屈髋法等。

4. 操作方法

(1) 基本治疗

1) 患者取俯卧位,腹部垫枕。医者在腰部㨰法治疗5分钟。按揉患侧腰部棘突旁阿是穴、肾俞、大肠俞、气海俞、关元俞、居髎、环跳、殷门、委中、承山、昆仑等,每穴1分钟。弹拨两侧腰椎横突外缘、髂嵴上缘、髂腰三角等竖脊肌附着区域3~5遍,然后在局部应用双掌重叠按揉法1分钟。

2) 患者取仰卧位,屈膝屈髋。医者将两只木棉枕头叠在一起,对折后压住开口一头,助手抬起患者臀部,使枕头呈45°楔形垫入患者臀部下方;再嘱助手用手顶住患者臀部下枕头,医者站在床头,双手置于髂前上棘,以向前、向下的冲力按压患者腰骶部1分钟;再令患者在屈膝屈髋抱膝位留枕仰卧20~30分钟,使患者滑脱的腰椎在前屈状态下受后部肌肉和韧带的牵拉力及腰椎重力作用,向后整复。

3) 患者取俯卧位,医者直擦腰部膀胱经,横擦腰部,以透热为度。

(2) 辨病治疗

1) 腰部有外伤史、腰痛剧烈、痛有定处、刺痛、活动艰难、痛处拒按者,手法治疗重点采用按揉法、弹拨法施于下肢痛性反应点或敏感点。

2) 腰部冷痛重着、转侧不利、痛有定处、静卧不减或反而加重者,手法治以膏摩膏为介质,用擦法施于腰部督脉、膀胱经,以透热为度。

3) 腰痛缠绵日久、反复发作、乏力、不耐劳、劳则加重、卧则减轻者,手法治疗以膏摩膏为介质,直擦腰部华佗夹脊、腰部膀胱经,横擦肾俞、腰阳关,斜擦八髎,以透热为度。

【按语】

(1) 手法治疗腰椎滑脱症仅限于Ⅱ度及以下腰椎滑脱者。

(2) 腰椎滑脱合并腰椎峡部崩裂者,慎用腰椎斜扳法和旋转扳法。

(3) 导引功法锻炼,可采用易筋经中的"饿虎扑食势"、少林内功中的"弓箭裆势"以及屈膝屈髋腰骶部垫枕法锻炼。

(4) 避免劳累,勿久坐,避免腰部负重及长时间弯腰,不做腰椎后伸运动,勿从事剧烈运动。

第二节 上 肢 部

一、肩关节周围炎

肩关节周围炎归属于中医学"肩痹"的范畴,是指发生在肩关节囊及其周围韧带、肌腱、滑膜的退行性变和慢性非特异性炎症而引起以关节疼痛和活动功能障碍为主的一种病证,简称肩周炎,又称漏肩风、冻结肩、五十肩。本病多见于女性,以50岁左右患者居多。

肩周炎大多因感受风寒湿邪,引起肩部酸痛,运动功能障碍等。一般多发生于单侧肩部,亦有两肩先后发病或交替发病者。本病严重者,可影响生活和工作。

【解剖生理】 肩关节是人体运动范围最大的关节,由肩肱关节、肩锁关节、肩胛胸壁关节和胸锁关节四部分组成的关节复合体。其周围有斜方肌、三角肌、冈上肌、冈下肌、小圆肌、肩胛下肌、胸大肌、胸小肌、背阔肌、肱二头肌、肱三头肌和喙肩韧带、盂肱韧带、喙肱韧带等韧带附着,以维持肩关节的稳定及运动。同时,肩部还有肩肱关节囊和众多的滑液囊,起到润滑关节、减少摩擦的作用。肩肱关节是典型的球窝关节,其运动可分为前屈、后伸、外展、内收、外旋和内旋。

【病因病机】

1. **外伤及劳损** 肩关节周围病变常见的是肩关节周围劳损和退变,如冈上肌腱炎、肱二头肌腱炎等慢性炎症和损伤均可波及关节囊和周围软组织,引起关节囊的慢性炎症和粘连;肩关节的急性创伤引起局部炎性渗出、出血、疼痛、肌肉痉挛,将会导致肩关节囊和周围组织粘连;肩部功能活动减少,上肢固定过久均可导致冻结肩发生。

2. **肩外疾病** 颈源性肩周炎,先有颈椎病的症状和体征,然后再发生肩周炎;冠心病患者常可并发肩周炎,常以左肩为多。此外,本病还与精神心理因素、体内感染病灶、内分泌紊乱及自身免疫反应等有关。

中医学认为,五旬之人肝肾亏虚,气血欠充,经筋失养。肩部外伤、劳损,使气血凝滞,或因腠理空虚,卫阳失固,汗出当风,睡眠露肩,风寒湿邪乘虚侵袭,致使经气闭阻,气血运行不畅,经筋挛缩,经筋功能失常,枢机失利引起。

【诊断】

1. **临床表现**

(1)急性期:肩部自发性疼痛,其疼痛常为持续性,表现不一。多为急起,呈慢性发展。活动时,如穿上衣时耸肩或肩内旋时疼痛加重,不能梳头洗脸,患侧手不能摸背。以后肩痛迅速加重,尤其夜间为甚,患者不敢患侧卧位。

(2)慢性期:肩痛逐渐减轻或消失,但肩关节挛缩变僵硬逐渐加重呈"冻结状态",以外展、外旋、后伸功能障碍最为显著,如梳头、穿衣、举臂、向后系带均感困难。此期持续时间较长,通常为2~3个月。

(3)恢复期:肩痛基本消失,肩关节慢慢地松弛,关节的活动也逐渐增加。恢复期的长短与急性期和慢性期的时间有关,冻结期越长则恢复期也越慢,病期短则恢复也快,整个病程短者1~2个月,长者可达数年。

2. **体征**

(1)急性期:肩关节活动范围减小,特别是外展和外旋功能受限最为显著。肩部外观正常。局部压痛点多位于结节间沟、喙突、肩峰下滑囊或三角肌附着处、冈上肌附着处、肩胛骨内上角等处。

(2)慢性期:肩关节各方向活动均比正常减少1/4~1/2,严重者肩肱关节活动完全消失。病程长者可出现轻度肌肉萎缩,多见于三角肌、肩胛带肌,压痛轻微或无压痛。

(3)恢复期:外旋活动首先恢复,继则为外展和内旋活动。

3. **理化检查** ① X线平片见肩关节肱骨大结节骨质疏松或囊性改变或大结节钙化等。② 肩关节前、后平片和最大上举位各摄片 1 张,画出肩胛冈轴线与肱骨干轴线夹角(<140°),作为 X 线诊断肩周炎的客观指标。③ 造影。肩关节周围炎造影显示关节囊变小,其下缘呈锯齿状,肩胛下隐窝可以变小或消失,肱二头肌腱和肩胛下滑囊可不显影。

【鉴别诊断】

1. 肩关节创伤　肩部骨关节或软组织因急性损伤而引起疼痛,常伴局部明显肿胀和瘀紫,通过询问外伤史即可鉴别。

2. 肱二头肌长头腱鞘炎　其压痛点多在肩关节前方结节间沟处,做屈肘抗阻力试验时可引起上述部位剧痛,部分病例在结节间沟处有摩擦感,被动活动肩关节时无痛感。

3. 神经根型颈椎病　颈项部及肩、上肢疼痛和放射痛,肩部无明显压痛点,肩关节活动受限不明显。椎间孔挤压试验、臂丛牵拉试验可阳性,颈椎 X 线摄片多有阳性改变。

4. 肩部骨病　如骨关节结核、化脓性关节炎、肱骨上段骨肿瘤等疾病,可通过询问病史、X 线摄片和实验室检查等方法鉴别。

【治疗】

1. 治则　急性期宜温通经络、活血止痛,慢性期和恢复期宜松解粘连、滑利关节。

2. 取穴　阿是穴、肩井、天宗、肩髃、肩贞、肩内陵、极泉、曲池、手三里、合谷。

3. 常用手法　𢷋法、按揉法、点按法、拿法、摇法、扳法、搓法、抖法、擦法。

4. 操作方法

(1) 基本治疗:患者取坐位,医者站立于患侧。

1) 𢷋、按揉患侧肩部、肩胛部和上肢,以肩部操作为主。

2) 点按阿是穴、肩井、天宗、肩髃、肩贞、肩内陵、曲池、手三里、合谷等穴各 30 秒左右,以得气为度。

3) 拿极泉和肩部、上肢肌肉 2 分钟。

4) 摇肩关节,顺、逆时针方向各摇 15 遍。

5) 扳肩关节,前屈、外展、后伸各方向均扳 5～10 次,扳动幅度由小到大,以患者忍受为度。

6) 搓肩和上肢,上下往返 3 遍。

7) 抖上肢 1 分钟。

8) 暴露患肩,擦肩部,以透热为度。

(2) 辨病治疗:肩部冷痛延及手指:医者左手握患肢腕部,右手轻揉肩峰部,从痛点向周围扩大,并捏揉肩井、天宗,反复 5～10 遍;用双掌根夹起患者肩部并施抱揉法,操作 3～5 分钟,使之有轻松、微热感。

【按语】

(1) 肩周炎的推拿治疗,初期以舒筋活血止痛为主,手法宜轻;后期以松解粘连为主,手法可适当加重,并加强肩关节的被动运动。晚期患者粘连日久,可因废用而发生骨质疏松,摇、扳法时要注意用力轻柔。在施治过程中,用力轻重、被动活动度及次数的掌握,以患者能耐受为度,切忌猛烈施术,活动范围由小而大,力戒盲目求功,防止造成意外损伤,年老体衰者亦可在卧位施以适当手法。

(2) 本病预后良好,一般肩部功能均能恢复,并且痊愈后复发者较少。

(3) 注意休息和肩部保暖,防止复感风寒使症状加重。

(4) 肩周炎后期强调肩关节功能锻炼,可以重点练习易筋经中的"摘星换斗势""九鬼拔马刀势"等功法,也可做蝎子爬墙、体后拉手、手拉滑轮、吊单杠和肩关节内收、前屈、外展、上举、后伸等各个方向的活动,宜在引起疼痛的范围内锻炼,幅度由小到大,因疼痛而在小范围内的锻炼意义不大。

二、冈上肌肌腱炎

冈上肌肌腱炎归属于中医学"肩痛病"的范畴,是指由急、慢性损伤和退行性改变或感受风寒湿邪,使冈上肌肌腱产生无菌性炎症而引起肩外侧疼痛和活动受限的一种病证,又称冈上肌综合征、外展综合征。本病以中年人居多,多见于长期从事体力劳动者、家庭妇女和运动者,是肩部常见的伤筋之一。

【解剖生理】 冈上肌被斜方肌和三角肌覆盖,其肌腱与冈下肌、小圆肌、肩胛下肌共同组成肩袖。冈上肌起于肩胛骨上窝,肌腱从喙肩韧带、肩峰下滑囊下和肩关节囊之上的间隙通过,止于肱骨大结节。其形状如马蹄,作用为固定肱骨于肩胛盂中,并与三角肌协同动作使上肢外展,由于此处运动频繁又是肩部肌肉收缩力量的交汇点,故容易损伤。冈上肌由肩胛上神经支配,肩胛切迹处为易受损伤的嵌压点,同时冈上肌肌纤维长且跨度大,运动中易受损。

【病因病机】

1. **损伤与劳损** 冈上肌的作用主要是协助三角肌促使肩关节外展活动,是肩部力量集中的交叉点。冈上肌肌腱在喙肩韧带和肩峰下滑囊下、肩关节囊上的狭小间隙中通过,当肩关节外展、外旋时,冈上肌肌腱受到肩峰和喙肩韧带的挤压摩擦,而长期频繁的肩部运动会造成肌腱的损伤或劳损,从而继发创伤性炎症。

2. **退行性改变** 随着年龄增长,肌腱本身可发生退行性改变,尤其是继发创伤性炎症,可促进冈上肌肌腱退变,使肌腱的血液循环减慢,引起临床症状。

中医学认为,本病是由于肩部外伤、劳损,或感受风寒湿邪,痹阻经络,致气血运行不畅,气血瘀滞,引起冈上肌腱发生损伤,而导致肩部疼痛、外展活动受限。

【诊断】

1. **临床表现** 肩部疼痛,活动受限。疼痛多在肩峰、大结节和三角肌止点处;有时疼痛可向上放射到颈部,向下放射到肘部、前臂和手指,外展活动时痛甚,劳累和阴雨天症状加重。发生冈上肌腱钙化者,疼痛更为剧烈。

2. **体征**

(1) 压痛点:多局限于冈上肌肌腱抵止处大结节顶部,并可随肱骨头的旋转而移动。

(2) 疼痛弧:肩关节主动外展到 60°时开始疼痛,至 120°以后疼痛消失。这是因为肿胀的冈上肌肌腱与已有炎症的肩峰下滑囊发生摩擦引起的疼痛。

肩关节被动运动不受限,病程日久则可见三角肌萎缩。冈上肌肌腱钙化者,肩关节的外展活动亦严重受限,患肩局部肌肉痉挛,皮肤温度升高,有红肿压痛,压痛点在肱骨大结节处最明显。

3. **理化检查** X 线检查无明显异常改变,少数患者冈上肌肌腱钙化时,可见密度不一的钙化影。

【鉴别诊断】

1. **肩关节周围炎** 肩关节疼痛不仅限于 60°～120°,肩关节向各个方向活动均明显受限,且肩周有广泛压痛点。

2. **冈上肌肌腱断裂** 明显外伤史,可触及断裂位有凹陷征,肩部剧烈疼痛,无力外展肩关节。若被动外展 90°以上,则上肢可继续上举。

3. **肩峰下滑囊炎**　肩外侧深部疼痛,并向三角肌止点放射,肩关节外展、外旋活动受限。肩峰下和肱骨大结节处明显压痛,急性期肩关节前方可触及肿胀。

4. **肩袖损伤**　多因投掷运动所致,局部压痛放射至三角肌止点。

【治疗】

1. **治则**　舒筋通络,活血化瘀。

2. **取穴**　阿是穴、肩井、肩髃、肩贞、肩髎、天宗。

3. **常用手法**　㨰法、揉法、点按法、拿法、弹拨法、摇法、搓法、抖法、擦法。

4. **操作方法**

(1)基本治疗:患者取坐位,医者位于患侧。

1)㨰、揉肩外侧和肩胛冈周围,点按肩井、肩髎、肩贞、肩髃、天宗、阿是穴等穴各30秒左右。

2)拿肩井和三角肌1分钟,弹拨冈上肌腱30遍。

3)托肘摇法摇肩关节,顺、逆时针方向各15遍。

4)搓肩部和上肢3遍。

5)抖肩部和上肢1分钟。

6)小鱼际擦法擦肩关节周围。

(2)辨病治疗:肩部活动受限明显者,加用抱揉法在肩部和冈上肌处操作,然后伸肩关节30遍,摇肩关节30遍。

【按语】

(1)本病的推拿治疗在急性期手法要轻柔缓和,肩关节适当活动。慢性期手法要深沉有力,配合肩关节的功能锻炼。

(2)肩关节局部保暖,避免感受风寒,坚持患肩的放松性锻炼,避免提举重物。

(3)功法练习可采用易筋经中的"出爪亮翅势""九鬼拔马刀势""青龙探爪势"等,每日锻炼1~2次,每次20~30分钟。以疼痛为主症的患者可减少练功时间,以功能障碍为主症的患者可延长练功时间。

(4)嘱患者自行用健侧中指按揉肩峰下和大结节之间部位,按揉同时配合做肩关节的外展和内旋、外旋运动。每日2次,每次10分钟。

三、肱骨外上髁炎

肱骨外上髁炎归属于中医学"肘劳"的范畴,是指以肱骨外上髁部疼痛为主,并影响伸腕和前臂旋转功能的慢性劳损性疾病,又称肱骨外上髁综合征、肱桡关节外侧滑囊炎、肱骨外上髁骨膜炎、网球肘,好发于前臂运动强度较大的人,如网球、羽毛球、乒乓球运动员及木匠、铁匠等。

【解剖生理】　肱骨外侧的外上髁,为前臂伸肌总腱附着处。肱尺关节、肱桡关节及上尺桡关节都包在一个关节囊内,由关节囊、韧带、骨间膜及肌肉等软组织维系和保护。肘部主要依靠肱尺关节的屈伸运动、前臂旋转运动来满足生活和工作的需要,环状韧带维持上尺桡关节的稳定,内、外侧副韧带及关节囊维持肱桡及整个肘关节的稳定。

【病因病机】

1. **急性损伤**　前臂在旋前位时,腕关节突然猛力做主动背屈活动,使前臂桡侧腕伸肌强烈收缩,造成腕伸肌附着点肌腱拉伤或骨膜撕裂,引起附着点处骨膜下出血、水肿,久之粘连、机化钙化而发生本病;或在屈肘位时,突然用力做前臂旋前伸腕、伸肘活动,肘关节囊的滑膜可能嵌入肱桡关节间隙而发生本病。

2. 慢性劳损　前臂在旋前位时,腕关节经常做反复的背屈活动,使桡侧腕长、短伸肌经常处于紧张状态,牵扯其附着部的软组织,发生慢性损伤,引起前臂腕伸肌附着部出血、水肿、粘连而形成本病。

中医学认为,本病多因肘部筋膜劳损,或复感风寒外邪,痹阻经络,气血运行不畅,血不养筋,而引起肘部疼痛。

【诊断】

1. 临床表现　有慢性劳损史,起病缓慢,肘关节外侧或肱骨外上髁部局限性疼痛,尤其在前臂旋前伸肘时肘部疼痛加剧,也常因疼痛而活动受限。疼痛呈持续性酸痛,可放射至前臂、腕部或上臂。持物无力,手掌向下不能负重平举,但伸直肘关节提物时疼痛不明显,临床症状不稳定,时轻时重,肘关节肿胀不明显。

2. 体征　肱骨外上髁处和肱桡关节处压痛明显,沿腕伸肌行走方向有广泛压痛。局部无红肿,有的可微呈肿胀,疼痛较重者局部可有热感,病程长者偶见腕伸肌萎缩。前臂伸肌抗阻力试验、网球肘试验阳性。

3. 理化检查　肘关节 X 线检查无异常,病程长者可有肱骨外上髁骨膜不规则或骨膜外有少量钙化点。

【鉴别诊断】

肱桡滑囊炎　主要表现为肘部的活动痛,前臂旋前时明显,肘屈伸常受影响。肱骨外上髁部无压痛,局部封闭收效不明显。压痛点在肱骨外上髁下方,局部可扪及肿物。

【治疗】

1. 治则　舒筋通络,活血止痛。

2. 取穴　阿是穴、曲池、手三里、尺泽、少海。

3. 常用手法　揉法、点按法、弹拨法、拿法、擦法等。

4. 操作方法

(1) 基本治疗:患者取坐位,医者坐于患侧。

1) 按揉肘部并沿腕伸肌操作,重点在肘部。

2) 点按阿是穴、曲池、手三里、尺泽,中指按揉少海各 30 秒,重点在阿是穴。

3) 弹拨前臂伸肌群 10～15 遍,以患者能耐受为度。

4) 拿伸肌群 3～5 遍。

5) 大鱼际揉肱骨外上髁局部 3 分钟。

6) 小鱼际直擦腕伸肌群。

(2) 辨病治疗:肘部活动受限者,术者以一手托住患肢肘部,拇指按于压痛点上,另一手握持腕部。先与患者行对抗牵引,在牵引下,以托肘之拇指在痛点与腕伸肌腱相垂直的方向反复用力加以推按,同时另一手将腕关节极度掌屈,使前臂旋后、屈曲肘关节使手指可触及患侧肩部,然后再将前臂旋前,使腕关节掌屈,伸直肘部和前臂,可重复上述动作 2～3 遍。

【按语】

(1) 治疗期间避免腕部过多用力背屈、上肢负重举或绞拧衣服等动作。

(2) 可采用易筋经中的"出爪亮翅势"和少林内功中的"前推八匹马""倒拉九头牛"等功法练习,每日锻炼 1～2 次,每次 15～30 分钟。疼痛明显的患者,可减少练功时间。

(3) 可采用封闭疗法,用泼尼松龙 12.5 mg 加 2％普鲁卡因 2 ml,取肘部充分屈曲位时痛点注射,每周 1 次,如结合手法治疗则效果更佳。对于因粘连而压迫血管神经丛者可使用针刀松解粘连。

(4)局部保暖,可配合热敷,并适当进行患肢柔和的屈伸活动锻炼。

(5)本病的发生有一部分是附着于肱骨外上髁上的肌腱纤维部分断裂而造成,这种情况的推拿治疗不宜刺激过强,以免产生新的损伤。

四、腕关节扭伤

腕关节扭伤是指由于外力作用于腕关节致周围肌肉、韧带、关节囊等软组织损伤,使腕部肿胀、局部压痛、腕关节活动功能受限的一类病证。临床上较常见,以运动损伤为多。多见于青壮年,男性多于女性。

【解剖生理】　桡骨下端的腕关节面与尺骨下端的关节盘形成关节窝,与手舟骨、月骨、三角骨的近侧面组成的关节头组成。腕部掌侧有腕掌侧韧带,背侧有腕背侧韧带,桡侧有桡侧副韧带,尺侧有尺侧副韧带,各韧带有加强腕关节稳定的功能。

【病因病机】　本病多因不慎跌倒,暴力冲击致腕关节过度背屈、掌屈或扭转,超过正常生理范围,造成腕关节周围韧带、肌腱、关节囊撕裂等损伤,局部瘀血,严重者可出现撕脱性骨折或关节脱位。或腕关节长期超负荷劳作、反复从事某一动作,使肌腱、韧带长期处于紧张、牵拉状态,导致肌腱错位等损伤,局部渗出,日久可致粘连。

中医学认为,外来暴力猛烈撞击、重物挫压、不慎跌仆、强力扭转等均可引起腕关节扭伤。受伤后,筋肉或损或断,络脉随之受伤,气血互阻,瘀血形成,引起疼痛和功能障碍。

【诊断】

1. 临床表现　腕关节周围疼痛、肿胀、活动受限,严重者腕不能伸屈。慢性劳损者,疼痛和肿胀较轻,活动受限不明显,以腕部乏力或不灵活感多见。

2. 体征　压痛明显。腕背侧韧带及指伸肌腱损伤,压痛点多在腕部背侧;腕掌侧韧带及指屈肌腱损伤,压痛点多在腕部掌侧;腕桡侧副韧带损伤,压痛点多在桡骨茎突部;腕尺侧副韧带损伤,压痛点多在尺骨头附近。腕关节向损伤对侧活动受限。

3. 理化检查　单纯腕关节软组织损伤,X 线检查可无明显异常,但可排除骨折和脱位。

【鉴别诊断】

1. 手舟骨骨折　有明显外伤史,腕背桡侧端明显肿胀,拇长伸肌腱与拇长展肌腱及拇短伸肌腱所形成的凹陷处明显水肿,叩击第 2、第 3 掌骨头时,腕部剧烈疼痛,X 检查可确诊。

2. 下桡尺关节损伤　有外伤史,下桡尺关节背侧肿胀,腕部疼痛无力,下桡尺关节背侧或掌侧明显压痛,前臂旋前、旋后活动受限,偶尔有弹响声,软骨盘挤压试验阳性。

【治疗】

1. 治则　急性期以活血、消肿、止痛为主,手法宜轻柔;损伤后期或慢性劳损以散瘀、松解粘连、功能锻炼为主。

2. 取穴　阿是穴、腕骨、阳溪、阳谷、阳池等。

3. 常用手法　按揉法、㨰法、弹拨法、抹法、捻法、摇法、拔伸法等。

4. 操作方法

(1)基本治疗

1)急性期:患者取坐位,医者坐于患侧。① 拇指轻按揉腕关节周围,时间 3～5 分钟;② 在肘部到腕部之间的背侧和掌侧用㨰法治疗,重点在腕,时间 5 分钟;③ 点按上述诸穴,重点是阿是穴,每穴 1～2 分钟;④ 弹拨法治疗前臂条索肌肉和阿是穴 2 分钟,抹患侧手腕 10～20 遍;⑤ 沿前臂桡侧伸肌群平行方向擦法操作,以透热为度。

2) 慢性劳损:① 同急性期第一至第三步操作,但宜加大手法力量;② 沿肌腱、韧带做垂直弹拨手法;③ 摇患腕关节,顺、逆时针方向各 10 遍,拔伸、顿拉、扳患腕关节治疗 1～2 分钟。

(2) 辨病治疗:对有韧带和关节囊损伤,可在局部用一指禅推法,配合与局部相关的经络做循经按揉。

【按语】

(1) 确诊无骨折、脱位的患者应尽早治疗,以免贻误病情而引起创伤性关节炎、软组织粘连等。

(2) 急性期应避免患侧腕关节用力。恢复期可适当配合少林内功中的"站裆势""仙人指路""凤凰展翅"的功法练习,以不加重疼痛为度。

(3) 注意腕关节局部的保暖、休息。

五、腕管综合征

腕管综合征是指由于腕部损伤、退变等因素,使腕管狭窄、内压力增高,刺激或压迫腕管内正中神经及腕屈肌腱而引起手指麻木、疼痛、无力等神经功能障碍的一种病证,又称迟发性正中神经麻痹、鼠标手。本病与职业性损伤有关,好发于中年人,女性多见。

【解剖生理】 腕管是一个骨性纤维管道,它由腕掌侧横韧带与腕骨所构成,形似一座拱桥。管内有正中神经及 4 对指浅、深屈肌腱和拇长屈肌腱通过。正中神经居于浅层,处于肌腱与腕横韧带之间。腕管的管腔比较狭窄,缺乏伸缩性。腕管有一定的容积,正常情况下,拇长屈肌腱和指深、浅屈肌腱在腕管内滑动,不影响正中神经功能。

【病因病机】 当局部遭受损伤等外来因素的影响,如局部骨折、脱位、韧带撕裂、挫伤引起出血、渗出、水肿,使管腔狭窄;或局部退行性改变,如骨质增生、韧带增厚、肌腱退化、腱鞘退变,使管腔相对狭窄;或腕管内占位病变,如肿瘤、腱鞘囊肿等引起腕管内容物体积膨大,引起腕管相对狭窄;抑或由于内分泌紊乱,如妊娠期、绝经期、哺乳期、糖尿病、甲状腺功能减退而发病。

临床上较多见的是因指深、浅屈肌腱发生特异性慢性炎性变化时,由于肌腱腱鞘的肿胀、膨大,导致腕管相对狭窄,此时腕管内正中神经被挤压而发生神经压迫症状。

中医学认为,由于寒湿淫筋,风邪袭肌,痹阻经络;或局部筋脉拘急,慢性损伤,气血瘀滞经络,致使经血流通不通畅而发生本病。

【诊断】

1. 临床表现 桡侧三个半手指麻木、刺痛或烧灼样疼痛,夜间或清晨较明显,疼痛有时放射至肘部。有时拇指外展、对掌无力,动作不灵活。

2. 体征

(1) 叩击腕管,正中神经分布的手指有放射性触电样痛感。拇、示、中指和半个环指感觉减弱或消失,但掌面痛觉存在。病程长者,可见大鱼际肌萎缩、肌力减弱。

(2) 压脉带试验:应用血压表,气囊充气至收缩压和舒张压之间,使患手充血,1 分钟后患手症状加剧。

(3) 屈腕试验:屈腕关节 90°,40 秒后症状出现或加剧。

3. 理化检查

(1) 肌电图检查:大鱼际出现神经变性。

（2）X线检查：骨关节炎影像、腕关节狭窄或陈旧性骨折与骨脱位等。

【鉴别诊断】

1. 颈椎病　神经根受压表现出来的麻木区不仅仅在手指，往往前臂同时也有痛觉减退区，且腱反射上也出现与某一节段神经根受压的变化一致。

2. 多发性神经炎　症状常为双侧性，不局限在正中神经，尺、桡神经也受累，呈手套状感觉麻木。

3. 胸廓出口综合征　可有手部发麻或疼痛，但不局限于正中神经区，较多在患手的尺侧，伴有血管症状，如手指发凉、发绀、桡动脉搏动较另一侧减弱。

【治疗】

1. 治则　舒筋通络，活血化瘀。

2. 取穴　大陵、太渊、内关、外关、鱼际、合谷。

3. 常用手法　揉法、𢷬法、一指禅推法、点按法、弹拨法、摇法、擦法、拿法等。

4. 操作方法

（1）基本治疗：患者取坐位，医者坐于患侧。

1）用指揉法或者掌揉法揉患者前臂掌侧和手掌，放松前臂肌肉，重点在腕横纹周围，时间3～5分钟。

2）一指禅推法或𢷬法在前臂正中往返操作，重点在腕管及鱼际处，手法先轻后重，时间5～8分钟。

3）拇指点按上述穴位各30秒左右，弹拨指深、浅屈肌腱15遍。

4）患侧腕关节摇法操作1～2分钟。

5）掌擦法擦前臂掌侧和手掌，以透热为度。

（2）辨病治疗：手指刺痛、麻木，且持续而明显，疼痛向前臂、肩部放射，影响睡眠和劳动者，加用四指拿患侧臂部，拇指沿手太阴肺经、手少阴心经、手厥阴心包经向下推动3～5遍；再分别拿患者拇指和四指，微微轻柔用力，上下抖动，频率逐渐加快，以腕关节胀麻感消失为宜。

【按语】

（1）若病情较重而手法治疗效果不佳者，可考虑手术松解。

（2）腕关节不宜过劳，局部保暖，避免感受风寒或寒湿之邪。

（3）平时加强腕关节的功能锻炼，方法同"腕关节扭伤"。

六、桡骨茎突部狭窄性腱鞘炎

桡骨茎突狭窄性腱鞘炎是指由于腕指经常活动或短期内活动过度，引起桡骨茎突部肌腱、腱鞘损伤性炎症的一种病证，又称 Depuervae 病。本病多见于中青年，女性多于男性。家务劳动、包装和理发等长期从事腕指活动工作者，易患本病。

【解剖生理】　在桡骨下端，拇长展肌和拇短伸肌有一个共同的腱鞘，这个腱鞘所在处的位置在近腕部的桡骨茎突部。肌腱受腱鞘的保护，腱鞘套在肌腱表面的鞘管，从解剖结构上有内外两层，内层与肌腱紧密相连，外层通过滑液腔与内层分开，内外两层之间分泌一定滑液，能减少肌腱活动时的摩擦。拇长展肌及拇短伸肌腱鞘长7～8 cm，两条肌腱共同通过此腱鞘。两肌腱位置表浅，在通过桡骨茎突到达第1掌骨时，形成一定角度。该肌腱外覆腕背侧韧带，其深面为桡骨茎突部纵沟。其沟浅且窄，表面粗糙不平，故肌腱通过时易发生摩擦而受损伤。

【病因病机】 人们在日常生活中,如果经常用拇指用力捏持操作,尤其是拇指内收和腕关节尺偏或桡偏时,拇长展肌和拇短伸肌的肌腱在狭窄的腱鞘内不断地运动摩擦,日久则可以引起肌腱、腱鞘的损伤性炎症。其主要病理变化是肌腱和腱鞘发生炎症、水肿,腱鞘内、外层逐渐增厚,而使腔道更狭窄,以致肌腱和腱鞘之间轻度粘连,当肌腱肿胀、鞘内的张力增高时产生疼痛和功能障碍。其病理切片检查显示慢性炎症改变;腕背韧带失泽,有充血和细胞浸润反应;腱鞘呈浆液性滑囊炎,有钙质沉着,肌腱水肿,甚至可有部分纤维断裂。

中医学认为,拇指屈伸活动过多,劳伤筋脉,或寒邪侵袭,气血痹阻经络,血不荣筋而发生本病。

【诊断】

1. 临床表现　桡骨茎突处局部疼痛、乏力、肿胀,疼痛可向虎口和前臂放射。初期症状明显,转为慢性期后有挤压感,腕尺侧活动受限。病久者感觉拇指活动无力,大鱼际可有轻度萎缩。

2. 体征　在桡骨茎突部有明显压痛点或轻度肿胀。后期局部皮下有时可触及豆大结节,质硬与软骨相似,是为增厚的腱鞘形成。拇指活动时,局部有摩擦感或摩擦音。拇指主动内收、外展,均可引起疼痛。如让患者拇指内收屈曲置掌心面握拳,再使腕部向尺侧倾斜,常引起狭窄部剧烈疼痛,即握拳试验阳性。

3. 理化检查　X线检查一般无异常发现。

【鉴别诊断】

1. 腕关节结核　早期滑膜结核,仅腕部酸痛,但腕关节有明显肿胀。晚期有骨质破坏,可因脱位而致腕关节畸形,活动受限。

2. 急性化脓性腱鞘炎　发病急,有剧烈疼痛、红肿,拇指腱鞘与前臂深部相通,故有时脓液可向上蔓延至前臂。

3. 手舟骨骨折　腕桡侧深部疼痛,鼻烟窝部肿胀和压痛,第1、第2掌骨远端叩击,出现腕部疼痛。外展位X线检查常可早期明确诊断。

4. 腕关节扭伤　桡腕关节桡侧偏斜出现疼痛,腕背外观无畸形,活动无力,伤部压痛。

5. 前臂伸肌腱周围炎　有外伤史,受损部位在前臂伸肌群比较广泛,局部发红,有灼烧感,触摸有捻发感,前臂抗阻力伸腕试验阳性。

【治疗】

1. 治则　急性期以活血、消肿、止痛为主,手法宜轻柔;慢性期以散瘀、松解粘连为主。

2. 取穴　阿是穴、列缺、手三里、阳溪、偏历。

3. 常用手法　按揉法、点按法、弹拨法、拔伸法、擦法等。

4. 操作方法

(1)基本治疗:患者取坐位,医者坐于患侧。

1)沿患侧桡骨茎突上下用拇指按揉法治疗,同时配合患者腕关节屈曲被动活动,时间5分钟。

2)拇指点按上述穴位各30秒左右,重点是阿是穴。

3)弹拨桡骨茎突部肌腱、阿是穴,时间2分钟。

4)拔伸腕关节并配合腕关节屈伸、侧偏活动,时间约1分钟。

5)大鱼际擦第1掌骨至前臂背侧,透热为度。

(2)辨病证治疗:疼痛较严重放射到前臂者,加用轻快柔和的弹拨法沿前臂拇长展肌和拇短伸肌到第1掌骨背侧操作,上下往返治疗4~5遍,重点在桡骨茎突部;术者一手夹持患者拇指近侧节,另一手握住患部,相对用力做拇指拔伸。握腕的一手拇指在拔伸的同时按揉阳溪,夹持拇指的一手在拔伸时做拇指外展、内收被动活动,时间约 2 分钟。

【按语】

(1) 治疗期间,腕部应避免过度用力活动,局部注意保暖,避免寒凉刺激。

(2) 可采用复方当归注射液或复方丹参注射液 0.5 ml 在阿是穴及周围进行穴位注射,隔日 1 次,5 次为 1 个疗程。

(3) 炎症反应明显者慎用热敷,手法亦应轻柔,以免加重肿胀而加剧症状。

(4) 严重狭窄且粘连的患者可考虑采用针刀或手术切开,剥离粘连。

(6) 平时加强腕关节的功能锻炼,如太极推手和少林内功中的"马裆势""力劈华山"等功法练习。

七、小儿桡尺关节半脱位

小儿桡尺关节半脱位是指小儿桡骨头从环状韧带中向下滑脱或略离开正常位置,被嵌顿于环状韧带皱褶中,不能回复原位,又称肘关节假脱位、牵拉肘。常发生在 6 岁以下的小儿,尤多见于 3 岁以下小儿。

【解剖生理】　5 岁以下的幼儿,其桡骨头上端发育尚未完全、较小,桡骨头直径几乎与下部桡骨颈相等,有时还小于桡骨颈,关节囊和环绕桡骨头的环状韧带较松弛。

【病因病机】　患儿穿衣、上扶梯或跌跤时前臂在伸直位受到过度提拉,桡骨头可以从包围桡骨颈的环状韧带中向前下方滑脱;或因突然牵拉,肱桡关节间隙加大,关节内负压骤增,关节囊和环状韧带被吸入关节间隙,桡骨头被卡住阻碍回复,而形成桡骨头半脱位。

中医学认为,幼儿筋骨未臻充盈,筋络迟缓,桡骨头易在外力作用下发生滑脱。

【诊断】

1. 临床表现　有前臂被牵拉损伤史,受伤后前臂疼痛,患肢不肯活动,不能自动抬举,不肯拿东西,微屈置于胸前,肘部不肿。

2. 体征　桡骨头有明显压痛。肘关节呈半屈曲位,前臂旋前(旋内)垂于体侧,旋后困难。如不及时复位,伤肢下垂过久,可引起手背肿胀。

3. 理化检查　X 线检查不易显示异常。

【鉴别诊断】

1. 小儿肘关节软组织损伤　有明确的扭挫伤史,肘关节肿胀、疼痛、功能受限均明显。X 线检查骨关节无明显异常。

2. 小儿肘关节内骨折　损伤暴力较大,肘关节肿胀、压痛、功能受限,有骨擦音。X 线检查可确诊。

3. 肘关节后脱位　有明显外伤史,伤后肘关节疼痛难忍,局部呈梭形肿胀,肘窝前饱满,可摸到肱骨下端,尺骨鹰嘴后突,肘后部空虚,呈靴状畸形,X 线检查可确诊。

【治疗】

1. 治则　理筋整复。

2. 取穴　阿是穴。

3. 常用手法　拔伸法、点按法、旋转法、屈伸法等。

4. 操作方法

(1) 基本治疗:医者与患儿相对,一手握其患肢肘部,拇指按压桡骨头,另一手握其腕部,将患肢前臂逐渐伸直,微微过伸和旋后,此时可听到响声,说明已复位;或者使患肢前臂伸直后,再做前臂外旋位的肘关节屈曲(90°),也可复位;或使患肢前臂伸直后再屈曲(90°),做前臂旋后方向的来回旋转,也可复位。

复位后,可用大鱼际轻揉患处 3~5 分钟。

(2) 辨病治疗:复位后仍有疼痛者,加用颈腕带屈肘悬吊 3 日至 1 周。

【按语】

(1) 注意不要过于用力牵拉小儿前臂。

(2) 现代医学认为,推拿整复可以将脱位的桡骨头恢复到正常范围内,从而恢复正常解剖位置,故而治疗效果明显。复位后疼痛立即消失,患儿停止哭闹,关节活动自如,能上举取物,一般不需要药物治疗。

(3) 由于小儿筋骨嫩弱,复位过程中拔伸牵引时要控制好力量,不宜用力过猛。

第三节　下 肢 部

一、梨状肌综合征

梨状肌综合征是指由于各种原因导致梨状肌损伤,引起以骶髂关节区疼痛,坐骨切迹和梨状肌疼痛较重,放射到大腿后外侧,引起行走困难、跛行为主要表现的综合征。

【解剖生理】　梨状肌是一个扁椎体的形状,起自于第 2~4 骶椎的前侧面,坐骨大切迹的上缘,有时在骶结节韧带的前方。经坐骨大孔出骨盆,止于股骨大转子上缘。梨状肌与坐骨神经关系密切,它们有多种解剖位置关系:① 坐骨神经全部由梨状肌下缘穿出者为正常类型。② 坐骨神经干在未穿出骨盆前即分为两支,一支由梨状肌中间穿出,另一支由肌下缘穿出。③ 坐骨神经一支由梨状肌上缘穿出,另一支由肌下缘穿出。④ 坐骨神经仍为一支,全部由梨状肌中间穿出。以上后三类为解剖变异,也有坐骨神经支由上缘穿出、另一支由梨状肌中间穿出的报道,此类型也属畸形。

【病因病机】

1. 解剖变异　当梨状肌发生痉挛、变性和增粗,可造成梨状肌上、下两孔狭窄,进而使过孔神经、血管受刺激产生反应性神经炎,出现相应的症状。临床上梨状肌综合征好发于上述解剖变异,且多以腓总神经受累为主要表现,显然与解剖结构上的异常情况有密切关系。

2. 外伤　梨状肌损伤多由间接外力所致,如闪、扭、跨越、站立、肩扛重物下蹲、负重行走和某些运动如下肢过度伸展、屈曲、内收、内旋,或突然由蹲位变直立位时使梨状肌拉长,肌肉产生保护性痉挛,突然收缩,牵拉而致梨状肌损伤。梨状肌损伤后,局部充血、肿胀或痉挛,引发无菌性炎症,刺激或压迫周围的神经、血管而出现症状。

3. 劳损　从事负重行走、肩扛重物下蹲、站立等工作,使梨状肌长期处于紧张、收缩状态,致该肌肥厚,梨状肌上、下孔变窄,刺激或压迫神经、血管而诱发本病。

中医学认为,本病是由于局部扭伤或外感风寒湿邪,气血瘀滞经脉,运行不畅,而导致臀腿疼痛。

【诊断】

1. 临床表现

(1) 疼痛：疼痛是梨状肌综合征的主要表现。早期以臀部胀痛或刺痛为主，有紧缩、酸胀感，并可有自腰骶部向下沿臀、股后和小腿后外侧至远端的放射痛，严重时不能行走或行走一段距离后疼痛加剧，需休息片刻后才能继续行走。患者常感觉疼痛位置较深，主要向同侧下肢的后面或后外侧放射，有的还会伴有腿外侧麻木、会阴部不适等。疼痛严重时，则有臀部呈现刀割样或灼烧样的疼痛。部分患者出现睾丸、阴囊处有抽痛，甚者性功能减退。

(2) 活动受限：患侧下肢不能伸直，自觉下肢短缩，步履跛行，或呈鸭步移行。髋关节内收、内旋活动受限。

2. 体征　患侧臀部压痛，尤其沿梨状肌体表投影区有明显压痛，可触及条索样改变或弥散性肿胀的肌束隆起；部分久病患者可有臀部肌肉萎缩、松软；患肢直腿抬高试验在 60°以前疼痛明显，超过 60°时疼痛反而减轻或不痛；梨状肌紧张试验阳性。

3. 理化检查　X 线检查可排除髋关节的骨性疾病，必要时可做 CT 或 MRI 检查，了解局部肌肉的具体变性情况。

【鉴别诊断】

1. 腰椎椎管狭窄综合征　多发于 40 岁以上的中年人。安静或休息时常无症状，行走一段距离后出现下肢痛、麻木、无力等症状，需蹲下或坐下休息一段时间后缓解，方能继续行走。随病情加重，行走的距离越来越短，需休息的时间越来越长。

2. 弹响髋　又称为髂胫束摩擦综合征。髂胫束因某些原因导致肥厚或紧张，或股骨大转子过于突出，或有滑囊炎，就可造成髋关节活动时两者相互摩擦产生弹响。还有一种弹响髋是因为髋关节先天性脱位或关节囊松弛，造成髋关节过伸外旋时出现弹响。

3. 坐骨结节滑囊炎　发于体质瘦弱而久坐的中老年人，臀部摩擦、挤压经久劳损而引起局部炎症，故又称脂肪臀。儿童可因蹲挫伤引起。发病与长期过久地坐位工作及臀部脂肪组织缺失有关，特别是体质较瘦弱者。由于坐骨结节滑囊长期被压迫和摩擦，囊壁渐渐增厚或纤维化而引起症状。因剧烈活动髋关节使附着在坐骨结节上的肌腱损伤，从而牵拉损伤滑囊或肌腱损伤处的瘢痕刺激周围滑囊所致。

【治疗】

1. 治则　舒筋通络，行气活血，解痉止痛。

2. 取穴　阿是穴、环跳、承扶、殷门、风市、阳陵泉、委中、承山、昆仑、绝骨。

3. 常用手法　揉法、拿法、点按法、弹拨法、推法、摇法、擦法等。

4. 操作方法

(1) 基本治疗：患者取俯卧位，医者站于患侧。

1) 揉、拿臀部和患侧下肢后外侧，点按上述穴位各 30 秒左右。

2) 弹拨、按揉、顺推梨状肌肌腹各 3 分钟。

3) 摇髋关节，配合髋关节后伸、外展和外旋等被动运动，擦梨状肌和患侧下肢 3 分钟。

(2) 辨病证治疗

1) 肌肉痉挛者，可用弹拨法治疗。对于臀部肌肉过度紧张，弹拨手法完成困难时，可用屈膝外旋髋关节的方法弥补，使手法顺利完成。

2) 疼痛严重者，可局部加热敷。

3）"4"字试验阳性者,可用髋关节外展、外旋扳治疗。

【按语】

（1）避免粗暴手法,以防加重患者症状和造成新的创伤。

（2）治疗期间应卧床休息,以利于损伤组织的修复,并注意局部保暖,避免受凉。

（3）继发性梨状肌综合征在推拿治疗时必须结合治疗原发病。

（4）现代医学认为,推拿能够缓解梨状肌痉挛,解除对神经、血管的压迫;同时通过局部手法以加速血液循环,促进新陈代谢,消除局部无菌性炎症,改善局部组织的营养供应,有利于损伤组织的修复。

（5）平时可以练习"马裆势"和"弓箭裆势"。

二、膝骨关节炎

膝骨关节炎又称退行性膝关节炎、增生性膝关节炎、肥大性关节炎、老年性关节炎,是由于膝关节的退行性改变和慢性积累性关节磨损而造成的,以膝部关节软骨变性、关节软骨面反应性增生、骨刺形成为主要病理表现。临床上以中老年人发病多见,女性多于男性。

【解剖生理】　膝关节是人体中最大、最复杂的一个关节,其位置表浅,负重大,活动量大,结构复杂且不稳定,特别是在活动过程中由于关节不稳,容易引起损伤,也是骨质增生的好发部位之一。膝关节的结构由骨关节面、关节腔内容物、韧带和肌肉等组成,其功能活动为机械运动的过程。膝关节是由股骨下端与胫骨上端及髌骨组成,膝关节面上附着关节软骨。软骨表面十分光滑,有防止摩擦的作用。

【病因病机】　一般认为与患者的年龄、性别、职业、体重、代谢及损伤有关,近年来体重增加而筋骨抗力下降已成为主要病因之一,发病机制与膝关节的机械运动关系密切。

膝关节的疼痛多发生于肥胖的中老年妇女,是由于体重超负荷持久地作用于膝关节而引起关节软骨面和相邻软组织的慢性积累性损伤,同时使膝关节内容物的耐受力降低;当持久行走或跑跳时在关节应力集中的部位受到过度的磨损,使膝关节腔逐渐变窄,关节腔内容物相互摩擦,产生炎症改变,关节腔内压力增高。异常的腔内压刺激局部血管、神经,使之反射性地调节减弱,应力下降,形成作用于关节的应力和对抗该应力的组织性能失调。

中老年人的内分泌系统功能减弱,骨钙流失,营养关节的滑液分泌减少,各种化学成分也逐渐改变,出现骨质疏松,关节软骨面变软变薄,承受机械压力的功能随之降低,加上长期的磨损和外伤,于是关节软骨面出现反应性软骨增生,经骨化形成骨刺或骨赘。另外,中老年人的胫骨髁部呈蝶形,骨质疏松,而股骨髁则呈半球形,且骨质较硬,在站立和行动时特别是肥胖患者,重力通过股骨髁而作用于胫骨髁的髁间嵴上。当形成骨刺后则可对滑膜产生刺激,关节面变形或关节间隙狭窄时,关节活动明显受限且疼痛加剧。

本病的病理变化,早期因关节软骨积累性损伤导致关节软骨的原纤维变性,而使软骨变薄或消失,引起关节活动时疼痛和功能受限;在后期,关节囊形成纤维化增厚,滑膜充血肿胀肥厚,软骨呈象牙状骨质增生。同时,膝关节周围肌肉因受到刺激而出现先痉挛,后萎缩。

总之,其病理改变是一种关节软骨退行变化引起的以骨质增生为主的关节病变,滑膜的炎症是继发的。

中医学认为,本病一是因慢性劳损、受寒或轻微外伤;二是由于年老体弱,肝肾亏损,气血不足致使筋骨失养,日久则使关节发生退变及骨质增生而发生本病。

【诊断】

1. 临床表现 主要表现是膝痛,发病缓慢,初起时疼痛为间歇性,后为持续性,劳累后加重,上下楼梯时疼痛明显;膝关节活动受限,跑跳跪蹲时尤为明显,甚则跛行,但无强直。

2. 体征

(1) 膝关节周围有压痛,屈伸时有疼痛感或弹响摩擦音。

(2) 部分患者可出现关节肿胀,股四头肌萎缩。

(3) 日久膝关节可出现膝内翻、膝外翻或梭形变。

(4) 关节内有游离体时可在行走时突然出现交锁现象,稍活动后又可消失。

3. 理化检查

(1) X线检查:正位片显示关节间隙变窄,关节边缘硬化,有不同程度的骨赘形成。侧位片可见股骨内侧髁和外侧髁粗糙,胫骨髁间嵴变尖,呈象牙状,胫股关节面模糊,髌骨关节间隙变窄,髌骨边缘骨质增生及髌韧带钙化。

(2) 实验室检查:血、尿常规化验均正常。血沉正常,抗"O"及类风湿因子阴性,关节液为非炎性。

【鉴别诊断】 应排除风湿性及类风湿关节炎、下肢畸形(如膝内外翻及关节感染化脓性关节炎、关节结核等)。

【治疗】

1. 治则 舒筋通络,活血止痛,滑利关节。

2. 取穴 内外膝眼、曲泉、阴陵泉、阳陵泉、足三里、梁丘、血海、委中、髌周部等。

3. 常用手法 㨰法、按揉法、点按法、拿捏法、屈伸法、拔伸法、摇法、擦法等。

4. 操作方法

(1) 基本治疗

1) 患者取仰卧位,膝下垫枕。医者站于患侧,用㨰法、按揉法、拿捏法治疗大腿股四头肌及膝髌周围3分钟。

2) 患者取俯卧位,医者站于患侧,用㨰法于大腿后侧、腘窝及小腿后侧治疗约3分钟,重点在腘窝部。

3) 点按以上诸穴3分钟,以局部酸胀为度。在膝关节周围行擦法2分钟,以透热为度。

(2) 辨病治疗

1) 膝关节间隙狭窄者:拔伸法治疗,同时配合牵抖法,反复5～10遍。

2) 膝关节屈伸障碍者:屈伸法治疗,同时配合内旋、外旋、摇法的被动活动,反复5～10遍。

【按语】

(1) 膝关节肿痛严重者应卧床休息,避免超负荷的活动与劳动,以减轻膝关节的负担。

(2) 平时应进行易筋经中的"三盘落地势"和少林内功中的"三起三落"及深蹲等练习。

(3) 肥胖患者应注意节食减重,以减轻膝关节受累。

(4) 膝关节内有游离体时,应在手术取出游离体后再行手法治疗。

三、膝关节侧副韧带损伤

膝关节侧副韧带位于膝关节的内、外侧,分为内侧副韧带和外侧副韧带,膝关节的生理外翻和膝部外侧易受暴力影响,因此内侧副韧带的损伤机会多于外侧,严重者可合并内侧半月板或交叉韧带的损伤,从而破坏了膝内侧的稳定性,影响膝关节的功能,必须及时正确地进行治疗。

【解剖生理】 内侧副韧带由深浅两层组成,深层又称为关节囊韧带,呈三角形,扁宽而坚韧,基底向前,尖端向后分为前纵部、后上斜部和后下斜部。前纵部起自股骨内上髁向下移行,止于胫骨上端的内面,韧带的内面与内侧半月板边缘紧密相连。后上斜部自前纵部起点后缘,斜向后下伸展,止于胫骨内侧关节边缘,并同内侧半月板的内缘连接。后下斜部起于前纵部止点的后缘,斜向后下,止于胫骨内髁后缘和内侧半月板后缘。此韧带可随膝关节的屈伸而前后滑动,当膝关节完全伸直或屈曲时韧带紧张,关节固定,而半屈曲位时韧带松弛,关节不稳,易受损伤。

外侧副韧带为条束状坚韧的纤维束,起于股骨外上髁,止于腓骨头,与关节囊之间有疏松结缔组织相隔,腘肌肌腱通过外侧副韧带和外侧半月板之间,浅面为股二头肌肌腱,两者之间有滑囊相隔。膝屈曲时该韧带松弛,伸直时则紧张,与髂胫束一起限制膝关节的过度内翻活动。

【病因病机】

1. 膝关节内侧副韧带损伤 当膝关节在轻度屈曲位时,如果小腿骤然外展,牵拉内侧副韧带造成损伤;当膝关节伸直位时,股或腿部外侧受到暴力打击或重物压迫,促使膝关节过度外翻,发生内侧副韧带的部分撕裂或完全断裂,严重者可合并半月板或交叉韧带的损伤;内侧副韧带损伤的病理变化为扭伤、部分撕裂伤和完全断裂伤。

2. 膝关节外侧副韧带损伤 膝关节外侧面比内侧面受到暴力的机会多,因而受到内翻伤力的机会就少,故外侧副韧带损伤的发生率比内侧低,有时来自膝内侧的暴力作用于膝部或小腿内翻位倒地摔伤,常可引起膝外侧副韧带损伤,多见于腓骨头抵止部断裂。严重者可伴有外侧关节囊、腘肌肌腱、腓总神经的断裂,甚者可合并腓骨头撕脱骨折。韧带损伤后局部可出血、机化、钙化、粘连,膝关节屈伸活动受限。

【诊断】

1. 临床表现 多见于膝内侧副韧带损伤,膝部有明显的外翻位受伤史;伤后膝内侧疼痛、肿胀,时间长者可出现皮下瘀血,小腿外展时疼痛加重,行走跛行;疼痛与压痛点局限于内侧副韧带的起止部或体部;韧带完全断裂者,局部可触及凹陷缺损。膝外侧副韧带损伤,则有相应的病史和症状。

2. 体征

(1) 膝关节有过度内、外翻活动。

(2) 膝内、外侧副韧带牵拉试验阳性。

(3) 如合并半月板或交叉韧带损伤者,可出现关节内积血、麦氏征阳性、抽屉试验阳性等。

3. 理化检查 在膝内、外翻应力下拍摄 X 线正位片,若韧带完全断裂者则膝关节内、外侧间隙明显增宽,在撕脱骨折部位可见条状或小片状游离骨块。

【鉴别诊断】

1. 内侧半月板损伤 患者一般都有典型的膝部外伤史,伤后膝关节肿胀明显、活动障碍,后期膝关节有交锁现象和弹响声,股四头肌多有萎缩,麦氏征阳性。

2. 交叉韧带损伤 患者多有较严重的膝部外伤史,膝关节肿胀严重,疼痛剧烈,多合并有胫骨棘的撕脱骨折,抽屉试验阳性。

【治疗】

1. 治则 活血化瘀,消肿止痛。

2. 取穴 阿是穴、曲泉、阴谷、血海、膝阳关、阴陵泉、阳陵泉、足三里。

3. 常用手法 滚法、按揉法、点按法、摇法、擦法、屈伸法等。

4. 操作方法

(1) 基本治疗：患者取仰卧位,膝下垫枕,医者站于患侧。

1) 用按揉法、滚法在膝关节内或外侧、股内收肌、髂胫束及膝髌周围治疗 5 分钟,局部发热为度。

2) 点按以上诸穴 3 分钟,以局部酸胀为度。

3) 擦患处 1 分钟。

(2) 辨病治疗

1) 内侧副韧带损伤治疗手法：医者站在伤肢外侧,将伤肢屈曲盘膝,大腿外展、外旋,足跟尽量靠近健侧腹股沟部,用拿膝之手的拇指按揉伤处 2 分钟;患膝伸直,拿膝之手按住伤处,握踝之手与助手相对用力拔伸约 1 分钟,并屈伸膝关节 30 遍。

2) 外侧副韧带损伤治疗手法：将伤肢髋、膝关节屈曲,一手拿膝,拇指用力由下向上推挤按揉外侧副韧带,再将伤肢拔直,反复 10 遍左右;一助手固定大腿下端,医者用一手拿膝,拇指按在伤处,另一手拿踝,做小腿的摇法后与助手用力相对拔伸 1 分钟,并屈伸膝关节 30 遍。

【按语】

(1) 患膝须戴护膝固定保护至少 1 个月。

(2) 伤后早期应练习股四头肌收缩活动,逐渐增加锻炼次数,然后练习直腿抬举,后期做膝关节屈伸活动,可选用易筋经中的"摘星换斗势"和少林内功中的"马裆势""弓箭裆势"等功法练习。

(3) 应注意防止膝部的重复扭伤,并注意局部保暖。

四、髌下脂肪垫劳损

髌下脂肪垫劳损又称髌下脂肪垫损伤、脂肪垫肥厚及脂肪垫炎。一般认为损伤或劳损是引起本病的主要原因,也可由关节内其他疾病继发引起。多发生于运动员及膝关节运动较多之人,如经常爬山、下蹲或步行者。

【解剖生理】　髌下脂肪垫位于髌骨下方,是髌韧带后方及两侧与关节囊之间的脂肪组织,呈三角形,充填于膝关节前部间隙,有增加膝关节稳定性和减少摩擦的作用。

【病因病机】　本病多是由于膝关节的过伸或直接遭受外力的撞击,使髌下脂肪垫受到挤压,引起局部充血、水肿等无菌性炎症改变;或由于膝部其他疾病的炎症刺激、渗出而引起脂肪垫炎症。如病史较长者则脂肪垫肥厚,并与髌韧带发生粘连,从而影响膝关节的伸屈活动。

【诊断】

1. 临床表现　患者站立或运动时因膝关节过伸而发生酸痛无力,髌韧带及其两膝眼部位肿胀、膨隆,有压痛,有时膝痛可放射至腘窝。晚期患者脂肪垫肥厚并与髌韧带粘连,可影响膝关节的活动。

2. 体征

(1) 关节前髌韧带两侧有轻度肿胀、压痛。

(2) 脂肪垫挤压试验阳性。

(3) 膝关节过伸试验阳性。

3. 理化检查　X 线检查可排除骨与关节病变。

【鉴别诊断】

1. 髌腱周围炎　多由于外伤或劳损引起,髌腱周围疼痛,膝关节伸屈活动时加重,局部有压痛,有时可触及捻发感。伸膝抗阻时疼痛加重。

2. 髌下滑囊炎 髌腱周围酸楚胀痛,稍活动后则减轻,较大的囊肿可挤压两侧脂肪垫而出现明显的隆起,局部压痛,触压肿胀处可有囊性感,并向髌韧带两侧移动。

3. 髌骨软化症 膝部疼痛,上下台阶时加重,有时有打软腿现象。压痛点位于髌骨两侧,屈伸膝关节时可触及粗糙的摩擦感,研磨试验阳性。

【治疗】

1. 治则 舒筋活血,通络止痛。

2. 取穴 鹤顶、梁丘、血海、膝眼、阴陵泉、阳陵泉、足三里等穴。

3. 常用手法 㨰法、揉法、推挤法、点按法、拿法、摇法等。

4. 操作方法

(1) 基本治疗:患者取仰卧位,膝关节微屈曲,下垫枕,医者站于患侧。

1) 在髌骨周围做㨰、揉、拿治疗5分钟,以局部有酸胀热感为度。

2) 点按上述诸穴5分钟,然后在髌骨施以推挤法治疗2分钟。

3) 㨰小腿及大腿的肌肉约3分钟。

(2) 辨病治疗

1) 膝关节冷痛:医者搓热手掌,掌心置于髌骨热敷,反复5次。

2) 膝关节屈伸不利:将髋、膝关节各屈曲90°,医者一手扶膝,另一手握踝部,在牵引下环转摇动小腿6~7遍,然后使膝关节尽量屈曲后再拔直,反复5遍。

【按语】

(1) 注意膝部保暖。

(2) 加强膝关节功能锻炼,尤其是伸屈膝关节动作,方法是少林内功中的"三起三落"功法。

(3) 对伴有膝部其他疾病者,应同时给予治疗。

五、半月板损伤

膝关节半月板损伤是指膝部因急、慢性损伤,导致半月软骨撕裂,从而引起膝关节肿胀、疼痛、关节交锁等一系列综合征。本病青年人多见,常发生在半蹲位工作的矿工、搬运工和运动员等。

【解剖生理】 半月板是膝关节的缓冲装置,分为内、外侧半月板。半月板是一种纤维软骨组织,本身无血液循环,故损伤后修复能力极差。每侧半月板又分内、外两缘,前、后两角。

1. 内侧半月板 较大,呈"C"形,如镰刀样,前2/3窄,后1/3宽,内缘极薄并游离于关节内,外缘增厚,与胫骨平台边缘被冠状韧带相连,中部与内侧副韧带紧密相连,以限制其过度移动。前角附着于前交叉韧带的前方,胫骨髁间隆突的前面,并有横韧带与外侧半月板的前角相连;后角附着于后交叉韧带的前方,胫骨髁间隆突的后面。

2. 外侧半月板 较小而厚,近似"O"形,前后等宽,外缘不与外侧副韧带相连。其前角附着于胫骨髁间隆突之前;后角附着于髁间隆突之间。

半月板填充于膝关节的股骨髁与胫骨平台之间,它增强了膝关节的稳定性,并可避免周围软组织挤入关节内,还可缓冲震荡,分泌滑液。当膝关节伸直时,半月板被股骨髁推挤向前,膝关节屈曲时,半月板则被推挤向后。膝关节半屈曲位时,膝内外翻与扭转活动较大,因此临床上以外侧半月板损伤最多见。

【病因病机】 膝关节是由一个较平坦的胫骨平台和两个弧形的股骨髁部相连接,其部位表浅,为人体中关节面积大、结构复杂、杠杆作用强、负重多、容易受到损伤的关节。正常运动时,膝关节是由股骨髁软骨面在半月板上面滑动或扭动来进行屈伸活动的。在小腿外翻、外旋或内翻、内旋时,半月板上面粘住股骨髁并随之活动,而下面与胫骨平台之间的活动则增加。在正常情况下,半月板有一定的移动度,可以代偿,若此时膝关节由屈曲位突然改为伸直位,由于动作突然加上体重的压力,则可造成半月板卡于股骨髁与胫骨平台之间,来不及移动,而导致半月板的破裂。

半月板损伤一般可分为边缘撕裂、纵行断裂、横行断裂、水平撕裂及前、后角撕裂。由于半月板缺乏血运,只在周缘有血循环,因此除边缘性撕裂外,一般很难有修复的可能。破裂的半月板不但失去了其协助稳定膝关节的作用,而且还影响膝关节的活动功能,甚至造成关节交锁的症状。同时,破裂的半月板与股骨髁、胫骨髁之间长期磨损,最后将会导致创伤性关节炎。

【诊断】

1. 临床表现

(1) 多数患者有明确扭伤史,扭伤时自觉关节内有撕裂感、关节弹响音,活动受限。

(2) 疼痛与压痛多局限于膝关节内、外侧间隙。肿胀则于伤后数小时内关节肿胀显著,而慢性期则无肿胀。

(3) 转为慢性期后常出现弹响声和关节交锁,即患者走路时常出现膝关节突然被卡住,既不能伸直又不能屈曲并伴有疼痛感,如将膝关节稍微伸屈活动,有时可发生弹响音,交锁自解。

2. 体征

(1) 压痛多局限于损伤半月板相应的膝关节内、外侧间隙。

(2) 麦氏征试验阳性。

(3) 半月板研磨试验阳性。

(4) 如病程长者,可致股四头肌萎缩。

3. 理化检查

(1) X 线检查:膝部平片不能显示半月板损伤,故直接诊断作用不大,但拍摄平片可以排除膝关节的骨性病变或其他疾患。

(2) 膝部 CT 或 MRI 检查,可以确定半月板损伤的部位。

(3) 膝关节造影检查分为充气造影、碘水造影及气和碘水混合造影三种,在诊断半月板损伤上有一定价值,且可确定半月板损伤的部位。

(4) 膝关节镜检查对关节内结构可提供直观的观察,一般对外侧半月板的观察较为满意,对内侧半月板后角损伤的观察不满意。

【鉴别诊断】

1. 膝关节内游离体　膝关节内游离体也可引起关节活动时突然交锁,但由于游离体在关节内随意活动,因此关节运动受阻的位置也在随意变动。而半月板损伤后关节发生交锁,活动受阻且有固定的角度和体位。由于游离体是骨性,故 X 线检查可以显示"关节鼠"。

2. 创伤性滑膜炎　膝关节肿胀,浮髌试验阳性。损伤后当即出现肿胀者,为瘀血所致;损伤后期出现积液,多为滑膜炎症引起。

【治疗】

1. 治则　活血化瘀,消肿止痛,舒筋通络。

2. 取穴　曲泉、膝眼、委中、阴陵泉、阳陵泉、风市、血海等。

3. 常用手法　揉法、㨰法、点法、擦法、膝关节摇法等。

4. 操作方法

(1) 基本治疗：患者取仰卧位，略屈膝，医者站于患侧。

1) 用揉法在膝周围操作约 5 分钟，以酸胀为度。

2) 用㨰法施于膝关节及周围，特别是髌骨上、下缘及股四头肌部约 5 分钟；再点上述诸穴约 3 分钟，以酸胀为度。

3) 摇膝关节 3～5 遍，在患部用擦法，以透热为度。

(2) 辨病治疗

1) 膝关节交锁：患者坐在床边，一助手用双手固定大腿下端，勿使摇晃，另一助手则握住踝部的前足部，医者半蹲在伤肢外侧，一手轻轻握住伤肢小腿，另一手握拳，拳眼向上，准备施术。施术时嘱两助手缓缓用力拔伸，远端助手轻轻向内、向外旋转小腿，医者用握拳之手猛力向上击打腘窝部，随即与近端助手同时撤除。医者握小腿之手与远端助手用力将膝关节屈曲，握拳之手改推伤膝，使之靠近胸部，足跟接近臀部。最后将伤肢拔直，局部用捋顺、揉、捻法按摩舒筋。

2) 膝关节间隙变窄：拔伸、牵抖膝关节，反复 5 遍。

【按语】

(1) 关节肿胀明显时可行关节穿刺术，抽出液体，加压包扎，并行关节制动。

(2) 可配合中药活血化瘀、消肿利湿之剂，如桃红四物汤加减。

(3) 在确诊后，用非手术治疗 1～2 个月后无效时，宜用膝关节镜做部分切除或探查。

(4) 平时可练习"三起三落""马裆势"等功法。

六、踝关节扭伤

踝关节扭伤是指在外力作用下踝关节内翻或外翻超过其正常活动范围时，引起关节周围软组织如关节囊、韧带、肌腱等发生撕裂伤。轻者仅有部分韧带纤维撕裂，重者可使韧带完全断裂或伴踝部骨折，甚至发生关节脱位。

本病可发生在任何年龄，以年轻人多见，尤其是运动损伤中发生率最高，多见于外侧副韧带损伤。

【解剖生理】 踝关节是人体的负重关节之一，由胫、腓骨二骨的下端与距骨滑车构成，属于屈成关节。关节囊附着于各关节面的周围，其两侧由副韧带加强，在内侧为内侧韧带（三角韧带），自内踝开始呈扇形向下展开，附于足舟骨、距骨和跟骨；在外侧有三个独立韧带，分别为距腓前韧带、跟腓韧带和距腓后韧带，它们自外踝开始，分别向前、向下、向后外，附着于距骨和跟骨。

踝关节的生理特点是外踝比内踝低，容易造成骨性阻挡足外翻，而踝关节的内侧韧带较外侧韧带坚韧且紧张，易使足内翻。当足背屈时距骨处于内外踝所构成的凹状踝穴内，形成稳定的榫卯结构，此时踝关节为稳定状态。在下坡或下楼时，由于屈肌的力量较伸肌强，加之足部的重力作用，使得距骨离开踝穴，此时踝关节处于不稳定状态，从而容易发生踝关节扭伤。

【病因病机】 因在不平的路面行走、跑步、跳跃或下楼梯时，腾空后足跖屈曲落地，足部受力不均，踝关节突然向内或向外翻转，踝外侧或内侧副韧带受到强大的张力作用所致。当踝关节的内、外翻和旋转活动超过了踝关节的正常活动范围及韧带的维系能力时，则造成韧带的撕裂伤或韧带附着部位的撕脱性骨折。

中医学认为，本病是由于外伤等因素，使踝部的经脉受损，气血运行不畅，经络不通，气滞血瘀而致。

【诊断】

1. **临床表现**　扭伤后立即出现踝关节内侧或外侧局部疼痛,尤以内、外翻活动和行走时疼痛明显,致使患足不能着地。即使能勉强站立者,也常常不能行走或只能跛行几步。伤后数分钟到数小时内,可出现程度不等的肿胀、皮下瘀血、青紫等现象,迁延日久易转为慢性损伤。

2. **体征**　轻者局部肿胀、压痛,重者则整个踝关节均肿胀。踝部的软组织较少,损伤后常可引起局部血管破裂,见皮下瘀血明显,尤其是在伤后2～3日皮下瘀血青紫更为明显。

3. **理化检查**　X线检查对本病诊断虽无直接意义,但有助于排除骨折、脱位等。足强力内翻或外翻位下拍摄X线片,见踝关节间隙明显不等宽或距骨脱位的征象,则提示韧带完全断裂。

【鉴别诊断】

1. **踝部骨折**　压痛点主要在踝骨断端,叩击足底则断端疼痛剧烈,有时有骨摩擦音。

2. **踝关节脱位**　后踝部有明显畸形,有时虽无畸形,但仍需慎防有潜在的已自行复位的踝关节脱位。

【治疗】

1. **治则**　急性期宜活血化瘀、消肿止痛;慢性期宜理筋通络、滑利关节。

2. **取穴**　太溪、昆仑、申脉、照海、丘墟、解溪、悬钟等。

3. **常用手法**　㨰法、揉法、点按法、推法、摇法、拔伸法、扳法等。

4. **操作方法**

(1) 基本治疗

1) 急性期:患者取侧卧位,医者㨰、揉小腿外侧至踝外侧,上下治疗数遍;点按上述穴位和小腿、踝部各30秒左右;用指推法在局部理顺抚平;疼痛稍缓解后即可配合小幅度的踝关节摇法和拔伸法。

2) 恢复期:对伴有肌痉挛、关节粘连的患者,在上述手法的基础上,让患者取仰卧位,医者可以一手握跟腱,另一手握前足,嘱患者放松踝部。先予踝关节拔伸、跖屈,然后做突然背伸动作(手法需适宜,不要用力太猛)。然后,外翻或内翻足背,以解除肌肉痉挛;并在局部行擦法,以透热为度。

(2) 辨病治疗

1) 外侧副韧带扭伤者,医者一手托患侧足跟,另一手握足趾做拔伸牵引,拔伸时把患肢足部逐渐向内翻牵拉,然后再外翻足部。

2) 内侧副韧带损伤者,则在拔伸时逐渐向外翻牵拉,然后再内翻足部。

【按语】

(1) 损伤急性期,手法以轻柔为主,以免加重局部的损伤性出血,宜冷敷;损伤恢复期,手法宜稍重,特别是对血肿机化产生粘连而致踝关节功能受损的患者,应以较重手法剥离粘连。

(2) 手法治疗后可用绷带包扎患部,进行软固定,并嘱患者抬高患肢,避免站立和行走。

(3) 恢复期可做"站裆势"和"磨裆势"锻炼,每日1次,每次15分钟。

七、跟骨痛

跟骨痛又称跟痛症、足跟痛,是足跟部周围疼痛性疾病的总称。通常指跟骨结节周围软组织急、慢性损伤所引起的以足跟底部局限性疼痛和行走困难为主要临床表现的病证,常伴有跟骨结节前缘骨刺形成。临床上以中老人多见,体型肥胖妇女易患此症。

【解剖生理】　跟骨位于足后下方,是足部最大一块跗骨,其结构不规则,大致可分为跟骨结节、上部三个关节面和载距突三部分。跟骨结节粗隆部是跟腱的附着处;背侧三个关节面与距骨形成距下关节;载距突是跟骨内侧的突起,支撑距骨的内侧。跟骨前方与骰骨相关节。跟骨结节外侧是小趾展肌、趾短屈肌起点,内侧是趾短屈肌和足底腱膜起点。足底腱膜分3束止于跖趾关节的跖板、屈肌腱鞘和近节趾骨基底部,通过横向纤维与各趾相连,与成拱形排列的足部诸骨构成"铰链"结构,维持足纵弓结构和弹性。足底腱膜下方是跟垫组织,跟垫在跟骨内侧最厚,内有多条小神经分支分布。

【病因病机】

1. 急性损伤　如走路或运动时,足跟踩着高低不平的路面,或足跟着地过猛,局部受冲击而发病。

2. 慢性劳损　长期负重行走、经常从事繁重的体力劳动、体型肥胖或因足有畸形(如扁平足、外翻足等)、足跟着力过大、足跟皮下软组织受挤压性损伤、脂肪垫萎缩变性、筋膜劳损或跟骨下滑囊炎等,可使局部组织易引起损伤而产生炎症,炎症刺激末梢神经而产生疼痛。

3. 跟骨骨刺和骨内压增高　多发生在足底筋膜和足底肌在跟骨结节的前缘附着处,由于足底筋膜和足底肌在其附着处受到反复牵拉,引起慢性损伤性炎症,炎症刺激进而诱发骨刺形成。骨刺一般不引起疼痛,只有当骨刺方向与着力点成斜角时,才会导致跟痛症。跟痛症亦与骨内压有一定关系,跟骨内高压也是引起跟痛症的原因之一。如静脉回流障碍,可使骨内压增高,刺激神经而产生疼痛。

4. 退行性病变　年老体弱或久病卧床,足跟部发生退行性变,皮肤变薄,跟下脂肪垫部分萎缩,骨骼发生脱钙变化而致。

中医学认为,本病的发生是由于劳累过度致使足跟部筋骨损伤引起跟痛,或由于肝肾亏损造成足跟痛。肝主筋,肾主骨,中年以后肝肾之气不足,肝肾功能渐衰,肾虚无以生骨,肝虚无以养筋,筋骨随之退化;肾经绕行足跟,受风寒湿邪的侵袭而导致跟痛。

【诊断】

1. 临床表现　进行性足跟痛,晨起站立或行走过久后疼痛加重,疼痛部位一般较局限,可伴有足底麻胀和疲劳感。多在中年以上发病,起病缓慢,可有数月或数年的病史。

2. 体征　局部可见轻度肿胀,有明显压痛点。跟骨骨刺或足底腱膜炎,其压痛点多在跟骨结节前内侧;跟骨脂肪垫变性,其压痛点多在跟骨结节下方正中或偏后缘;跟腱炎、跟骨皮下滑囊炎,其压痛点多在足跟后上方。

3. 理化检查　X线检查显示足骨疏松,足跟后部和底部软组织阴影增厚,有时能见到骨膜增厚和跟骨基底结节部有粗糙刺状突或骨质增生。

【鉴别诊断】

1. 跟骨骨折　多有典型外伤史,跟骨周围肿胀、疼痛。X线检查可以确诊鉴别。

2. 跟骨骺骨软骨炎　表现为进行性足跟痛,局部触痛和疼痛步态,但多发于学龄期儿童。X线检查可见受累跟骨骨骺硬化和碎裂片,以后可见骨密度降低和萎缩,骺线不规则。

3. 跟骨结核　多发生于青少年,局部微热,肿痛范围大,可查到原发结核病灶。

4. 足跟部软组织化脓感染　虽有足跟痛症状,但局部有红肿发热的炎症表现,严重者可有全身不适症状。一般不难鉴别。

【治疗】

1. 治则　舒筋通络,活血止痛。

2. **取穴** 阿是穴、仆参、大钟、京骨、然谷、照海、昆仑、太溪、申脉、涌泉等。

3. **常用手法** 按揉法、拿捏法、点按法、叩击法、弹拨法、摇法、擦法。

4. **操作方法**

(1) 基本治疗

1) 患者取俯卧位,医者施按揉、拿捏法从小腿腓肠肌起至跟骨基底部自上而下施治 5 分钟;点按上述穴位和足跟部各 30 秒左右,重点是阿是穴。

2) 患者取仰卧位,医者用掌跟或握拳叩击痛点,连续数 30 次,弹拨足底筋膜,轻摇踝关节,屈伸踝关节 20 次,用小鱼际擦法沿足底筋膜走行方向擦足跟部和涌泉,以透热为度。

(2) 辨病治疗:对于年老体弱、久病初愈、肾气虚衰、肾阳不足、足跟部酸痛乏力者,按揉涌泉、太溪等穴各 3 分钟,重点以肾经穴位为主,重用擦法。

【按语】

(1) 急性期宜休息,减少承重所致疼痛;症状缓解后,应减少站立和步行。

(2) 宜穿软底鞋或在患足鞋内放置海绵垫。

(3) 可配合自我推拿治疗,方法如下:患者盘坐,以拇指在足跟部痛点按揉 3～5 分钟,继以拇指末节在跟骨结节和压痛点弹拨、点压数遍,再用小鱼际在足跟和周围用擦法治疗,以透热为度,每日自我治疗 2～3 次。

(4) 采用自我锤击治疗,以 200 g 左右的小锤,在足跟痛点处锤击,锤击力度由轻及重,以患者能忍受为宜,次数逐渐增加。治疗后以足跟着地不知疼痛为佳,每日酌情 1～2 次。

(5) 平时可练习"站裆势""大裆势"等功法。

第八章 内、妇、五官科疾病

导学　　通过本章学习,要求掌握各种病症的诊断和推拿治疗方法,熟悉推拿治疗内、妇、五官科病证的基本理论,了解各种病证的预防与护理的相关知识及功法的运用,为进入临床实习和进行推拿医疗工作奠定理论和技能基础。

应用传统推拿疗法治疗内、妇、五官科疾病已有数千年的历史,临床上以中医基础理论为指导,根据各科疾病的病因和病理变化的特点进行辨证论治,通过望、闻、问、切四诊,运用八纲、脏腑、气血及经络辨证进行认真分析,分清脏腑、气血、寒热、表里、虚实,然后确定治疗原则,选用相应的推拿手法和经络腧穴治疗疾病。

1. **辨证要点**

(1) 重视脏腑辨证和气血辨证:人体的一切生理、病理活动,都离不开脏腑,临床上所出现的证候,也是脏腑病变的外在表现。气血运行于全身,周流不息,在外充实皮肉筋骨,在内灌溉五脏六腑,是一切组织器官进行生理活动的物质基础。因此,掌握脏腑气血的辨证论治,必须以脏腑气血的基础理论作为指导。妇科疾病的辨证还需注意女性经、孕、产、乳的生理特点,了解脏腑、经络、气血、天癸和胞宫的内在联系及其在女性生理中的特殊作用。

(2) 强调经络辨证:经络辨证是以经络学说为指导,根据经络的分布规律,经络与脏腑器官的联系特点、功能特性和经络异常反应,辨别经络病变的部位和性质,为确定推拿治疗方法提供依据,主要包括辨证归经、辨位归经和经络穴位诊察法。辨证归经以临床证候为主要依据进行归经,每条经脉都有自己特定的证候表现形式,《灵枢·经脉》和《难经·二十九难》分别详细论述了十二经脉病证和奇经八脉病证,临床上可以按疾病证候进行辨证归经。辨位归经是根据病变发生的部位结合十二经脉在人体的循行部位来判断是何经何脏腑的病证。经络穴位诊察法是通过经络望诊和经穴触诊所获得的异常改变来诊断疾病的方法。触诊相关经络循行部位、穴位及其周围寻找阳性反应点,通常指下可感到有颗粒状、结节状或条索状物的存在,并伴有一定程度的疼痛反应,这些阳性反应点常常是推拿治疗的靶点和重点。如肺病患者在肺俞、中府等穴位出现白色或红色皮疹,按压足三里、梁丘有压痛提示胃肠有病变,阳陵泉有条索状物提示肝胆两经有病变。由于经络与脏腑气血关系密切,故经络辨证还需与脏腑辨证和气血辨证相结合,才能做出正确的诊断。

2. **手法操作要点**　　内、妇、五官科疾病的推拿治疗,是在认真分析病情、明确诊断的基础上,运用不同的推拿手法作用于人体体表相应的经络腧穴,通过经络的介导以疏通经络、调整脏腑、调和气血、平衡阴阳来实现其治疗效应。因此,合理运用推拿手法,正确选择经络腧穴,是取得疗效的关键。

(1) 手法选择原则:内、妇、五官科疾病的推拿手法,总的来说以轻快柔和为主,切忌使用粗暴手法。根据疾病发展、变化的性质来确定手法操作,凡邪气盛实、正气不虚者,可选用一指禅推法、拿法、按法等,手法可稍重、频率稍快以泻其实;凡正气不足、身体虚弱时,当用揉法、摩法、擦法等,手法宜轻、频率稍慢以补其虚。

(2) 穴位选择原则:选穴原则可分为近部取穴、远部取穴、辨证取穴和对症取穴。穴位的选用及推拿处方组方的合理性,与治疗效果有密切的关系。

1) 近部取穴:在疾病病变的局部和邻近部位选取穴位,体现了"腧穴所在,主治所在"的规律。一般多用于治疗局限性病证,如头痛取太阳,失眠取百会,痛经取气海、关元,产后缺乳取膻中、乳根,颞下颌关节功能紊乱症取颊车、下关等。阿是穴也属于近部取穴。

2) 远部取穴:又称循经取穴,是根据发病部位所在经络及其脏腑的络属关系来选取推拿治疗穴位,体现了"经脉所过,主治所及"的规律。如头痛取列缺,面瘫取合谷,胃脘痛取足三里、梁丘,痛经取三阴交、地机等。

3) 辨证取穴:根据脏腑辨证选取穴位,如月经不调属脾气虚者选用脾俞、胃俞、中脘等,产后缺乳属痰浊阻滞者取天突、丰隆、阴陵泉等。

4) 对症取穴:根据临床症状选取有特异针对性的穴位,如感冒发热取曲池、合谷,便秘取支沟等。

3. 推拿补泻　补虚泻实是中医治病的基本法则。补,是补正气之不足;泻,是泻邪气之有余。在长期的医疗实践中,古人对推拿的补泻作用进行了不断总结,并积累了丰富的经验。有关推拿的补泻方法,主要包括以下几种。

(1) 按经络的循行:顺经络循行方向的操作为补法;逆经络循行方向的操作为泻法。

(2) 按血流方向:向心性的操作为补法;离心性的操作为泻法。

(3) 按手法的运动方向:顺时针方向的手法为补法;逆时针方向的手法为泻法。

(4) 按手法的刺激强度:轻刺激手法为补法;重刺激手法为泻法。

(5) 按手法的频率:频率缓慢的手法为补法;频率快速的手法为泻法。

(6) 按治疗的时间:治疗时间长的操作方法为补法;治疗时间短的操作方法为泻法。

临床应用中,只有把手法与治疗部位(或经络腧穴)联系起来,推拿手法的补泻作用才有实际意义。凡能起到扶助人体正气或增强人体组织某一功能的,即为补法;凡能祛除体内病邪或抑制组织器官功能亢进的,即为泻法。推拿补泻是通过手法对经络腧穴的不同刺激,使机体内部得到调节,从而达到调整阴阳、扶正祛邪以防病治病的目的。

一、头痛

头痛是指头部脉络绌急或失养、清窍不利所引起的以头部疼痛为主要症状的一种病证,是临床上常见的病证,可以出现于各种急慢性疾患中,主要有外感与内伤之分。西医学中的感染发热性疾病引起的头痛、高血压性头痛、低血压性头痛、低颅压、偏头痛、紧张性头痛、丛集性头痛等均可参考本篇内容辨证施治。

【病因病机】

1. 感受外邪　因感受风、寒、湿、热之邪,易导致外感头痛。外感之邪以风邪为主,多夹时气为患,夹寒、夹热、夹湿可引致不同类型的头痛。

2. 内伤头痛　脑为髓之海,当体内五脏六腑上滋脑海不足时,可导致头痛。

本病病位在头。基本病机是气血失和、经络不通或脑络失养。

【诊断】

1. 临床表现　以头部疼痛为主要表现。可发生于一侧、两侧,或前额,或后枕,或巅顶,或整个头部,也可连及颈项。头痛可单独出现,也可伴随各种急慢性疾病而出现。

(1) 风寒头痛:痛连项背,恶风寒,喜裹头,口不渴,苔薄白,脉浮紧。

(2) 风热头痛:头痛而胀,甚至头痛如裂,恶风微热,面红目赤,咽喉肿痛,口渴欲饮,小便黄,大便结,舌尖红苔薄黄,脉浮数。

(3) 风湿头痛:风邪夹湿,头痛如裹,脘闷纳呆,肢倦身热,汗出,心烦,苔白腻,脉濡数。

(4) 肝阳头痛:痛而晕,心烦易怒,睡眠不安,面红口干,舌红少苔或苔薄黄,脉弦紧。

(5) 痰浊头痛:头痛而昏蒙,胸膈支满,纳呆体倦,恶心呕涎,苔白腻,脉滑。

(6) 瘀血头痛:痛有定处,痛如锥刺,经久不愈,舌有瘀点,脉涩。

(7) 气虚头痛:头痛绵绵,时发时止,劳累加剧,倦怠懒言,纳呆,舌苔薄白,脉细弱或脉大无力。

(8) 血虚头痛:头痛而晕,面色少华,神疲乏力,心悸气短,舌淡,脉细弱无力或涩。

(9) 肾虚头痛:头痛而空,腰酸腿软,耳鸣目眩,遗精带下。肾阳虚者,四肢作冷,舌淡胖,脉沉细无力;肾阴虚者,口干少津,舌质红,脉细数。

2. 体征　可在眼眶、太阳穴周围、颞部、后枕部触及压痛、条索或结节。部分可见局部血管怒张。

3. 理化检查　应注意完善相关检查以明确病因、排除器质性疾病,如测血压,检查血常规,必要时做脑脊液、脑电图检查,有条件时做经颅多普勒、颅脑 CT 和 MRI 检查。

【鉴别诊断】　临床上需与流行性感冒、鼻窦炎、青光眼、脑出血、脑瘤等疾病相鉴别。

【治疗】

1. 治则　以调气和血、通络止痛为主。

2. 取穴　印堂、神庭、头维、睛明、鱼腰、太阳、风池等。

3. 常用手法　一指禅推法、按法、推法、抹法、揉法、拿法、扫散法等。

4. 操作方法

(1) 基本治疗:患者取坐位,医者站于患者前方或后方。

1) 用一指禅推法或推法,从印堂至神庭,再至头维,至太阳,往返 3～4 遍。

2) 用一指禅偏锋推或推法,沿眼眶周围治疗,行"小∞字"和"大∞字"推法,反复 3～4 遍。再按揉印堂、头维、睛明、鱼腰、太阳,每穴 10～15 秒。

3) 用抹法,先从印堂向上至神庭,再从印堂向两侧沿眉弓至太阳,5～6 遍。

4) 拿头部五经,扫散法施于头侧,时间约 5 分钟。

5) 拿风池、颈项部,时间约 3 分钟。

(2) 辨证治疗

1) 风寒头痛:加擦项背部膀胱经,横擦大椎,透热为度;按揉风门、肺俞,拿肩井,每穴半分钟。

2) 风热头痛:加推项背部膀胱经,再拍击膀胱经,皮肤潮红为度;按揉风门、肺俞、曲池、合谷,每穴半分钟。

3）风湿头痛：加提捏印堂及项部皮肤，皮肤透红为度；按揉风门、肺俞，拿肩井、合谷，每穴半分钟。

4）肝阳头痛：加推桥弓，自上而下，每侧各20余遍，两侧交替进行。按揉行间、太溪，每穴半分钟。

5）痰浊头痛：加摩法在腹部治疗，时间约5分钟。按揉丰隆、中脘、天枢，每穴半分钟。

6）瘀血头痛：加擦前额及两侧太阳穴部位，透热为度。按揉血海、膈俞，每穴半分钟。

7）气虚头痛：加擦督脉，皮肤潮红为度。按揉足三里、气海，每穴半分钟。

8）血虚头痛：加横擦脾俞所在位置，直擦背部督脉，透热为度。按揉足三里、三阴交，每穴半分钟。

9）肾虚头痛：肾阳虚加直擦背部督脉，横擦肾俞、命门、腰骶部，透热为度；肾阴虚加擦涌泉，透热为度。

【按语】

(1) 推拿治疗前必须审证求因，因颅内器质性病变及脑外伤所致头痛不宜用推拿治疗。

(2) 患者平素宜慎起居，适寒温，以防外感。

(3) 头痛患者均需戒烟酒，以免诱发头痛。

(4) 可选择少林内功中的"仙人指路"练习，每周3～4次，每次10～20分钟。肝阳头痛者可加练易筋经中的"韦驮献杵势"；痰浊头痛者可加练少林内功中的"力劈华山"；气虚者可加练少林内功中的"两手托天"；血虚头痛者可加练少林内功中的"凤凰展翅"，肾虚头痛者可加练少林内功中的"海底捞月"。

二、眩晕

眩晕是目眩与头晕的总称。眩为眼花或眼前发黑，视物模糊。晕为头晕，如坐车船，旋转不定，两者常同时并见，故统称为"眩晕"。眩晕常伴有恶心、呕吐、汗出、面色苍白等症状，严重者可猝然仆倒。西医学中常见于高血压、低血压、贫血、阵发性心动过速、心动过缓、前庭周围性眩晕、前庭中枢性眩晕、脑外伤、脑动脉硬化、脑供血不足等疾病。

【病因病机】

1. 肝阳上亢　肝失条达，气郁化火，肝阴暗耗，风阳升动，上扰清空而致眩晕，或素体阳盛，肝阴不足，肝阳偏亢，肝火上炎而成眩晕。

2. 痰浊中阻　饮食不当，损伤脾胃，或劳倦伤脾，脾失健运，酿成痰浊，聚湿生痰，清阳不升，浊阴不降而发眩晕。

3. 气血两虚　凡久病不愈，或失血之后，气血耗伤，或思虑过度，心脾两虚，均使气血不足，不能上荣头目而致眩晕。

4. 肾精亏虚　先天不足，或后天失养、房事不节、劳伤过度、肾精亏耗、髓海不足，而发眩晕。

本病病位在脑，与肝、脾、肾相关。基本病机中虚证为气血虚衰或肾精不足，清窍失养；实证多与风、火、痰、瘀扰乱清窍有关。

【诊断】

1. 临床表现　以头晕目眩、视物旋转为主要表现。轻者闭目即止，重者可兼有恶心、呕吐、汗出、欲仆等症状。

(1) 肝阳上亢：头晕目眩，耳鸣，头胀痛，急躁易怒，失眠多梦，每因恼怒或烦劳而头痛、眩晕加重,口苦,舌红,苔黄,脉弦。

(2) 痰浊中阻:眩晕,头重如蒙,目视昏暗,体倦纳呆,胸脘痞闷,泛泛欲吐,舌苔白腻,脉濡滑。

(3) 气血两虚:眩晕动则加剧,劳累即发,神疲懒言,气短声低,纳少,面色少华,心悸失眠,唇淡,舌质淡嫩,脉细弱。

(4) 肾精亏虚:眩晕,精神萎靡,腰膝酸软,耳鸣健忘,遗精。偏阴虚者,五心烦热,舌红少苔,脉细数。偏阳虚者,四肢不温,形寒怯冷,舌质淡,脉沉细无力。

2. 体征　可伴有眼震;可见闭目难立征、DixHollpike 试验、转颈试验等有阳性表现。

3. 理化检查　应注意完善相关检查以明确病因,如查血色素、红细胞计数,测血压、心电图,电测听、脑干诱发电位、眼震电图,颈椎 X 线检查等,如需要排除颅内实质病变还应做 CT、MRI。

【鉴别诊断】　临床需与中风、厥证等相鉴别。

【治疗】

1. 治则　实证以平肝潜阳、和胃化痰为主;虚证以补益气血、益精填髓为主。

2. 取穴　印堂、神庭、头维、睛明、鱼腰、丝竹空、太阳、四白、阳白、百会、四神聪、风池、风府等。

3. 常用手法　推法、一指禅推法、按法、揉法、拿法、扫散法等。

4. 操作方法

(1) 基本治疗:患者取坐位,医者站于患者前方。

1) 用双手拇指从印堂穴经额前正中线推至正中发际神庭穴,反复4～5次。

2) 用双手拇指从额前正中印堂穴分推至两侧太阳穴,反复4～5次。分推时可按"额前三线"(从印堂→鱼腰→太阳为第1条线,又称为眉弓线;从神庭→头维→太阳沿额前发际为第3条线,又称为发际线;第1、第3线之间为第2条线)推至两侧太阳穴,反复4～5遍。

3) 用一指禅偏锋推法,沿眼眶周围治疗,行"小∞字"和"大∞字"推法,反复3～4遍。再按揉印堂、头维、睛明、鱼腰、太阳,每穴 10～15 秒。

4) 用五指指端在头部扫散,以头皮发热为度。

5) 用五指指腹分别对应督脉及两侧太阳经、少阳经,自前额发际处边拿边向头顶部、后枕部滑移,反复4～5遍。

6) 用拇指或中指点按印堂、睛明、鱼腰、丝竹空、太阳、四白、阳白、头维、神庭、百会和四神聪等,中指勾点风池、风府。每穴持续点按 20 秒左右。

(2) 辨证治疗

1) 肝阳上亢:加用拇指桡侧沿桥弓自上而下推抹5～6遍;拇指按揉角孙、太冲、行间,每穴半分钟;用小鱼际擦涌泉,透热为度。

2) 痰浊中阻:加掌摩胃脘部及腹部,一指禅推中脘、天枢,以腹部温热为佳;拇指按揉足三里、丰隆、脾俞、胃俞、大肠俞,以酸胀为度,时间3～5分钟;以手掌横擦背部脾俞、胃俞部位,透热为度。

3) 气血两虚:加掌摩腹部及胃脘部,一指禅推中脘、气海、关元穴,透热为度;拇指按揉心俞、肝俞、膈俞、脾俞、肾俞、足三里,每穴半分钟;用掌擦法直擦背部督脉,横擦背部脾胃俞部位,透热为度。

4) 肾精亏虚:肾阴虚者,加用拇指桡侧沿桥弓自上而下推抹5～6遍;拇指按揉角孙、太冲、行间,每穴半分钟;用小鱼际擦涌泉,透热为度。肾阳虚者,掌摩腹部,按揉气海、关元,以腹部温热为度;用掌擦法直擦背部督脉,横擦肾俞、命门部位及腰骶部,透热为度。

【按语】

(1) 治疗本病手法宜轻柔,避免强刺激,尤其是头面部操作时,不要使患者的头部前后左右晃动,以免加重眩晕。

(2)嘱患者忌烟、酒、咖啡、浓茶等刺激性食物,调养情志,避免过度劳累。

(3)可选择少林内功中的"仙人指路"练习,每周 3～4 次,每次 10～20 分钟。肝阳上亢者可加练易筋经中的"韦驮献杵势";痰浊中阻者可加练少林内功中的"力劈华山";气血两虚者可加练少林内功中的"两手托天""凤凰展翅",肾精亏虚者可加练少林内功中的"海底捞月"。

三、失眠

失眠,是指以经常不能获得正常睡眠为特征的一种病证,一般包括睡眠时间、深度和恢复体力的不足。轻者入眠困难,或眠而不酣,时寐时醒,醒后不能再寐,严重者可整夜不眠,常影响人们的正常工作、生活、学习和健康。本症可单独出现,也可以与头痛、眩晕、心悸、健忘等症同时出现。西医学中常可见于抑郁症、神经症、围绝经期综合征等疾病。

【病因病机】 多由饮食不节、情志失常、劳倦、思虑过度、病后、年迈体虚等使心神不安,心血不静,阴阳失调,营卫失和,阳不入阴而发为本病。

1. 饮食不节 脾胃受损,宿食停滞,壅遏于中,胃气失和,阳气浮越于外而失眠;脾失健运,气血生化不足,心血不足,心失所养而失眠。

2. 情志不遂 肝气郁结,肝郁化火,邪火扰动心神,心神不安而失眠;或由五志过极,心火内炽,心神扰动而失眠;或由思虑太过,损伤心脾,脾虚生化乏源,营血亏虚,不能奉养心神而失眠。

3. 气血亏虚 心血不足,血虚则无以养心,心虚则神不守舍而失眠。

4. 禀赋不足 素体阳盛,兼因房劳过度,肾阴耗伤,不能上奉于心,水火不济,心火独亢扰动心神而失眠;或肝肾阴虚,肝阳偏亢,火盛神动,心肾不交而失眠;亦有因心虚胆怯,暴受惊恐,神魂不安而失眠。

本病病位在心,与肝、胆、脾、肾密切相关。基本病机是心神不宁,或阳盛阴衰,阳不入阴。

【诊断】

1. 临床表现 症状轻者仅表现为入睡困难,或睡眠不深,时睡时醒,醒后不能再睡,严重者则可通宵不眠。

(1)心脾两虚:多梦易醒,忽寐忽醒,甚至彻夜不眠,心悸健忘,神疲乏力,饮食无味,面色少华,舌淡苔薄,脉细弱。

(2)阴虚火旺:心烦失眠,或时寐时醒,手足心热,头晕耳鸣,口干津少,或有梦遗,健忘,心悸,舌红苔少,脉细数。

(3)心胆气虚:失眠多梦,易于惊醒,胆怯恐惧,遇事易惊,心悸气短,倦怠,小便清长,舌淡苔薄白,脉弦细。

(4)痰热内扰:睡眠不安,心烦懊恼,胸闷脘痞,口苦痰多,头晕目眩,舌红苔黄腻,脉滑数。

(5)肝郁化火:心烦不能入睡,急躁易怒,胸闷胁痛,头痛面红,目赤口苦,小便黄赤,大便秘结,舌红苔黄,脉弦而数。

2. 体征

(1)失眠的主观标准:主诉睡眠生理功能障碍;白天疲乏无力、头胀、头昏等症状系由睡眠障碍干扰所致;仅有睡眠量减少而无白日不适不视为失眠。

(2)失眠的客观标准:根据多导睡眠图结果来判断,睡眠潜伏期延长(长于 30 分钟);实际睡眠时间减少(每日不到 6 个半小时);觉醒时间增多(每有超过 30 分钟)。

3.理化检查　一般无异常。临床检查提示有自主神经功能紊乱或内分泌功能失调,有助于本病诊断。可配合采用睡眠实验室中多相睡眠描记仪进行检查。

【鉴别诊断】　临床需与少眠、暂时性失眠相鉴别。

【治疗】

1.治则　调理脏腑,镇静安神。

2.取穴　印堂、神庭、太阳、百会、风池、肩井、中脘、气海、关元、心俞、脾俞、胃俞等。

3.常用手法　拿法、按揉法、一指禅推法、推法、振法、摩法、叩击法等。

4.操作方法

(1)基本治疗

1)患者取仰卧位,医者用拿法施于头部两侧 10 遍左右;按揉或一指禅推印堂,再由印堂以两拇指交替直推至神庭 5～10 遍,拇指由神庭沿头正中线(督脉)点按至百会,指振百会约 30 秒;双手拇指分推前额、眉弓至太阳 5～10 遍,指振太阳约 30 秒;侧击头部,掌振两颞、头顶。掌摩腹部 6 分钟左右;按揉或一指禅推法施于中脘、神阙、气海、关元各 1 分钟,指振各穴约 30 秒;双掌自肋下至耻骨联合,从中间向两边分推 3～5 遍;掌振腹部约 1 分钟。

2)患者取俯卧位,医者提拿两肩井约 1 分钟;按揉背部太阳经,重点按揉心俞、脾俞、胃俞、肾俞,以酸沉为度。直推背部督脉和两侧太阳经 10 遍左右;双掌交替轻轻叩击背部两侧太阳经。

(2)辨证治疗

1)心脾两虚:加用按揉法施术于心俞、肝俞、胃俞、足三里,每穴约 1 分钟;横擦左侧背部和直擦背部督脉,以透热为度。

2)阴虚火旺:加推桥弓,左右各 20～30 遍,横擦肾俞、命门部,再擦两侧涌泉。

3)心胆气虚:加用按揉法施术于心俞、胆俞、膻中、日月、期门,每穴约 1 分钟。

4)痰热内扰:加用㨰法沿背部脊柱两侧治疗,按揉脾俞、胃俞、心俞,手法要轻柔,时间约 2 分钟;按揉中脘、天枢、足三里、丰隆。

5)肝郁化火:加用按揉法施术于肝俞、胆俞、期门、章门、太冲,每穴 1～2 分钟;搓两胁,约 1 分钟。

【按语】

(1)失眠常见于功能性疾病,但某些器质性病变也可引起,必须注意鉴别。如为器质性病变引起的失眠,应针对病因治疗。

(2)注意劳逸结合,特别是房事要有所节制;平时生活起居要有规律,早睡早起。适当参加体力劳动和体育锻炼,增强体质。

(3)嘱患者消除烦恼,解除思想顾虑,避免情绪波动,心情要开朗、乐观。

(4)可选择易筋经中的"三盘落地势"或少林内功中的"海底捞月"练习,每周 3～4 次,每次 10～20 分钟。心脾两虚者可加练少林内功中的"凤凰展翅",肝郁化火者可加练少林内功中的"风摆荷叶",阴虚火旺者可加练少林内功中的"顶天抱地"。

四、感冒

感冒是以鼻塞、流涕、咳嗽、恶寒发热、头痛、全身不适等为症状的常见外感病证。其病情轻者称为"伤风""冒风"或"冒寒";病情重者称为"重伤风"。在一个时期内广泛流行,证候多相类似者称为时行感冒。本病全年均可发生,尤以春秋季多见。西医学中本病多见于上呼吸道感染、流行性感冒。

【病因病机】　本病发生主要是感受外邪使肺卫失和,以外感六淫为主,而机体虚弱、抗病能力降低也是导致本病的原因。以风邪为主因,每与当令之气(寒、热、暑、湿)或非时之气(时行疫毒)夹杂为患。

本病病位在肺卫,基本病机是卫表失和,肺失宣肃。

【诊断】

1. 临床表现　以鼻塞、流涕、咳嗽、恶寒发热、头痛、全身不适为主要表现。

(1) 风寒:鼻塞声重或鼻痒喷嚏,流涕清稀,喉痒咳嗽,痰多稀薄,发热轻而恶寒重,无汗,头痛,肢体酸痛,苔薄白,脉浮紧。

(2) 风热:发热,不恶寒或微恶风寒,汗出不畅,头痛,鼻塞流浊涕,咳痰黄稠,口干渴欲饮,咽喉红肿疼痛或乳蛾红肿,舌红苔薄黄,脉浮数。

(3) 暑湿:夏令感邪,身热,汗出热不解,鼻塞流浊涕,头昏重胀痛,身重倦怠,口中黏腻,渴不多饮,胸闷泛恶,舌质红,苔薄黄腻,脉濡数。

(4) 体虚:若为阳虚,则阵阵恶寒,甚则寒战,或热势不盛,无汗或自汗,汗出后恶寒更甚,周身骨节酸冷疼痛,面色㿠白,言语低微,四肢欠温,舌淡胖苔白,脉浮无力。若为阴虚,则发热,微汗出,寐差盗汗,心烦,手足心热,咽干,干咳少痰或痰中带血丝,舌质红,脉细数。

2. 体征　鼻腔黏膜可见充血、水肿和分泌物,喉部水肿、充血,局部淋巴结轻度肿大和触痛,扁桃体肿大、充血,表面有黄色点状渗出物,可闻及喘息声和干、湿啰音。

3. 理化检查

(1) X线检查:肺部可显示血管阴影增多、增强,但无肺浸润阴影。

(2) 实验室检查:病毒性感染者白细胞计数正常或偏低,淋巴细胞比例升高。细菌感染者有白细胞计数和中性粒细胞增多或核左移现象。

【鉴别诊断】　临床需与过敏性鼻炎、其他病毒感染性疾病相鉴别。

【治疗】

1. 治则　以疏风宣肺、扶正固表为主。

2. 取穴　印堂、太阳、睛明、攒竹、鱼腰、丝竹空、承泣、四白、迎香、风池、肩井、大椎、大杼、肺俞、曲池、合谷等。

3. 常用手法　推法、按揉法、擦法、拿法、搓法、抖法等。

4. 操作方法

(1) 基本治疗:患者取坐位,医者站于患者前面或后面。

1) 用双手拇指交替从印堂推至神庭6~9遍,再从印堂分推前额至两侧的太阳6~9遍,指揉双侧太阳。

2) 双手拇指或中指按揉睛明、攒竹、鱼腰、丝竹空、承泣、四白,反复6~9遍,再分抹眼眶。

3) 按揉迎香,使患者鼻部有通气感,然后双拇指或中指擦两侧鼻翼和鼻唇沟至透热为度。

4) 拿头部五经从前发际开始到风池,反复操作6~9遍;拿风池3~5遍,再向下拿颈项部6~9遍,以患者有酸胀感为度。

5) 双拇指按揉大杼、肺俞;推大椎和背部膀胱经,提拿肩井,稍用力以酸胀为度,令其微微发汗为佳。

6）搓、抖上肢 3～6 遍,按揉曲池、合谷约 1 分钟。

（2）辨证治疗

1）风寒感冒：加用按揉法施术于风府、风门,每穴约 2 分钟;擦足太阳膀胱经背部两侧线,以透热为度。

2）风热感冒：加用一指禅推法施术于风府至大椎,反复操作 3～6 分钟;再按揉百会、曲池操作 1～2 分钟;用冷水为介质按揉大椎 1～2 分钟。

3）暑湿感冒：加用顺时针方向摩腹 3～5 分钟,按揉中脘、天枢、足三里 1～2 分钟。

4）体虚感冒：加用按揉法施术于肾俞、命门、足三里,每穴 1～2 分钟。横擦腰部,虚掌拍打背部膀胱经,以皮肤潮红为度。

【按语】

（1）本病一般预后较好,病程短,不传变。流行性感冒,流行快,症状重,尤其对于有传变者,应提高警惕,密切观察。

（2）有感冒前驱症状者,推拿越早治疗越易奏效,同时亦可配合中药,使患者汗出身和,邪从表解,以收到较好的治疗效果。

（3）本病的预防非常重要,可选择易筋经中的"青龙探爪势"或少林内功中的"凤凰展翅"功法练习,以增强体质,每周 3～4 次,每次 10～20 分钟。

五、哮喘

哮喘是一种发作性的痰鸣气喘疾患,发作时喉中哮鸣有声,呼吸气促困难,甚则喘息不能平卧。喉中痰鸣为哮,气短不足以息为喘,临床上哮必兼喘,喘未必兼哮。本病病因多端,病情复杂,易于反复发作,迁延难愈。西医学中的支气管哮喘、喘息性支气管炎、各型肺炎、慢性阻塞性肺气肿、心源性哮喘、重症肺结核、肺不张、矽肺、成人呼吸窘迫综合征、睡眠期呼吸暂停综合征等疾病,都常以哮喘为主要临床表现。

【病因病机】 哮喘以宿痰伏肺为主因,以外邪侵袭、饮食不当、体虚劳倦为诱因。

1. 外邪侵袭 重感风寒,侵袭于肺,内则肺气壅塞,外则腠理郁闭,致使肺气失于宣降,上逆为喘;或因风热自口鼻入肺,或风寒郁而化热,热不得泄,则肺气壅实,清肃失司,而致肺气上逆而喘。

2. 痰浊内盛 饮食不节,化生痰湿,或素体痰湿偏盛,由中焦上犯于肺,肺失宣降,导致呼吸气促而成喘。

3. 肺气虚弱 久咳伤肺或平素极易疲劳汗出,导致肺之气阴不足,气失所主,肺气宣降不利,而致气短而喘。

4. 肾气不足 年老体弱,肾气不足或劳欲伤肾,精气内夺,导致肾气摄纳无权,而致少气而喘。本病病位在肺,与肾、脾、心密切相关。基本病机是痰气搏结,壅阻气道,肺失宣降。

【诊断】

1. 临床表现 以呼吸急促、喉中哮鸣,甚则张口抬肩,鼻翼煽动,不能平卧为主要表现。

（1）风寒袭肺：喘急胸闷,伴有咳嗽,咳痰稀薄,痰白不黏或清稀,口淡,口不渴或渴喜热饮,受寒或气候变冷时诱发,形寒怕冷,苔白滑,脉浮紧。

（2）风热犯肺：喘促气粗,甚则鼻翼煽动,痰黄或黏稠,咳出不利,胸闷烦躁,口苦或口渴喜冷饮,不恶寒,舌红苔黄腻,脉滑数。

（3）痰浊阻肺：气喘咳嗽,痰多而黏,咳出不爽,甚则喉中有痰鸣声,胸中满闷,甚则发热、面红,恶心纳呆,口淡无味,苔白腻,脉滑。

(4)肺虚证:喘促气短,言语无力,声低气怯,自汗恶风,或痰少质黏,烦热口干,面色潮红,舌质偏红,脉软弱无力或细数。

(5)肾虚证:喘促日久,呼多吸少,气不得续,动则尤甚,形瘦神疲,汗出肢冷,面青唇紫,甚则肢体浮肿,小便不利,心悸不安,舌质淡,脉沉细。

2. 体征　发作时胸部呈过度充气状态,有广泛的哮鸣音,呼气音延长。但在轻度哮喘或非常严重哮喘发作时,哮鸣音可不出现,后者称为寂静胸。

3. 理化检查　应注意完善血常规、痰培养、胸部 X 线检查、肺功能检查等相关检查。

【鉴别诊断】　临床上需与喘息型慢性支气管炎、心源性哮喘、支气管肺癌相鉴别。

【治疗】

1. 治则　以宣肺、降气、平喘为主。

2. 取穴　桥弓、风池、肩井、天突、膻中、中脘、神阙、定喘、大椎、肺俞、脾俞、肾俞、大椎、足三里、丰隆等。

3. 常用手法　推法、扫散法、拿法、一指禅推法、点按法、揉法、擦法、搓法、抖法等。

4. 操作方法

(1)基本治疗

1)患者取坐位,医者先推一侧桥弓,自上而下 20～30 遍,再推另一侧桥弓穴;自额至下颌用分推法向左右两侧操作,往返 2～3 遍;用扫散法,先在一侧头部的胆经循行区域,自前上方向后下方操作 10 余遍,然后再在另一侧治疗;从头部至枕部用五指拿法,自枕部到项部改为三指拿法,重复 3～4 遍;拿风池、肩井穴。

2)患者取仰卧位,医者用一指禅推法从天突至神阙,指按揉天突、膻中、中脘;横擦前胸部,沿锁骨下缘开始到第 12 肋,往返 2～3 遍;患者取俯卧位,医者直擦大椎到腰骶部督脉部,横擦肾俞、命门,以透热为度;用一指禅推法或按法在定喘、大椎、肺俞、脾俞、肾俞等穴位操作,以酸胀为度。

3)患者取坐位,医者直擦上肢的内外侧,以透热为度;自肩部至腕部拿上肢,理手指,搓、抖上肢;按揉足三里、丰隆,以酸胀为度;拿双下肢,先操作一侧再操作另一侧。

(2)辨证治疗

1)风寒袭肺:加用一指禅推法或按揉法在背部两侧肺俞、膈俞治疗,每穴约 2 分钟;直擦背部膀胱经,以透热为度。

2)风热犯肺:加用三指拿法和按揉法施术于颈部两侧,往返 5～6 遍;直擦背部膀胱经,以温热为度。

3)痰浊阻肺:加用点按法施术于尺泽、内关、足三里、丰隆,以酸胀为度,每穴操作约 1 分钟;横擦两侧背部,以透热为度。

4)肺虚证:加用轻柔的一指禅推法或按揉法在两侧肺俞、脾俞、肾俞治疗,每穴 1～2 分钟;重点横擦前胸上部和背部心俞、肺俞区域,均以透热为度。

5)肾虚证:加用揉法施术于肺俞、肾俞各 1～2 分钟,手法宜轻柔,切忌刺激太重;直擦背部督脉和横擦腰部肾俞、命门,均以透热为度。

【按语】

(1)支气管哮喘是临床常见的过敏性疾病,为外邪引动伏痰、阻塞肺气所致,其病程较长,反复发作,顽固难愈。运用推拿手法对轻、中度哮喘疗效较好,可达到平喘化痰、利肺之效。对重度哮喘并发感染或出现阳气欲脱的患者,则应选择药物和其他方法治疗,防止病情恶化。

(2)哮喘发作甚者可点按背部两侧膀胱经的定喘、风门、肺俞、肩中俞治疗,每穴1~2分钟,以患者有明显的酸胀感为度。在哮喘缓解后再进行辨证施治。

(3)嘱患者注意尽量避免接触各种已知的致敏原。

(4)饮食搭配合理,避免过食肥甘油腻,慎食辛辣、海鲜等刺激性食物,戒烟酒。

(5)可选择易筋经中的"青龙探爪势"或少林内功中的"凤凰展翅"功法练习,每周3~4次,每次10~20分钟。肺虚者可加练少林内功中的"风摆荷叶",肾虚者可加练少林内功中的"顶天抱地"。

六、半身不遂

半身不遂又称为偏瘫,古称"偏枯"。大多由中风后(脑血管意外)引起的后遗症,故又称中风后遗症,但也可由其他脑部疾病或外伤引起,发病以老年人多见,是一种发病率高、致残率高、病死率高、复发率高,严重危害中老年人健康的疾病。

【病因病机】 中医学认为,本病多由素体肝肾阴虚,水不涵木,肝阳上亢,引动风火,夹有痰瘀,窜阻经络;或者虽中脏腑,治疗后脏腑功能得以恢复,但是风痰仍然留阻于经络,气血运行不畅而致。其病机归纳起来不外乎虚(阴虚、气虚、血虚)、火(心火、肝火)、风(肝风)、痰(风痰、热痰、湿痰)、气(气逆)、瘀(血瘀)六端。而此六端常相互影响,相互作用,合而为病。

【诊断】

1. 临床表现 以单侧的上下肢瘫痪无力、舌强语謇、口眼㖞斜为主症,后期肢体关节强直痉急、关节出现僵硬及活动受限。

(1)肝阳上亢:半身不遂,肢体强痉,口舌㖞斜,眩晕及头胀痛,面红目赤,心烦易怒,口干咽苦,尿黄,便秘,舌红或绛,苔黄或黄燥,脉弦细。

(2)风痰阻络:半身不遂,肢体拘急,口眼㖞斜,言语不利,头晕目眩,肢体麻木,舌暗红,苔白腻,脉滑。

(3)痰热腑实:半身不遂,肢体强痉,言语不利,午后面红烦热,腹胀便秘,口黏痰多,舌红,苔黄腻或黄燥,脉弦细。

(4)气虚血瘀:半身不遂,口舌㖞斜,言语不利,肢体瘫痪,气短乏力,面色无华,偏身麻木,心悸自汗,舌暗淡或伴有瘀斑,苔薄白或白腻,脉细涩或细缓。

(5)阴虚风动:半身不遂,口舌㖞斜,言语不利,肢体麻木,五心烦热,失眠,眩晕耳鸣,舌质红或暗红,苔少或无苔,脉弦细或弦细数。

2. 体征 初期患者肢体软弱无力,知觉迟钝或稍有强硬,活动功能受限,以后逐渐趋于强直挛急,患者肢体姿势常发生改变和畸形等。

3. 理化检查 CT检查、MRI检查、数字减影脑血管造影(DSA)、脑脊液(CSF)检查有助于本病的诊断。

【鉴别诊断】 本病与局限性癫痫、颅内占位病、颅脑损伤等疾病相鉴别。

【治疗】

1. 治则 以疏通经脉、调和气血、滑利关节、促进功能恢复为主。

2. 取穴

(1)头面颈项部:印堂、睛明、太阳、阳白、迎香、地仓、颊车、下关、角孙、风池、风府、桥弓等。

(2)胸背部:天宗、肩井、肩贞、肺俞、膈俞、肝俞、胆俞、脾俞、肾俞等。

（3）腹部：气海、关元等。

（4）四肢部：曲池、尺泽、手三里、合谷、环跳、血海、委中、阳陵泉、足三里、承山、丰隆、太溪、太冲、行间、内庭、涌泉等。

3. **常用手法**　按揉法、滚法、捏法、拿法、摇法、捻法、搓法等。

4. **操作方法**

（1）基本治疗

1）腰背及下肢部操作：患者取俯卧位，医者用拇指按揉背部膀胱经侧线，重点按揉天宗、肝俞、胆俞、膈俞、肾俞，时间 6 分钟；再用滚法沿背部膀胱经循行线至患肢足跟部操作，约 3 分钟；用拇指按揉患侧环跳、阳陵泉、委中、承山各约 1 分钟；捏拿患侧的下肢约 2 分钟；再做腰椎、髋关节后伸等被动活动 2～3 遍。患者取健侧卧位，医者用滚法沿着足少阳胆经下肢循行部位进行操作，重点在髋、膝及踝关节部位，时间约 3 分钟。患者取仰卧位时，医者用滚法沿足阳明胃经在下肢的循行部位进行操作，时间约 3 分钟，重点在髋、膝、踝关节部位。

2）上肢部操作：患者取仰卧位，医者沿手三阴经在上肢循行部位用滚法进行操作 2 分钟左右，重点在肘关节；用滚法及拇指按揉法沿手三阳经在上肢循行部位操作约 2 分钟，重点在腕、掌指、指骨间关节；再做肘、腕、掌指、指骨间关节的摇法、屈伸法，捻指骨间关节，大约 3 分钟；随后用拇指按揉肩贞、尺泽、曲池、手三里、合谷各约 1 分钟。患者取坐位或健侧卧位时，医者用滚法在肩周操作约 2 分钟；再用拿法从肩部至腕部操作约 2 分钟；做肩关节的各方向的被动运动约 1 分钟；搓上肢部约 1 分钟。

3）头面颈项部操作：患者取仰卧位，医者先用抹法从印堂至太阳抹 6～9 遍，再沿足少阳胆经在头颞部循行线用扫散法进行操作约 2 分钟；对口舌㖞斜患者，用拇指按揉印堂、睛明、太阳、阳白、迎香、地仓、颊车及下关各约 3 分钟。患者取坐位时，医者用拇指按揉风池、风府穴各约 1 分钟；再拿肩井约 1 分钟。

（2）辨证治疗

1）肝阳上亢：加自上而下推桥弓，两侧交替推，各推 6 遍，再用拇指按揉角孙、太冲、行间、太溪穴各约 1 分钟；擦涌泉，至透热为度。

2）风痰阻络：加用掌推法沿背部膀胱经进行操作 3～5 遍；横擦肺俞、肝俞、脾俞，以透热为度；再用拇指按揉中府、曲池、合谷、丰隆，每穴约 1 分钟。

3）痰热腑实：加沿顺时针方向摩腹约 3 分钟；用拇指按揉丰隆、足三里、内庭各约 2 分钟。

4）气虚血瘀：加直擦背部督脉，横擦膈俞、脾俞、肾俞、命门，均以透热为度；再用一指禅推法推气海、关元、血海穴约 1 分钟。

5）阴虚风动：加由上而下推桥弓，两侧交替，各约 6 遍；再用拇指按揉肝俞、胆俞、脾俞、肾俞、太溪，每穴约 1 分钟；以掌擦腰骶部，指擦涌泉，均以透热为度。

【按语】

（1）本病尽早治疗（中风后约 2 周），效果较好。若治疗不当，会导致预后较差。

（2）治疗期间患者应配合多进行自主锻炼。

（3）长期卧床者，应注意防止褥疮等疾病，保持呼吸道通畅。

（4）可选择易筋经中的"打躬势"或少林内功中的"霸王举鼎""两手托天"功法练习，每周 3～4 次，每次 15～20 分钟。肝阳上亢者可加练少林内功中的"怀中抱月""两手托天"或"风摆荷叶"；气虚血瘀者可加练易筋经中的"青龙探爪势"或"掌托天门势"；痰热腑实者可加练少林内功中的"单凤朝阳"。这些锻炼均有助于中风后遗症恢复。

附：面瘫

面瘫是指由面神经麻痹导致的以口眼㖞斜为主要症状的病证,可分为中枢性和周围性面瘫两种。又称口僻、吊线风,俗称歪嘴巴。本病可发生在任何年龄、任何季节,多数患者年龄为 20～40 岁,且男性多于女性。

【病因病机】 本病多由于正气不足,络脉空虚,风寒之邪趁机侵入阳明、少阳之脉,以致经气阻滞,气血运行不畅;或因中风后遗症筋脉失养,肌肉弛缓而发为本病。

【诊断】 主要根据临床表现及既往病史诊断。患者一侧面部板滞、麻木、瘫痪,无法做皱眉、鼓腮、露齿、吹口哨等动作,且口角向一侧歪斜,额纹消失,露睛流泪,咀嚼障碍,少数患者可伴有耳后、耳下及面部疼痛。

【治疗】

1. 治则 舒经通络,活血化瘀。

2. 取穴 睛明、头维、太阳、四白、颧髎、上关、下关、颊车、耳门、听宫、听会、翳风、合谷。

3. 常用手法 一指禅推法、按揉法、扫散法、拿法、抹法。

4. 操作方法 患者取仰卧位,医者用一指禅推法或者按揉法分别在太阳、头维、颊车、上关、下关、翳风、耳门、听宫、听会、颧髎、睛明、四白、合谷各操作约 2 分钟;再拿合谷 3 分钟;中枢性面瘫的患者可加用抹法在前额部进行操作约 2 分钟;再用扫散法在头两侧胆经循行部位上操作,每侧操作30～50 遍。

【按语】

(1) 推拿治疗本病疗效较好,一般在急性期过后可立即进行治疗,能较好促进恢复,缩短病程。

(2) 手法要轻柔,避免擦伤皮肤。

(3) 颜面部应注意避风寒,多用温热水洗脸,避免冷水刺激。可配合针灸治疗。

(4) 嘱患者进行颜面部肌肉的锻炼,如咀嚼、张口等。

(5) 可选择少林内功中的"霸王举鼎""两手托天"练习,每周 3～4 次,每次 15～20 分钟。肝气郁结、情志不畅者可加练少林内功中的"怀中抱月""风摆荷叶"或"两手托天";气血不足者可加练少林内功中的"平手托塔"或"顶天抱地";阴寒凝滞者可加练易筋经中的"三盘落地势""饿虎扑食势"。这些锻炼有助于面瘫的恢复。

七、胃脘痛

胃脘痛是以上腹胃脘部近心窝处发生疼痛为主症的病证,又称胃痛。可表现为胀痛、刺痛、灼痛、隐痛、剧痛、闷痛等不同性质,常伴有脘腹痞闷胀满、恶心呕吐、吐酸嘈杂、食纳减少等胃失和降症状。西医学中,本病多见于胃及十二指肠溃疡、急慢性胃炎、功能性消化不良、胃痉挛等。

【病因病机】

1. 外邪犯胃 外感寒、热、湿诸邪客居于胃,皆可致胃脘气机阻滞,不通则痛。其中,以寒邪为甚。

2. 饮食不节 饮食不节,损伤脾胃,耗伤中焦之气,导致气机阻滞,发生胃痛。

3. 情志失调 思则气结,怒则气逆,忧思恼怒,伤肝损脾,肝失疏泄,脾失健运,胃气阻滞,均致胃失和降,而发胃痛。

4. 脾胃素虚 脾胃虚弱,运化失职,故气机不畅;或中焦虚寒,失其温养;或胃阴亏虚,胃失濡养,均可导致胃痛。

5. 药物损害　过量服用寒凉、温燥等药物,可伤胃体,耗胃气,损胃阴,故脾失健运,胃失和降,不通则痛。

本病病位在胃,与肝、脾关系密切,基本病机是胃气郁滞,失于和降,不通则痛。

【诊断】

1. 临床表现　以上腹胃脘部疼痛为主症,可表现为胀痛、刺痛、灼痛、隐痛、剧痛、闷痛等不同性质,常伴有脘腹痞闷胀满、恶心呕吐、吐酸嘈杂、食纳减少等胃失和降症状。

(1) 寒邪客胃:胃痛暴作,甚则拘急作痛,遇寒痛增,得热痛减,口淡不渴,或喜热饮,苔薄白,脉弦紧。

(2) 饮食伤胃:胃脘疼痛,胀满不消,疼痛拒按,得食更甚,嗳腐吞酸,或呕吐不消化食物,其味腐臭,吐后痛减,不思饮食或厌食,大便不爽,得矢气及便后稍舒,苔厚腻,脉滑有力。

(3) 肝气犯胃:胃脘胀满,攻撑作痛,脘痛连胁,胸闷嗳气,喜长叹息,大便不畅,得嗳气、矢气则舒,遇烦恼郁怒则痛作或痛甚,苔薄白,脉弦。

(4) 脾胃虚寒:胃痛隐隐,绵绵不休,冷痛不适,喜温喜按,空腹痛甚,得食则缓,劳累、食冷、受凉后疼痛发作或加重,泛吐清水,食少,神疲乏力,手足不温,大便溏薄,舌淡苔白,脉虚弱。

2. 体征　上腹部正中或偏左侧可触及压痛或反跳痛,甚可伴有腹壁紧张。

3. 理化检查　上消化道 X 线钡餐透视、纤维胃镜及病理组织学等检查有助于诊断。

【鉴别诊断】　临床需与真心痛、胁痛、腹痛等疾病相鉴别。

【治疗】

1. 治则　理气和胃止痛。

2. 取穴　中脘、气海、天枢、足三里、肝俞、脾俞、胃俞、三焦俞、肩井、手三里、内关、合谷等穴。

3. 常用手法　一指禅推法、摩法、按法、拿法、搓法等。

4. 操作方法

(1) 基本治疗

1) 患者取仰卧位,医者用轻快的一指禅推法、摩法在胃脘部治疗,使热量渗透于胃腑;然后按揉中脘、气海、天枢等穴,同时配合按揉足三里,时间约 10 分钟。

2) 患者取俯卧位,医者用一指禅推法,从背部脊柱两旁沿膀胱经从上而下操作,往返 4~5 遍;然后用较重的手法按揉肝俞、脾俞、胃俞、三焦俞,时间约 5 分钟。

3) 患者取坐位,医者站立于患者身后,拿肩井,并循臂肘而下,在手三里、内关、合谷等穴做较强的刺激;然后搓肩臂,再搓摩两胁,由上而下反复数遍。

(2) 辨证治疗

1) 寒邪客胃:加用点按法在脾俞、胃俞操作,时间约 2 分钟;并用擦法在左侧背部(第 7~12 胸椎)操作,以透热为度。

2) 饮食停滞:加用摩腹法顺时针方向摩腹 5~10 分钟,重点在中脘、天枢,并按揉脾俞、胃俞、大肠俞、八髎、足三里穴,每穴约 2 分钟。

3) 肝气犯胃:加用柔和的一指禅推法,自天突向下至中脘治疗 3~5 遍,重点在膻中;然后按揉两侧章门、期门,每穴约 2 分钟;直擦背部督脉,横擦左侧背部(第 7~12 胸椎)和肾俞、命门,以透热为度。

4) 脾胃虚寒:加用轻柔的按揉法在气海、关元、足三里操作,每穴约 2 分钟,在气海穴治疗时间可适当延长;直擦督脉及两侧膀胱经,以透热为度。

【按语】

(1) 合理饮食,养成良好的饮食习惯和规律,以少食多餐、易于消化为宜,忌暴饮暴食,饥饱无常,忌长期饮食生冷寒凉、辛辣刺激、肥甘厚腻、醇酒等;忌过用苦寒、燥热伤胃等药物。

(2) 舒畅情志,保持心情愉快,性情开朗,避免情志过极等情志内伤。

(3) 劳逸结合,起居有常,避免外邪内侵。

(4) 可选择易筋经中的"掌托天门势""摘星换斗势"或少林内功中的"力劈华山"练习,每周3~4次,每次15~20分钟。寒邪客胃者可加少林内功中的"三起三落";肝气犯胃者可加练少林内功中的"怀中抱月""两手托天"或"风摆荷叶"。这些锻炼有助于减轻胃脘痛。

八、便秘

便秘是以粪便在肠内停留时间较长,秘结不通,排便次数少,粪质硬结,或虽有便意,但排便不爽的病证,本病类似西医学的功能性便秘。

【病因病机】

1. 先天不足 素来体虚,或久病之后引起脾气虚弱,气虚则大肠传送无力,也常见于劳倦、产后、年老体虚之人。

2. 饮食不节 饮食不调,食物滞留肠胃,气滞不通,郁久化热,或因过食辛辣肥厚之品,以致肠胃郁热,热伤津液,肠胃积热,腑气不通,致大肠传导失司。

本病病位在大肠,与肝、脾、肺、肾关系密切,基本病机是大肠传导失常。

【诊断】

1. 临床表现 排便时隔超过自己习惯1日以上,或两次排便间隔超过3日以上;大便粪质干燥、排便困难;或少数患者,时有便意,大便并不干燥,但排出艰涩不畅。便秘日久,常可引发其他症状,部分患者可引起腹胀、口臭、纳寐欠佳等。长期便秘,易导致痔疮或肛裂。本病常有饮食不节、情志内伤、过度疲劳等病史。

(1) 肠胃积热:大便干结不通,腹胀,终日不减,小便短赤,口臭,纳食减少,食则胀甚,尿黄,苔黄腻,脉滑实。

(2) 阴寒凝滞:大便难涩不易排出,面色白,肢冷,按之则舒,得温则减,喜热,腹冷痛,小便清长,舌淡,苔白滑,脉多沉迟。

(3) 气血不足:大便不通,或每有便意,但仍无法解出,便后神疲乏力,伴短气,四肢倦怠,面色少华,头晕目眩,口淡无味,汗多,舌淡,边有齿痕,脉弱无力。

(4) 气机郁滞:大便秘而不干结,腹胀可连及两胁,口苦,喜嗳气,急躁易怒,舌质偏红,苔薄白稍腻,脉弦涩。

2. 体征 左下腹可触到腹内结块,肛门指诊可触及粪块。

3. 理化检查 腹部 X 线平片、钡灌肠、结肠镜及纤维乙状结肠镜、肛管直肠压力测定等均有助于本病的诊断。

【鉴别诊断】 临床上需与肠结相鉴别。

【治疗】

1. 治则 润下通便,调畅气机。

2. 取穴 以腹部的胃经、脾经、任脉及背部膀胱经穴为主,如中脘、脾俞、大肠俞、肝俞、肾俞、天枢等。

3. **常用手法**　一指禅推法、摩法、㨰法、按揉法等。

4. **操作方法**

（1）基本治疗

1）患者取仰卧位，医者以较快的一指禅推法施术于中脘、天枢治疗，每穴约 2 分钟；然后用掌摩法以顺时针方向摩腹约 9 分钟。

2）患者取俯卧位，医者用一指禅推法或㨰法沿脊柱两侧从肝俞、脾俞到大肠俞来回施术，时间约 6 分钟；按揉肾俞、大肠俞，每穴 1～2 分钟。

（2）辨证治疗

1）胃肠积热：加用擦法施术于八髎，以透热为度；如病情较重可按揉足三里，以酸胀为度。

2）阴寒凝滞：加用横擦法施术于肩背部和腰部，均以透热为度；直擦背部督脉，以透热为度。

3）气血不足：加用摩法施术于上胸部、背部和骶部，以透热为度；按揉足三里、支沟各 2 分钟。

4）气机郁滞：加用按揉法施术于膻中、章门、期门和背部的肝俞、膈俞，以酸胀为度。

【按语】

（1）指导患者养成每日定时排便的习惯。

（2）注意饮食调整，合理膳食，多吃含粗纤维的食物，如蔬菜、粗粮等。忌食刺激性食物，少食肥厚之品。

（3）进行适当运动，在病情允许时加强腹肌锻炼，有助于排便。

（4）可选择少林内功中的"三起三落""怀中抱月"或易筋经中的"摘星换斗势"练习，亦可加用五禽戏中的"熊戏"来练习，每周 3～4 次，每次 15～20 分钟。气机郁滞者可加练少林内功中的"两手托天"或"风摆荷叶"；气血不足者可加练少林内功中的"平手托塔"或"顶天抱地"；阴寒凝滞者可加练易筋经中的"三盘落地势"或"饿虎扑食势"。这些锻炼有助于大便恢复正常。

九、泄泻

泄泻是指排便次数增多，便质稀薄，甚至如水样，或夹有不消化食物、黏液、脓血等。便溏者称为"泄"，便如水注者称为"泻"。病程超过 2 个月称为慢性泄泻，不超过 2 个月称为急性泄泻或反复发作中的急性泄泻。西医学中，本病多见于功能性腹泻、急慢性肠炎、过敏性肠炎、溃疡性结肠炎、肠易激综合征等。

【病因病机】

1. **感受外邪**　感受六淫外邪，其主要以湿为主，脾脏喜燥而恶湿，湿邪困遏脾阳，脾失健运，水食相杂而下致泄泻。

2. **饮食不节**　饮食不节制，损伤脾胃，脾胃传导失职，升降失调，水谷精微传布失司，水湿停留于胃肠，下迫大肠发为泄泻。

3. **情志失调**　素体脾胃虚弱，又感情志内伤，伤肝损脾，肝失疏泄，气机失调，脾胃运化失常而生泄泻。

4. **脾胃虚弱**　脾胃素虚，日久运化失职，气机不畅，运化无力；或中焦虚寒，失其温养，中焦疏布不畅，清浊不分，下趋肠道导致泄泻。

5. **脾肾阳虚**　年老体虚，阳气衰弱，脾肾阳气不足，失于温煦，脾虚无力运化，肾虚无力统摄，精微糟粕不分，共向下传导而生泄泻。

本病病位在肠,与肝、脾、肾关系密切。基本病机是脾虚湿盛,脾失健运,肠道分清泌浊、传导功能失常。

【诊断】

1. 临床表现　大便次数增多,便质清稀不成形或完谷不化,甚至如水样,或夹有不消化食物、黏液、脓血等。

(1) 外感湿邪:大便稀薄,严重者如水样便,或夹有黏液;或蹲下急迫、便溏臭秽、肛门灼热不爽,腹泻每日可达数次或 10 余次,腹痛肠鸣,脘闷食少,或口渴烦热,头晕恶心,畏寒发热,苔白腻或黄腻,脉滑数。

(2) 饮食积滞:大便稀软如糊,腹痛肠鸣,泻下粪便,臭如败卵,泻后痛减,伴有未消化的食物,嗳腐吞酸,不思饮食,苔垢浊或厚腻,脉滑。

(3) 肝气犯脾:腹痛腹泻,每因精神因素、情绪波动而诱发泄泻,胸胁痞满,嗳气吞酸,纳少,苔薄,脉弦。

(4) 脾胃虚弱:大便时溏时泻,完谷不化,反复发作,稍食油腻,则大便次数增加,肢倦乏力,饮食减少,舌淡苔薄,脉细弱。

(5) 脾肾阳虚:黎明时发作,以脐周作痛,肠鸣即泄,泄后痛减,形寒肢冷,伴有腰膝酸软,舌淡苔薄,脉细弱。

2. 体征　可有腹部压痛,肠鸣音亢进,或下腹部可扪及肿块等。

3. 理化检查　粪便常规、粪便培养、粪脂测定、呼气试验等均有助于本病的诊断。

【鉴别诊断】　临床需与痢疾相鉴别。

【治疗】

1. 治则　健脾化湿,理肠止泻。

2. 取穴　中脘、建里、神阙、天枢、气海、关元、脾俞、胃俞、三焦俞、肾俞、大肠俞、八髎、足三里等。

3. 常用手法　一指禅推法、摩法、揉法、按揉法、擦法、擦法等。

4. 操作方法

(1) 基本治疗

1) 患者取仰卧位,医者以一指禅依次推中脘、建里、神阙、气海、关元,往返数次,并以中脘、建里、神阙、气海为主,每处停留约 1 分钟;掌摩腹部,5～10 分钟,逆时针方向摩动,手法缓而沉。一指禅推天枢、气海、关元等穴,以酸胀为度。

2) 患者取俯卧位,医者用擦法施于背部腧穴,重点是脾俞、胃俞、三焦俞、肾俞、大肠俞、八髎,每穴停留 1 分钟。用拇指按揉背部腧穴,脾俞、胃俞、三焦俞、肾俞、大肠俞和八髎,以酸胀为度。用掌擦八髎穴,以透热为度。用指按揉双侧足三里,以酸胀为度。

(2) 辨证治疗

1) 外感湿邪:加用一指禅推摩中脘、建里及神阙;掌根揉中脘、建里、下脘及神阙;掌摩胃脘部,以热为度;指按揉足三里、内关、曲池等穴,以酸胀为度;大鱼际揉胃脘部,小鱼际侧擦下腰部、八髎穴,均以透热为度。

2) 饮食停滞证:加用一指禅推中脘、下脘、神阙、天枢;掌摩腹部,顺时针方向摩动;大鱼际揉中脘、神阙及天枢各 10～20 遍;擦法施于背部腧穴,重点胃俞、三焦俞、大肠俞,以酸胀为度;指按揉脾俞、胃俞、三焦俞、大肠俞;指按揉足三里,以酸胀为度。

3) 肝气犯脾证：加用一指禅依次推中脘、下脘、神阙及气海，一指禅揉天枢、神阙、章门、期门；分推两胁肋部，从上至下向小腹移动，反复 3～5 遍；双手掌斜擦两胁部，微热为度；擦背部腧穴，以膈俞、肝俞、胆俞为重点，以酸胀为度；指按揉足三里阳陵泉、三阴交、太冲、行间等穴，以得气为度。

4) 脾胃虚弱：加重点掌揉中脘、建里及气海，以热为度；用逆时针方向掌摩胃脘部，以热为度；掌振中脘及气海，以温热为佳；指按揉上巨虚、三阴交，以酸胀为度。

5) 脾肾阳虚：加用按揉法在气海、关元治疗，每穴约 1 分钟；直擦背部督脉，横擦腰部肾俞、命门和八髎，以透热为度。

【按语】

(1) 合理饮食，养成良好的饮食习惯和规律，注意饮食健康，忌食生冷、辛辣、油腻之品。治疗期间宜清淡饮食。

(2) 劳逸结合，起居有常，避免外邪内侵。保持心情愉快，避免情志过极等情志内伤。

(3) 如若泄泻过于频繁，出现脱水、电解质紊乱等情况应及时给予补液等综合治疗。

(4) 可选择易筋经中的"掌托天门势""摘星换斗势"或少林内功中的"三起三落"及五禽戏中的"熊戏"练习，每周 3～4 次，每次 15～20 分钟。脾胃虚弱者可加练少林内功中的"前推八匹马""倒拉九头牛"；肝气犯脾者可加练少林内功中的"凤凰展翅"或"怀中抱月"；饮食停滞者可加练易筋经中的"摘星换斗势"。这些锻炼有助于治疗泄泻。

十、月经不调

月经不调是以月经的周期及经期、经色、经质、经量出现异常改变为主症的病证，又称月经失调、经血不调。以月经周期的异常作为月经不调的主要特征，可分为月经先期、月经后期、月经先后不定期。西医学中，本病多见于排卵型功能失调性子宫出血、生殖器炎性疾病及肿瘤等。

【病因病机】

1. 感受寒邪　寒邪侵袭，过食寒凉，冒雨涉水，寒搏于血，血为寒凝，冲任阻滞，而致月经不调。

2. 情志内伤　愤怒忧思，气机郁滞，血行不畅，冲任受阻，而致月经不调。

3. 饮食伤脾　饮食不节，损伤脾胃，而致中气虚弱，统摄无权，冲任不固，以致月经失调。

4. 多产房劳　肾气虚弱，冲任不固，不能约制经血，故经行失调。

本病病位在胞宫，与冲、任二脉及肝、脾、肾三脏关系密切。基本病机是冲任失调，脏腑功能紊乱，气血失和。

【诊断】

1. 临床表现

(1) 月经先期：月经周期提前 7 日以上，经期正常，连续出现 2 个月经周期以上者。

1) 阳盛血热：月经量多，色紫红，质稠，渴喜冷饮，尿赤便艰，舌红苔黄，脉数。

2) 肝郁血热：月经量多或少，色紫红，质稠有块，胸胁胀满，苔薄，脉弦。

3) 阴虚血热：月经量少或多，色红质稠，咽干口燥，手足心热，舌红苔少，脉细数。

4) 脾气虚：月经量多或少，色淡质稀，神疲肢倦，纳少便溏，舌淡，脉细。

(2) 月经后期：月经周期延后 7 日以上，甚至 3～5 个月一行，经期正常，连续出现 2 个月经周期以上者。

1) 实寒：月经量少，色暗或有块，小腹冷痛拒按，舌暗苔薄，脉沉紧或弦滑。

2) 虚寒:月经量少,色淡质稀,小腹隐痛,喜暖喜按,舌淡苔白,脉沉迟。

3) 血虚:月经量少,色淡质稀,头晕心悸,面白,舌淡,脉细。

4) 气滞:月经量少或正常,色暗红,或有块,胸胁小腹胀痛,舌红,脉弦。

5) 肾气虚:月经量少,色暗淡,质清稀,头晕耳鸣,腰膝酸软,舌淡苔白,脉沉细。

(3) 月经先后无定期 月经周期提前或错后 7 日以上,经期正常,连续出现 3 个月经周期以上者。

1) 肝郁:月经量多或少,色暗红,或有血块,少腹胀甚,连及胸胁,苔薄,脉弦。

2) 肾气虚:月经量少,色淡,质稀,头晕耳鸣,腰膝酸软,舌淡苔白,脉沉细。

2. 体征 子宫大小、位置正常。若属黄体功能不足的排卵性月经失调,则盆腔无明显器质性病变;若属盆腔炎引起的月经先期,则检查中可见盆腔炎体征。

3. 理化检查 基础体温测定、内分泌激素测定及 B 超检查有助于本病的诊断。

【鉴别诊断】 临床需与经间期出血、崩漏和早孕等疾病相鉴别。

【治疗】

1. 治则 以调经治本为主。

2. 取穴 脾俞、肝俞、肾俞、命门、八髎、涌泉、血海、足三里、三阴交等。

3. 常用手法 推法、按揉法、拨法、一指禅推法、拿法、擦法、摩法等。

4. 操作方法

(1) 基本治疗

1) 患者取俯卧位,医者用掌推背部两侧膀胱经第 1 侧线 3～5 遍,叠掌按揉背腰部及骶部 3～5 分钟,并轻拨腰部两侧肌肉 3～5 遍;一指禅推法作用于背部两侧膀胱经第 1 侧线,重点在脾俞、肝俞、肾俞,往返治疗 5 分钟;按揉命门、八髎,每穴 1～2 分钟;拿下肢,以小腿为重点;按揉涌泉1～2 分钟;小鱼际擦两侧肾俞及腰骶部,以透热为度。

2) 患者取仰卧位,医者用双掌交替推腹部 5～7 遍;掌摩法顺时针方向摩小腹 5 分钟;一指禅推法作用于中脘、气海、关元,每穴 1～2 分钟;掌揉大腿内侧、小腿内外侧,按揉血海、足三里、三阴交,每穴 1～2 分钟。

3) 患者取坐位,医者拿颈项及肩部 3～5 遍,拿肩井 5～7 遍。

(2) 辨证治疗

1) 血热:阳盛血热者,加掌推大椎至长强数遍;按揉太冲、曲池、合谷穴各 1～2 分钟。阴虚血热者,加推涌泉;按揉太溪 1 分钟左右。肝郁血热者,加双掌搓摩两胁数遍;按揉行间、地机各 1 分钟左右。

2) 气虚:脾气虚者,加捏脊 3～5 遍;按揉脾俞、胃俞、中脘各 1 分钟左右。肾气虚者,加掌摩气海、关元各 2 分钟左右;按揉脾俞、肾俞、太溪各 1 分钟左右。

3) 血虚:加捏脊 5～7 遍;按揉脾俞、膈俞各 1 分钟左右。

4) 血寒:实寒者,加掌摩小腹部 3～5 分钟;掌擦背部督脉路线数遍,掌擦八髎部位,以透热为度。虚寒者,加按揉气海、关元各 2 分钟左右。

5) 气滞:加双掌搓摩两胁数遍;按揉章门、期门、太冲、膈俞、肝俞各 1 分钟左右。

【按语】

(1) 合理饮食,不宜过食肥甘滋腻、寒凉生冷、辛辣助阳之品;适寒温,避免冒雨涉水。

(2) 注意调畅情志,保持心情愉快,避免情志过极。

（3）注意经期卫生,避免劳累或剧烈运动;节制房事,计划生育,以免耗损精血。

（4）可选择易筋经中的"青龙探爪势"或少林内功中的"凤凰展翅"练习,每周3~4次,每次10~20分钟。肝气郁结、情志不畅者可加练少林内功中的"怀中抱月""两手托天"或"风摆荷叶";腰膝酸软者可加练少林内功中的"顶天抱地"或"海底捞月"。这些锻炼有助于月经周期恢复正常。

十一、痛经

痛经是指妇女正值经期或行经前后,出现周期性小腹疼痛和腰部疼痛,甚至剧痛难忍为主症的病证,又称经行腹痛。如仅感小腹或腰部轻微胀痛不适,属正常生理现象,不作痛经论。西医学中,本病可见于原发性痛经和继发性痛经。本节主要讨论多见于青少年女性的原发性痛经。

【病因病机】

1. 气滞血瘀　情志抑郁,肝气不疏,气机不利,冲任经脉运行失畅,瘀阻冲任、胞宫。每值经前、经期气血下注冲任、胞宫,气血更加壅滞不通,故致痛经。

2. 寒凝血瘀　经期涉水感寒,过食生冷,或久居湿地,寒湿伤及胞宫,经血为寒湿所凝,以致冲任气血不畅发生痛经。

3. 湿热瘀阻　素体湿热内盛,或经期、产后感受湿热之邪,与血搏结,稽留于冲任,壅结胞中,以致气血运行不畅发生痛经。

4. 气血虚弱　素体虚弱,气血不足;或大病久病,耗伤气血;或脾胃虚弱,化源不足,以致气虚血少,冲任失养,因而发生痛经。

5. 肝肾亏损　素体虚弱,或多产房劳,久病虚损,伤及肝肾,以致精亏血少,冲任不足,胞脉失养,不荣则痛发生痛经。

本病病位在胞宫,与冲、任二脉及肝、肾关系密切。基本病机是不通则痛或不荣则痛。实证是冲任瘀阻,气血运行不畅,胞宫经血流通受阻;虚证为冲任虚损,胞宫、经脉失却濡养。

【诊断】

1. 临床表现　下腹部疼痛是痛经的主要症状,多发生在经前或经期1~2日,呈阵发性绞痛、刺痛、灼痛、掣痛、隐痛、坠痛等,拒按或喜按,疼痛时间数小时至2~3日不等,随后逐渐减轻至消失。严重疼痛可牵涉腰骶、外阴、肛门等部位,或伴有恶心、呕吐、坐卧不宁、面色苍白、冷汗淋漓、四肢厥冷等全身症状。

（1）气滞血瘀:每于经前1~2日或经期小腹胀痛、拒按,经量少或经行不畅,经色紫暗有块,血块排出时疼痛减轻,常伴胸胁乳房作胀,舌质暗或见瘀点,脉弦或弦涩有力。

（2）寒凝血瘀:经前或经期,小腹冷痛或绞痛,得热痛减,经行量少,经色暗有块,畏寒肢冷,面色青白,带下量多,舌暗,苔白或白滑,脉沉紧。

（3）湿热瘀阻:小腹胀痛有灼热感,或痛连腰骶,经来疼痛加剧,经行量多或经期延长,经色暗红,质稠有块,带下量多,色黄质稠有臭味,小便黄赤,舌质红,苔黄腻,脉滑数。

（4）气血虚弱:经后或经期小腹部隐隐作痛,按之痛减,经色淡、质清稀,或神疲乏力,面白无华,或纳少便溏,舌淡苔薄,脉虚细。

（5）肝肾虚损:经后1~2日内小腹绵绵作痛,腰部酸胀,经血暗淡、量少、质稀薄,或有耳鸣、头晕、眼花,或腰骶酸痛,小腹空坠不温,或潮热颧红,舌淡苔薄白或薄黄,脉沉细。

2. 体征　经前、经期或经后小腹疼痛,患者呈痛苦状,甚至捂腹而卧,或冷汗淋漓,四肢厥冷,或晕厥。腹部检查无肌紧张和反跳痛。盆腔生殖器一般无异常病变,偶见子宫发育不良、宫颈口狭小、宫颈管狭长或子宫过度倾曲。

3. 理化检查　经血前列腺素测定、盆腔血流图检查、基础体温测定及 B 超检查有助于本病的诊断。

【鉴别诊断】　临床需与子宫内膜异位症、膀胱炎、经血外流受阻、慢性阑尾炎、子宫肌瘤、卵巢恶性肿瘤引起的腹痛等相鉴别。

【治疗】

1. 治则　以通调气血为主。

2. 取穴　肾俞、八髎、气海、关元等。

3. 常用手法　㨰法、一指禅推法、点法、擦法、摩法、按揉法等。

4. 操作方法

(1) 基本治疗

1) 患者取俯卧位,医者用㨰法在腰部脊柱两侧及腰骶部治疗,时间 4～5 分钟;然后用一指禅推法或点法治疗肾俞、八髎,以酸胀为度,再在八髎用擦法治疗,以透热为度。

2) 患者取仰卧位,医者用摩法按顺时针方向在小腹部治疗,时间 5～6 分钟;然后用一指禅推法或按揉法在气海、关元治疗,每穴约 2 分钟。

(2) 辨证治疗

1) 气滞血瘀:加用双掌搓摩两胁数遍;按揉章门、期门、肝俞、膈俞,每穴 1 分钟;拿血海、三阴交,以酸胀得气为度。

2) 寒凝血瘀:加用擦法直擦背部督脉,横擦腰部肾俞、命门,以透热为度;按揉血海、三阴交,每穴 1 分钟。

3) 湿热瘀阻:加轻叩腰骶部数遍;按揉带脉、阴陵泉、太冲,每穴 1 分钟。

4) 气血虚弱:加直擦背部督脉,横擦两侧背部,以透热为度;按揉中脘 1 分钟;按揉脾俞、胃俞、足三里,每穴约 1 分钟。

5) 肝肾虚损:加用擦法直擦背部督脉,横擦腰部肾俞、命门,以透热为度;按揉照海、太溪、肝俞、肾俞、涌泉等穴,每穴约 1 分钟。

【按语】

(1) 经期注意保暖,忌食寒凉、油腻之品,避免寒冷,忌用冷水洗浴或在水中工作,避免剧烈运动和过度劳累,注意经期卫生。

(2) 保持情绪安定,避免暴怒、忧郁、恐惧、焦虑等精神因素的刺激,生活要有规律,保证适当营养和充足睡眠。

(3) 加强体育锻炼,以增强体质,如伴有全身性疾病,应及时治疗。

(4) 可选择易筋经中的"青龙探爪势"或少林内功中的"顶天抱地""海底捞月"练习,每周 3～4 次,每次 10～20 分钟。实证者可加练少林内功中的"仙人指路""平手托塔"或"风摆荷叶";虚证者可加练少林内功中的"三起三落"或"顺水推舟"。这些锻炼有助于病情的缓解。

十二、乳癖

乳癖是一种以乳房胀痛、肿块为主要特点的乳房疾病,又称乳栗、奶癖。为青中年妇女的常见病和多发病,病程较长,发展缓慢。部分患者的病情与月经周期有关。西医学中,本病多见于乳腺纤维增生症。

【病因病机】

1. 肝气郁结　情志不遂,忧思不解,久郁伤肝;或受精神刺激,急躁恼怒,导致肝疏泄失常,肝气郁结,气血失调,运行不畅,痰瘀互结,阻滞乳络。

2. 肝肾亏损　素体虚弱,或久病伤肾,肾阴阳两虚,不能涵养肝木,肝肾俱亏,经络失养。

本病病位在乳房,与肝、肾关系密切。基本病机是肝失条达,气血失调,痰瘀阻滞乳络;或肝肾不足,乳络失养。

【诊断】

1. 临床表现　乳房内出现肿块,伴有胀痛,部分患者可无疼痛。其疼痛有周期性,经前或恼怒时肿块增大、疼痛加重,经后减轻消失。

(1)肝气郁结:乳房结块拒按,伴有胸胁胀痛,情绪易怒,胸闷烦躁,失眠多梦,少腹胀痛,经行不畅,舌红苔薄,脉弦。

(2)肝肾亏损:乳房肿块经前增大、经后缩小,还可伴有腰膝酸软,神疲乏力,头晕耳鸣,月经量少,色淡或经闭等月经紊乱,舌淡苔白,脉沉细。

2. 体征　乳房检查可触及肿块,可发生于一侧或两侧乳房内,多位于乳房外上象限。常为多发性或串珠状,或结节状肿块,数目不一、大小不等,形状不规则,边界不清楚,与皮肤和胸肌筋膜无粘连,质地较韧,推之可动。

3. 理化检查　乳腺钼靶X线摄影检查、B超检查、红外线扫描、病理学检查等有助于诊断。

【鉴别诊断】　临床需与乳癌、乳痨等疾病相鉴别。

【治疗】

1. 治则　解郁通络,散结止痛。

2. 取穴　乳根、膻中、中脘、气海、天枢、肝俞、脾俞、胃俞、肾俞、天宗、肩井、风池等。

3. 常用手法　揉法、推法、摩法、拿法、点法、按揉法等。

4. 操作方法

(1)基本治疗

1)患者取仰卧位,医者用单掌或示、中、环指并拢沿胸骨自上而下做揉法数遍;双掌沿胸骨向双肩部做分推法3～5遍;揉、摩乳房及周围的乳根、膻中,每穴2分钟;揉中脘、气海、天枢,每穴1分钟,按揉足三里穴1～2分钟;顺时针方向摩腹5分钟。

2)患者取俯卧位,医者用双掌直推背部从上到下3～5遍;按揉肝俞、脾俞、胃俞、肾俞,每穴1～2分钟;点按天宗、肩井等穴,以酸胀为度。

3)患者取坐位,医者按揉风池半分钟,拿颈项部3～5遍,拿肩井5～7遍。

(2)辨证治疗

1)肝气郁结:加按揉小腿内侧胫骨后缘(足三阴经)3～5分钟;点按太冲1～2分钟。

2)肝肾亏损:加按揉太溪、涌泉、三阴交,每穴1分钟;横擦腰骶,以透热为度。

【按语】

(1)保持心情愉快,坚持体育锻炼,调整生活节奏,减轻各种压力。

(2)注意低脂饮食,避免食用刺激性食物,不吸烟、不饮酒。

(3)防止乳房外伤,定期乳房检查,对疑有恶变者,尽早手术治疗。

(4)可选择易筋经中的"横担降魔杵势""掌托天门势"或少林内功中的"霸王举鼎"练习,每周 3～4 次,每次 10～20 分钟。肝气郁结者可加练少林内功中的"怀中抱月""两手托天"或"风摆荷叶";腰膝酸软者可加练少林内功中的"顶天抱地"或"海底捞月"。这些锻炼有助于病情的缓解。

十三、产后缺乳

产后缺乳是指妇女在哺乳期无乳汁分泌,或虽有乳汁分泌,但不能满足婴儿需要,又称产后乳少、乳汁不行。缺乳以产后第 2～3 日至半月内为常见,也可发生在整个哺乳期,临床上以初产妇女多见。若分娩时阴血骤失,元气大伤,短时间内乳汁减少,或哺乳期中月经复潮后,乳汁分泌减少,不属于本病范畴。

【病因病机】

1. 气血虚弱 素体气血亏虚,脾胃素弱,致气血生化无源,或分娩失血耗气,使得乳汁化生乏源而致缺乳。

2. 肝郁气滞 素多抑郁或产后情志不遂,致肝失调达,气机不畅,乳脉不通,乳汁运行不畅而致无乳。

3. 痰浊阻滞 素体肥胖,痰湿内盛;或产后饮食失宜,脾失健运,聚湿成痰,痰浊阻滞,乳络不畅;或肥人气虚,无力行乳,复因痰浊阻于乳络而致缺乳。

中医学认为,乳汁由气血所化生,其分泌依赖肝气的疏散与调节,故缺乳多因气血虚弱、肝郁气滞或痰浊阻滞所致。此外,精神紧张、睡眠不足、劳逸失常、营养不良、哺乳方法不善等,均可影响乳汁分泌。

本病病位在乳房,与肝、脾、胃关系密切。基本病机是气机不畅,乳络不通,或气血虚弱,乳汁生化不足。

【诊断】

1. 临床表现 以产后乳汁分泌量少或全无,以不能满足喂养婴儿的营养需要为主要表现。

(1)气血虚弱:产后乳汁少,甚或全无,乳汁稀薄,乳房柔软,无胀痛感,面色少华或苍黄,神疲食少,舌淡少苔,脉虚细。

(2)肝郁气滞:产后乳汁排出不畅,乳汁浓稠,乳房胀硬,或疼痛,情志抑郁,胸胁胀闷,或有微热,食欲不振,苔薄黄,脉弦或弦滑。

(3)痰浊阻滞:产后乳汁甚少或全无,乳房硕大或下垂不胀满,乳汁不稠,形体肥胖,胸闷痰多,纳呆腹胀,舌质淡胖,苔白腻,脉沉细。

2. 体征 乳腺发育正常,乳房柔软或胀硬而痛,乳汁清稀或浓稠,或乳腺发育欠佳。

3. 理化检查 B超检查、乳管镜检查、红外线扫描等有助于本病的诊断。

【鉴别诊断】 临床需与乳痈相鉴别。

【治疗】

1. 治则 调理气血,通络下乳。

2. 取穴 肝俞、脾俞、胃俞、膻中、乳根、中脘、期门、内关、少泽、足三里、太冲等。

3. 常用手法 推法、揉法、擦法、摩法、按揉法等。

4. 操作方法

(1)基本治疗

1)患者取俯卧位,医者用双手掌推背部督脉和脊柱两侧膀胱经第 1、第 2 侧线 3～5 遍;按揉法肝俞、脾俞、胃俞,每穴 2 分钟;擦背部督脉和背部膀胱经第 1、第 2 侧线,以透热为度。

2)患者取仰卧位,医者用掌摩或揉胸腹部 5 分钟(胸部以乳房周围为主,腹部以上腹部为主);按揉膻中、乳根、中脘、期门、内关、少泽、足三里、太冲各 1～2 分钟;十指张开梳推两侧乳房,由外周到乳头 3～5 分钟,再由乳头到外周 3～5 分钟;由天突到膻中直推 1～2 分钟。

(2)辨证治疗

1)气血虚弱:加用一指禅推气海、关元、血海,每穴 2 分钟;捏脊 5～8 遍;掌擦腰部肾俞、命门,以透热为度。

2)肝郁气滞:加用一指禅推章门、期门,每穴 2～3 分钟;双手搓摩胁肋数遍。

3)痰浊阻滞:加按揉天突、丰隆、阴陵泉、公孙各 1～2 分钟。

【按语】

(1)加强产后营养,多食富含蛋白质的食物和新鲜蔬菜,多饮营养汤液。

(2)保持心情舒畅,充分休息,注意劳逸结合。

(3)注意正确的哺乳方法,定时让婴儿吮吸乳头,促进乳汁分泌。

(4)可选择易筋经中的"横担降魔杵势""掌托天门势"或少林内功中的"霸王举鼎"练习,每周 3～4 次,每次 10～20 分钟。肝郁气滞者可加练少林内功中的"怀中抱月""仙人指路"或"风摆荷叶";气血虚弱者可加练少林内功中的"三起三落"或"顺水推舟"。这些锻炼有助于病情的恢复。

十四、颞下颌关节紊乱症

颞下颌关节功能紊乱症归属于中医学"颊痛""口噤不开"等范畴,是指以颞颌部周围疼痛、下颌关节弹响及张口受限为主症的一种疾病,又称为弹响颌。本病好发于 20～40 岁的青壮年人,常发生于一侧,亦可累及双侧。多见于喜吃硬性食物、习惯单侧咀嚼等人群。

【病因病机】　本病病因目前尚不完全清楚,可能由于经常咀嚼硬物,颞下颌关节周围肌肉过度兴奋或抑制,或局部受到外力撞击,或经常张口过度,咬合错位,导致关节盘破裂,关节囊及周围肌肉韧带损伤,咀嚼肌出现痉挛;或颞下颌关节先天发育不良,或感受寒冷和周围炎症刺激,导致关节平衡失调,功能紊乱,而发生本病。

中医学认为,肝肾不足,气血虚弱,则经筋失养,关节不利,易受损伤;或因咀嚼硬物过劳伤筋,加之感受风寒,使经气凝滞而成本病。

【诊断】

1.临床表现

(1)颞下颌部周围疼痛:以酸痛为主,疼痛部位可在关节区或关节周围;咀嚼活动、张口刷牙等均有疼痛感;患者不敢大笑、打哈欠及咬较硬食物。

(2)关节弹响或杂音:弹响在张口活动时出现,可为清脆的单响声或碎裂的连响声。

(3)关节运动异常:常见的运动异常为张口受限,也可出现张口度过大,张口时下颌偏斜或歪曲,以及张、闭口时发生障碍等。

(4)伴随症状:可伴有耳痛、耳鸣、头晕、视力减退和慢性疲劳等症状。

2.体征　压痛部位因人而异,有的在乙状切迹和上颌结节后方,有的则在颞下颌关节后区或关节结节处和髁突前斜面。部分患者可伴有闭口肌群痉挛。

3.理化检查　X 线检查常无异常改变,但可排除颞下颌关节骨结构异常、增生性关节炎等病变。

【鉴别诊断】 临床需与颞下颌关节脱位、颞下颌关节部的骨折、颌面深部肿瘤、急性化脓性颞下颌关节炎、癔病性牙关紧闭等疾病相鉴别。

【治疗】

1. 治则 舒筋通络,理筋整复。

2. 取穴 颊车、下关、耳门、上关、下关、听会、翳风、合谷、风池、肩井等。

3. 常用手法 揉法、一指禅推法、拿法和整复手法等。

4. 操作方法

(1) 基本治疗

1) 患者取侧卧位,患侧在上。医者以三指揉法或拇指揉法揉颊车、下关,每穴 2～3 分钟;以一指禅推法由耳门、上关、下关、听会、翳风各穴,往返 3～5 遍,操作时嘱患者先闭口,然后尽量张口,使患者有酸胀痛的感觉,约 15 分钟。

2) 患者取坐位,医者以双手拇指按住患者两侧颊车,其余 4 指托扶下颌骨下缘,双手拇指按揉颊车,并轻微活动下颌骨;拿两侧的合谷,以酸胀为度;最后拿肩井 5～7 遍。

(2) 辨证治疗

1) 下颌骨偏歪,咬合异常,可予手法整复。具体方法为:患者取坐位,医者站于患者身后,用一手掌鱼际按住患侧颞下颌关节,另一掌按住健侧下颌骨,嘱患者做张口、闭口动作。同时,医者双手相对用力挤按数次。

2) 病程长者,可在颞下颌关节部用指拨法并配合鱼际擦法,以透热为度。

【按语】

(1) 本病推拿早期治疗,效果显著;晚期关节有破坏者,则可缓解症状。

(2) 由于面部皮肤薄嫩,因此推拿治疗时间不宜过长,谨防破皮,可配合热敷。

(3) 注意颜面部保暖,忌食生冷及坚硬食物,纠正不良的咀嚼习惯,避免过度张口。

第九章　儿科疾病

小儿推拿治疗儿科疾病,是在辨证的基础上进行的。辨证以四诊八纲为基础,在四诊中,因乳儿不会说话,故问诊常是间接的,较大儿童虽能言语,但往往也不能确切诉说病情;加之婴儿气血未充,经脉未盛,脉象难凭;闻诊虽能反映一些情况,但也不够全面;只有望诊不受条件限制,反映病情比较可靠,尤其是小儿指纹的望诊,应予重视。从八纲辨证来看,小儿体属纯阳,感受外邪后,每易寒随热化,故临床上以阳证、热证、实证居多;且发病较快,变化较多,又常夹有其他兼症;因此临诊时需仔细观察,辨证分析,才能作出正确诊断。

小儿生理上具有脏腑娇嫩、形气未充、生机勃勃、发育迅速的特点,病理上具有发病容易、传变迅速、脏气清灵、易趋康复的特点。所以,在治疗上攻伐不能太过,治疗要及时、正确和审慎。

小儿推拿操作时,医者的指甲须修剪圆滑,在天气寒冷时医者应保持双手温暖,推拿的时间应根据患儿年龄大小、病情轻重、体质强弱和手法的特性而定,一般不超过 20 分钟,亦可根据病情灵活掌握,通常每日治疗 1 次,高热等急性病可每日治疗 2 次。此外,小儿过饥过饱均不利于推拿疗效的发挥,最佳的小儿推拿时间宜在饭后 1 小时进行。

本章重点介绍小儿肌性斜颈、发热、咳嗽、泄泻、疳积、厌食、夜啼、遗尿、便秘、小儿近视、小儿多发性抽动症等 11 个小儿常见病证。

一、小儿肌性斜颈

小儿肌性斜颈是小儿以头向患侧倾斜、前倾和颜面部旋向健侧为特点。多由于一侧胸锁乳突肌挛缩造成,也有少数系视力代偿出现的姿势性斜颈、脊柱异常引起的骨性斜颈和颈部肌肉瘫痪导致的神经性斜颈。

【病因病机】

1. 外伤瘀血　分娩时,一侧胸锁乳突肌因受产道或产钳挤压,受伤出血水肿,血肿机化形成挛缩而致斜颈。

2. 胎位不正　尤其是胎儿头位不正,在子宫内因头长期向一侧偏斜,使局部血管受压,以致一侧胸锁乳突肌血供不足,肌纤维坏死,日久形成瘢痕组织,形成此病。

【临床表现】

1. 肿块型　肿块位于患侧胸锁乳突肌的中、下段,且肿块大小不一,质地坚硬,形状不一,有卵圆形,也有条索状。患侧颜面小于正常颜面,头部畸形,下颌指向健侧。

2. 非肿块型　患侧胸锁乳突肌轻度痉挛,无肿块,头部畸形,下颌指向健侧,患侧颜面小于正常颜面,头部活动功能受限。

【治疗】

1. 治则　疏通经络,调和气血,软坚散结。

2. 操作方法

(1) 基本治疗

1) 患儿取仰卧位,医者位于患儿一侧,用揉法揉患侧胸锁乳突肌数次,然后用示、中二指拿揉患侧胸锁乳突肌,反复施术,再用拇指揉患侧胸锁乳突肌的起止端深部数次,最后用拇指腹沿胸锁乳突肌平行方向做反复理筋法治疗1~3分钟。用双手指拿揉斜方肌,并对患侧面部做揉法数分钟。

2) 患儿取坐位,医者用拇、示、中指按揉风池、翳风、缺盆、扶突、合谷,并拿肩井数遍;固定患儿身体,用双手分别托其下颌,以颈椎为纵轴尽量向患侧肩部旋转;以颈椎为纵轴向上拔伸,反复操作8~10遍。

揉法、理筋法、拿揉患侧胸锁乳突肌和按揉上述诸穴、拿肩井,能舒筋活血,改善局部血运供给,缓解肌肉痉挛,促使肿物消散;旋转和拔伸牵拉患侧胸锁乳突肌,能改善和恢复颈部活动功能。

(2) 辨证治疗:肝肾不足者,加按揉肝俞、肾俞、太溪、太冲;肺脾气虚者,点、按、揉脾俞、肺俞、三阴交,摩中脘,按揉足三里。

【调护】

(1) 平时注意使患儿颜面部向患侧旋转,睡觉、喂奶时用枕头垫于患侧,有利于矫正。

(2) 推拿时手法要轻柔,切勿粗暴,以免损伤皮肤。

(3) 通常使用滑石粉、凡士林作为介质。

二、发热

发热是指体温异常升高,是小儿最常见的一种症状。婴幼儿时期一天体温在一定范围内波动,正常腋温为36~37℃。发热是人体防御功能与疾病斗争的一种表现。

【病因病机】

1. 外感发热　小儿形气未充,腠理疏薄,卫表不固,加之冷热不能自调,家长护理不周,易受外邪侵袭,邪气侵袭体表,卫外之阳被遏而致发热。

2. 阴虚内热　小儿体质素弱,先天不足或后天营养失调,或久病伤阴而致肺肾不足,阴液亏损而致发热。

3. 肺胃实热　多由于外感或乳食内伤,造成脾胃壅实,郁而发热。

【临床表现】

1. 外感发热　发热,头痛,怕冷无汗,鼻塞流涕,苔薄白,指纹鲜红,为风寒;发热,微汗出,口干,咽痛,鼻流黄涕,苔薄黄,指纹红紫,为风热。

2. 阴虚内热　午后或夜间发热,手足心热,形瘦,盗汗,食欲减退,脉细数,舌红苔薄,指纹淡紫。

3. **肺胃实热** 高热,面红,气促,不思饮食,便秘烦躁,渴而引饮,舌红苔燥,指纹深紫。

【治疗】

1. **治则** 外感发热:清热解表,发散外邪。阴虚内热:滋阴清热。肺胃实热:导滞清热。

2. **操作方法**

(1) 基本治疗

1) 外感发热:开天门,推坎宫,揉太阳,运耳后高骨,清肺经,清天河水,退六腑,揉一窝风、外关。

开天门、推坎宫、揉太阳、运耳后高骨,以疏风解表;清肺经、清天河水,以宣肺清热;揉一窝风、外关,以疏散外感之邪。

2) 阴虚内热:补脾经,补肺经,揉二人上马,清天河水,运内劳宫,按揉足三里,推涌泉,打马过天河。

补肺经、揉二人上马,以滋肾养肺;清天河水、运内劳宫,以清虚热;补脾经、按揉足三里,以健脾和胃;推涌泉,以引热下行、退虚热;打马过天河,以补肾水、滋阴补液。

3) 肺胃实热:清肺经,清胃经,清大肠,揉板门,运内八卦,清天河水,退六腑,揉天枢,推下七节骨,清小肠,可重按曲池、合谷。

清肺经、清胃经,以清肺胃两经实热;清大肠、揉天枢,以疏调脏腑结滞、通便泻火;清天河水、退六腑,以清热泻火;揉板门、运内八卦,以理气消食、疏通气机;推下七节骨、清小肠,以导滞通腑、利尿泻热;重按曲池、合谷有利于发汗,助热排出。

(2) 辨证治疗:风寒者,加推三关,掐揉二扇门,拿风池,以发汗解表、散风寒;风热者,加推脊,以清热解表;盗汗者,加揉肾顶,补肾经,以滋阴潜阳;不思乳食者,加揉中脘,以健脾和胃;热盛者,可在大椎捏痧或点刺放血。

【调护】

(1) 多饮水,慎衣食,防外感。

(2) 病后注意营养,以免气血津液亏损。

(3) 发热高而不退者,可每日推拿2~3次。

(4) 可用温热毛巾擦前胸后背、四肢等以助发汗散热。

三、咳嗽

咳嗽是小儿肺系疾患中的一种主要证候。有声无痰为咳,有痰无声为嗽,有声有痰的称为咳嗽。临床上一般将咳嗽分为外感咳嗽和内伤咳嗽两大类,小儿以外感咳嗽多见。

【病因病机】

1. **外感咳嗽** 多因外感六淫,肺失清肃,痰液滋生所致。因小儿形气未充,肺卫外功能未固,风热或风寒易侵袭,邪束肌表,肺气不宣,清肃失职,痰液滋生,或感受燥气,肺津受灼,痰液黏结,咽喉不利,均可引起咳嗽。常见的有风寒、风热两种。

2. **内伤咳嗽** 多因平素体虚,或肺阴虚损,肺气郁滞,久而化火,熏灼肺络,或脾失健运,痰浊内聚,上扰肺经,或外感咳嗽久治未愈,病久伤肾则肾虚,肾虚不能纳气,故影响津液之传输、肺气之升降,水气不能循常而溃为患,上逆犯肺,可见喘促气短、咳声无力等虚证表现。这些因素均可引起咳嗽。

【临床表现】

1. **风寒咳嗽** 鼻塞,流清涕,咳痰稀薄白色,或伴发热恶寒,无汗,苔薄白,脉浮缓或浮紧,指纹淡红。

2. **风热咳嗽** 鼻塞,流浊涕,咯痰黄稠不爽,发热恶风,咽喉干痛或痒,小便黄,苔薄黄,脉浮数,指纹鲜红。

3. **肺脾两虚** 咳声无力,痰稀色白如泡沫,面色偏白无华,便溏,动则气急,舌淡红,苔薄白,脉缓无力。

4. **肺肾阴虚** 干咳短气,咽喉干燥,倦怠乏力,盗汗,小便清长,次数频多;干咳无痰或少痰,咽喉干痛,大便干燥,时有低热,口苦,舌红,脉弦细或细数。

【治疗】

1. **治则** 风寒咳嗽:散寒解表,宣肺止咳。风热咳嗽:清热解表,宣肺止咳。肺脾两虚:健脾养肺,止咳化痰。肺肾阴虚:滋阴补肾,润肺止咳。

2. **操作方法**

(1) 基本治疗

1) 风寒咳嗽:开天门,推坎宫,运太阳,揉外劳宫,补肺经,揉天突,揉乳根、乳旁;揉肺俞,分推肩胛骨。

开天门,推坎宫,运太阳,以疏风解表;补肺经、肺俞、外劳宫,以温肺散寒;揉天突、乳根、乳旁和分推肩胛骨,以宣肺降气、化痰止咳。

2) 风热咳嗽:开天门,推坎宫,揉太阳,揉乳根、乳旁,退六腑,下推天柱骨;揉肺俞,分推肩胛骨,推脊。

开天门、推坎宫、揉太阳,以疏风解表;揉乳根和乳旁、揉肺俞、分推肩胛骨,以宣肺降气、化痰止咳;退六腑、下推天柱骨、推脊,以清肺泄热。

3) 肺脾两虚:补脾经,补肺经,补肾经,揉天突、膻中、乳旁、乳根,摩腹;分推肩胛骨,按揉脾俞、肾俞、肺俞。

补脾经、补肺经、补肾经,以健脾养肺益肾;揉天突、膻中、乳根、乳旁和分推肩胛骨、揉肺俞,以宣肺化痰止咳;摩腹、按揉脾俞和肾俞,以固本培元。

4) 肺肾阴虚:补脾经,补肺经、补肾经,揉二人上马、天突、乳根、乳旁;分推肩胛骨,揉肺俞,揉肾俞。

补脾经、补肺经、补肾经、揉肺俞、揉肾俞,以健脾养肺益肾;揉二人上马,以滋阴补肾;揉天突、乳根、乳旁和分推肩胛骨,以宣肺降气,化痰止咳。

(2) 辨病证治疗:无汗者,加按揉二扇门,以发汗透表;发热者,加清天河水,以清热解表;咳声无力者,加捏脊,以和脏腑、培元气。

【调护】

(1) 慎衣着,避寒热,防外感。

(2) 少食辛辣香燥炙煿食物和肥甘厚味,防内伤乳食;少食寒凉食物,防加重咳嗽。

四、泄泻

泄泻以大便次数增多、粪质稀薄或水样为主症,是小儿常见疾病之一。尤以2岁以下婴幼儿更为常见,年龄愈小,发病率愈高。

【病因病机】

1. **感受外邪** 小儿脏腑脆弱娇嫩,藩篱不密,易为外邪所侵。寒、湿、暑、热之邪皆能引起泄泻,尤以湿邪引起的为多。湿困脾阳,对饮食水谷的消化、吸收发生障碍而致腹泻。

2. **内伤饮食** 由于调护失宜,哺乳不当,饮食失节,或过食生冷瓜果,或进不易消化食物,皆可损伤脾胃,致宿食内停,清浊不分,并走大肠,故成泄泻。

3. **脾胃虚弱** 小儿脏腑娇嫩,脾常不足,脾胃负担相对较重,一旦遇到外来因素的影响,就能导致脾胃受损,使水谷不得运化,则水反为湿,谷反而滞,水湿滞留,下注肠道而为泄泻。

现代医学认为,除与饮食、气候等因素有关外,本病尚与致病性大肠杆菌、病毒和其他感染有关。

【临床表现】

1. **寒湿泻** 大便清稀多沫,色淡不臭,肠鸣腹痛,面色淡白,口不渴,小便清长,苔白腻,脉濡,指纹色红。

2. **湿热泻** 腹痛即泻,急迫暴注,色黄褐热臭,身有微热口渴,尿少色黄,苔黄腻,脉滑数,指纹色紫。

3. **伤食泻** 腹痛胀满,泻前哭闹,泻后痛减,大便量多酸臭,口臭纳呆或伴呕吐酸馊,苔厚或垢腻,脉滑。

4. **脾虚泻** 久泻不愈或伴反复发作,面色苍白,饮食不振,便稀夹有奶块和食物残渣,或每于食后即泻,舌淡苔薄,脉濡。

【治疗】

1. **治则** 寒湿泻:温中散寒,化湿止泻。湿热泻:清热利湿,调中止泻。伤食泻:消食导滞,和中助运。脾虚泻:健脾益气,温阳止泻。

2. **操作方法**

(1) 基本治疗

1) 寒湿泻:补脾经,推三关,补大肠,揉外劳宫,揉脐、天枢,按揉足三里;推上七节骨,揉龟尾,捏脊。

补脾经、揉脐和天枢、按揉足三里,以健脾化湿、温中散寒;推三关、揉外劳宫,以温阳散寒;补大肠、推上七节骨、揉龟尾、捏脊,以温中止泻。

2) 湿热泻:清脾经,清胃经,清小肠,清大肠,退六腑,揉天枢;揉龟尾。

清脾经、清胃经、清大肠、揉天枢,以清利肠腑湿热积滞;退六腑、清小肠,以清热利尿除湿;揉龟尾,以理肠止泻。

3) 伤食泻:清胃经、清补脾经,清大肠,揉板门,运内八卦,揉中脘,摩腹,揉天枢;下推七节骨、揉龟尾。

清胃经、清补脾经、运内八卦、揉中脘、揉板门、摩腹、下推七节骨,以健脾和胃、行滞消食;清大肠、揉天枢,以清理积滞;揉龟尾,以理肠止泻。

4) 脾虚泻:补脾经,补大肠,推三关,摩腹,揉脐;揉足三里,推上七节骨,揉龟尾,捏脊。

补脾经、补大肠、揉足三里,以健脾益气、固肠实便;推三关、摩腹、揉脐、捏脊,以温阳补中;推上七节骨、揉龟尾,以温阳止泻。

(2) 辨证治疗:大便清稀多沫者,加开天门,推太阳,以解毒散寒。久泻不止者,加轻揉百会,以升阳止泻。

【调护】

(1) 注意饮食卫生,不吃不洁食物,防止病从口入。

(2) 合理喂养,提倡母乳喂养,避免在夏季和小儿有病时断奶。添加辅助食品时,品种不宜过多,变换不宜过频。

(3) 加强户外活动,及时增减衣服,避免腹部受凉。

(4) 治疗期间,宜进食易消化和清淡之品。

五、疳积

疳积是疳证和积滞的总称,疳证和积滞有程度轻重不同。疳证是指气液干涸,身体羸瘦,积久不消转化为疳。积滞是指小儿伤于乳食,损伤脾胃,运化失司,积聚留滞于中。有"无积不成疳""积为疳之母"之说,故统称疳积。

【病因病机】

1. 乳食伤脾　小儿喂养不当或不足,饮食过量或无定时,饥饱无度或缺乏营养,或过食甘甜油腻,损伤脾胃,积滞内停,水谷精微不能运化,积久不消转为疳。

2. 气血两亏　脾胃虚寒薄弱,则乳食难于腐熟,而致乳食停积,壅聚中州,阻碍气机,时日渐久,致使营养失调,患儿羸瘦,气血虚衰,发育障碍。

【临床表现】

1. 乳食伤脾　形体消瘦,体重不增,腹部胀满,纳食不香,精神不振,夜眠不安,大便不调,常有恶臭或便秘。夹寒者则面色白,苔腻,口吐清水,食物不化,手足时冷;夹热者则面赤唇干,口渴,苔黄腻;积久伤脾者延成疳证。

2. 气血两亏　面色萎黄或㿠白,毛发枯黄稀疏,骨瘦如柴,精神萎靡或烦躁,睡卧不宁,啼声低小,四肢不温,发育障碍,腹部凹陷,大便溏泄,舌淡苔薄,指纹色淡。

【治疗】

1. 治则　乳食伤脾:消积导滞,调理脾胃。气血两亏:温中健脾,补益气血。

2. 操作方法

(1) 基本治疗

1) 乳食伤脾:清补脾经(先清后补),揉板门,推四横纹,揉中脘,运内八卦,揉天枢,分推腹阴阳,摩腹,按揉足三里。

清补脾经、揉板门、揉中脘、分推腹阴阳、按揉足三里,以健脾和胃助运化;推四横纹、运内八卦,以理气行滞消积;摩腹,揉天枢,以疏调肠胃积滞。

2) 气血两亏:补脾经,运内八卦,推三关,揉外劳宫,搓四横纹,掐揉四缝,揉中脘,摩腹,按揉足三里;搓脾俞、胃俞,捏脊。

补脾经、推三关、揉中脘、摩腹、搓脾俞和胃俞,捏脊,以健脾益气、调和气血;运内八卦、揉外劳宫,以温阳助运;搓四横纹、掐揉四缝、按揉足三里,以行气和血、健脾助运。

(2) 辨证治疗:大便溏泄者,加揉龟尾,揉脐,以健脾止泻;食物不化者,加按揉脾俞,以增强健脾、补血的功能;手足时冷者,加补肾经,以温补肾阳、脾肾同调。

【调护】

(1) 防偏食、挑食,合理喂养。

(2) 乳儿应提倡母乳喂养。

六、厌食

厌食是指较长时间的食欲不振,甚至拒食的病证。中医学称纳呆、恶食。

【病因病机】　引起本病的原因很多,消化系统疾病如溃疡、慢性肝炎、结肠炎等,全身性疾病如结核、贫血、慢性感染等。此外,微量元素和维生素类物质缺乏等也可引起。

中医学认为,小儿厌食的常见原因是饮食不节,或喂养不当,过饥过饱,致使脾胃运化功能失调,产生见食无味、不思饮食、肌肉消瘦,从而影响正常生长发育。

【临床表现】　患儿长期食欲低下,甚至不思饮食,严重者伴有营养不良、人体消瘦、精神萎靡、生长发育障碍。

【治疗】

1. 治则　健脾助运,养阴和胃。

2. 操作方法

(1) 基本治疗:补脾经,清胃经,清大肠,揉板门,推四横纹,推板门,运水入土;揉中脘、梁门、关元,摩腹;按揉脾俞、胃俞,捏脊,按揉足三里。

补脾经、清胃经、推板门、清大肠、揉板门,以健脾胃、补气血、消食化滞;推四横纹、揉中脘和梁门、按揉足三里,以调中行气、和气血、消胀满;摩腹、揉关元、运水入土,以培补元气、理气消食;按揉脾俞、胃俞和捏脊,可调整阴阳、强身健体、调和脏腑、理气消滞、疏经通络。

(2) 辨证治疗:不思饮食、形体消瘦、腹胀如鼓者,加分推腹阴阳;口干多饮而不思食、手足心热、大便偏干者,加按揉小天心,重掐四横纹,推下七节骨,去补胃经加清胃经;面黄形瘦、神情萎顿、大便溏夹未消化食物者,加推三关,按揉关元、气海,推上七节骨。

【调护】

(1) 合理喂养,提倡母乳喂养,避免在夏季和小儿有病时断奶。添加辅助食品时,品种不宜过多,变换不宜过频,注意营养平衡。

(2) 注意饮食调节,定时定量,不宜太饱,食物要新鲜、清洁。

(3) 加强户外活动,治疗期间宜进食易消化和清淡之品。

(4) 厌食严重者,可点刺四缝,以健脾开胃。

七、夜啼

夜啼是指小儿经常在夜间啼哭不眠,甚至通宵达旦,白天如常,入夜则啼哭或每夜定时啼哭。民间俗称"夜哭郎",多见于半岁以内的婴幼儿。

【病因病机】

1. 脾寒　由于先天不足,后天失调,脏腑受寒,寒邪潜伏于脾,气血凝滞不通则痛,腹痛而啼。

2. 心热　因胎中受热结于心脾,或邪热上乘于心,心属火恶热,心火旺盛而致夜间烦躁而啼哭。

3. 惊吓　小儿神气不足,心气怯弱,暴受惊恐,使心神不宁,神志不安,常在梦中作惊,故在夜间惊啼不寐。

4. 食积　婴儿乳食不节,内伤脾胃,脾胃运化失司,乳食停积中焦,胃不和则卧不安,故入夜而啼。

【临床表现】

1. 脾寒　睡喜伏卧屈腰而啼,四肢欠温,食入便溏,面色青白,唇舌淡白,苔薄白,脉沉细,指纹青红。

2. 心热　睡喜仰卧,见灯火则啼哭愈甚,烦躁不安,小便短赤或大便秘结,面赤唇红,舌尖红苔白,脉数有力,指纹青紫。

3. 惊吓　睡中时作惊慌,唇和面色乍青乍白,紧偎母怀,舌多无异常变化,但脉来急数。

4. 食积　夜间阵发啼哭,脘腹胀满,呕吐乳块,大便酸臭,苔厚,指纹紫。

【治疗】

1. 治则　脾寒:温中健脾。心热:清热导赤。惊吓:镇惊安神。食积:消食导滞。

2. 操作方法

(1) 基本治疗

1) 脾寒:补脾经,推三关,摩腹,揉中脘。

补脾经、摩腹、揉中脘,以健脾温中;推三关,以温通周身阳气。

2) 心热:清心经,清小肠,清天河水,揉总筋,揉内劳宫,水底捞明月。

清心经、清天河水、水底捞明月,以清热退心火;清小肠,以导赤而泻心火;揉总筋、揉内劳宫,以清心经热。

3) 惊吓:清肝经,推攒竹,捣揉小天心,二龙戏珠,猿猴摘果,揉五指节。

清肝经、推攒竹、揉小天心,以镇惊除烦;揉五指节、二龙戏珠、猿猴摘果,以镇惊安神。

4) 食积:清补脾经(先清后补),清大肠,摩腹,揉中脘,揉天枢,揉脐,推下七节骨。

清补脾经,以健脾利湿;清大肠、推下七节骨,以清利肠腑、泻热通便;摩腹、揉中脘、揉天枢、揉脐,以健脾和胃、消食导滞。

(2) 辨证治疗:食入便溏者,加补肾经,揉中脘,按揉脾俞;小便短赤者,加退六腑,揉内劳宫。

【按语】

(1) 本病诊断应排除肠套叠、腹泻和感染性疾病引起的啼哭。

(2) 平素寒温宜调护,防受寒受凉,饮食不宜过凉。脾寒夜啼者,睡眠时要保暖腹部。心热夜啼者,睡眠时勿过暖。惊吓夜啼者,睡眠时要安静。食积夜啼者,应注意饮食调摄。

八、遗尿

遗尿是指3周岁以上的小儿在睡眠中不知不觉地将小便尿在床上,俗称尿床。3周岁以下的儿童,由于脑髓未充,智力未健,或正常的排尿习惯尚未养成,而产生尿床者,不属于病理现象。

【病因病机】

1. 肾气不足　小儿先天不足,肾气虚弱,下元虚冷,膀胱失其温煦,气化不足,不能制约水道,因而发生遗尿。

2. 脾肺气虚　脾主运化,喜燥而制水,肺脾功能正常,调摄有节,才能维持机体水液的正常输布和排泄。若肺脾气虚,则上虚不能制下,下虚不能上承,运化无力,节制无权,则膀胱失约而遗尿。

3. 肝经郁热　肝主疏泄,肾主闭藏。肝经郁热,疏泄太过,使肾之水关开合约制失力,膀胱不藏而发生遗尿。

【临床表现】

1. 肾气不足　面色白,智力迟钝,较大儿童能主诉神疲乏力,肢冷形寒,腰腿酸软,小便清长而频,或伴有头晕,舌淡苔薄白,脉沉细无力。

2. 脾肺气虚　面色无华,形瘦乏力,食欲不振,或大便溏薄,舌淡苔薄白。

3. 肝经郁热　面色红,目赤,便秘,夜眠不宁,大便秘结,舌红苔薄黄。

【治疗】

1. 治则　肾气不足:温肾固涩。脾肺气虚:益气固涩。肝经郁热:清肝泻热。

2. 操作方法

（1）基本治疗

1）肾气不足：补肾经,推三关,揉外劳宫,揉丹田,按揉三阴交,按揉肾俞,擦腰骶部,按揉百会。

补肾经、按揉肾俞、揉丹田、擦腰骶部,以温补肾气、壮命门之火、固涩下元;按揉百会、推三关、揉外劳宫,以温阳升提;按揉三阴交,以通调水道。

2）脾肺气虚：补脾经,补肺经,揉外劳宫,揉中极,按揉足三里,按揉膀胱俞,按揉百会。

补脾经、补肺经、按揉足三里,以补脾肺而益气;按揉百会、揉外劳宫,以温阳升提;揉中极、按揉膀胱俞,以调膀胱气化、固涩水道。

3）肝经郁热：清肝经,清心经,补脾经,揉二人上马,揉三阴交,揉涌泉。

清肝经、清心经,以清热除烦;揉二人上马、揉三阴交、揉涌泉,以壮水制火、引热下行;补脾经,以健脾扶正。

（2）辨证治疗：面色无华者,加按揉脾俞、胃俞,以健脾补气养血;神疲乏力者,加捏脊、摩腹,有补肾壮阳、强健身体作用。

【按语】

（1）本病的诊断需排除器质性疾病,如隐性脊柱裂、尿道畸形等。男孩要检查有无包皮过长、尿道口炎,女孩外阴有无分泌物。

（2）应做好家长和患儿的精神心理调节工作,消除紧张情绪。注意培养按时排尿习惯。

（3）睡前最好不要饮水,少吃或不吃流汁类食品。白天不宜过度疲劳,睡前不宜过度兴奋,睡中应按时唤醒,提前让其小便。

九、便秘

便秘是指大便秘结不通,排便时间延长,或欲大便而艰涩不畅的一种病证,也可继发于其他疾病的过程中。突然改变生活习惯、过食辛辣煎炸厚味,可发生一过性便秘。便秘日久,常会引起腹胀、腹痛、头晕、纳差、寐不安等其他症状,也可由于便时用力,引起肛裂或脱肛。

【病因病机】

1. 饮食不节　饮食不调,食物停滞,气滞不行,郁久化热,或因过食辛辣厚味,以致肠胃积热,耗伤津液,腑气不通,大肠传导失司。

2. 气血不足　素体虚弱或久病之后,气血不足,气虚则大肠传送无力,血虚则津液无以滋润大肠,肠道干涩。

【临床表现】

1. 实秘　大便干结,面赤身热,口臭唇红,小便短赤,胸胁痞满,纳食减少,腹部胀痛,苔黄燥,指纹色紫。

2. 虚秘　面色白无华,形瘦无力,神疲乏力,大便努挣难下,舌淡苔薄,指纹色淡。

【治疗】

1. 治则　实秘：顺气行滞,清热通便。虚秘：益气养血,滋阴润燥。

2. 操作方法

（1）基本治疗

1）实秘：清大肠,揉板门,清胃经,退六腑,运内八卦,按揉膊阳池,揉天枢,顺时针方向摩腹,按弦走搓摩,按揉足三里,揉龟尾,推下七节骨。

清大肠、揉板门、清胃经,以荡涤肠腑邪热积滞;揉天枢、摩腹、按揉足三里,以健脾和胃、行滞消食;按弦走搓摩、运内八卦,以疏肝理气、顺气行滞;揉龟尾、推下七节骨、按揉膊阳池、退六腑,以通便清热。

2) 虚秘:补脾经,清大肠,分手阴阳,推三关,按揉膊阳池,揉脐,逆时针方向摩腹,按揉足三里,揉龟尾,推下七节骨,捏脊。

补脾经、推三关、捏脊、按揉足三里,以益气补血、健脾调中、强壮身体;清大肠、按揉膊阳池、逆时针方向摩腹、揉脐,以健脾和胃、理肠通便;分手阴阳,以补虚润肠通便;揉龟尾、推下七节骨可调整气机,标本兼治,恢复正常的排便功能。

(2) 辨证治疗:腹痛者,加拿肚角;面色无华者,加补肾经,有滋阴壮阳、补益元气作用。

【按语】

(1) 推拿治疗单纯性便秘疗效较好。治疗实秘时手法可重一些,治疗虚秘时间应适当延长。

(2) 宜食粗纤维的蔬菜,培养按时排便的习惯。

十、小儿近视

近视是指眼在调节松弛状态下,平行光线通过眼的屈光系统折射后,焦点落在视网膜之前的一种屈光状态,导致远方的物体模糊不清,中医称之为"能近怯远"。假性近视又称调节性近视,是由于用眼过度,调节紧张而引起的一种功能性近视。真性近视也称轴性近视,其屈光间质的屈折力正常,眼轴的前后径延长,远处的光线入眼后成像于视网膜前。近视度数不断加深,大多属于混合性近视,真性近视与假性近视同步。

【病因病机】

1. 心阳不足　心为阳脏而主通明,在五行属火,为阳中之阳。心阳入目,视物清晰。若心阳不足,神光不得发越于远处,故视近尚清,视远模糊。同时,可导致血液运行迟缓,瘀滞不畅,又可引起精神萎顿、神识恍惚。

2. 脾虚气弱　脾胃为后天之本,气血生化之源。脾输精气,上贯于目,脾升清阳,通至目窍,脾气统血,循行目窍。脾气不足,久延不愈,可致脾不统血,营血亏虚。同时,脾也失去了升清阳之功,致使目失所养引起神光衰微。

3. 肝肾两虚　肝藏血,肾藏精,肝肾两虚则精亏血少,精血不足,目失所养引起神光衰微,以致光华不能远及,故视近而不能视远。

【临床表现】

1. 视力减退　主要是远视力逐渐下降,视远物模糊不清,近视力正常,但高度近视常因屈光间质浑浊和视网膜、脉络膜变性引起,其远近视力都不好,有时还伴有眼前黑影浮动。

2. 外斜视　中度以上近视患儿在近距离作业时眼球很少或不适用调节,相应地减少辐辏作用,可诱发眼位向外偏斜,形成外斜视。

3. 视力疲劳　近视患儿调节力很好,但在近距离工作时需要过度使用辐辏力,这样破坏了调节与辐辏之间的平衡协调,导致急性视疲劳症状。其表现为眼胀、眼痛、头痛、视物有双影虚边等自觉症状。

4. 眼球突出　高度近视由于辐辏增长,眼球变大,外观上呈现眼球向外突出的状态。

中医学根据不同临床表现分为以下证型。① 心阳不足:视力减退,视近清楚,视远模糊,伴形寒肢冷,面色无华,瞳仁无神,心悸不宁,气短乏力,舌红少苔,脉弱。② 脾气虚弱:视力下降,视物模糊,双目疲劳,伴神疲乏力,纳食不香,大便溏薄,舌淡,脉弱无力。③ 肝肾两虚:视力减退,目视昏暗,伴腰酸乏力,头晕耳鸣,舌红脉沉细。

【治疗】

1. 治则 疏通局部脉络,调和全身气血。

2. 操作方法

(1) 基本治疗

1) 眼眶局部操作:患儿取仰卧位,微闭双眼。医者用一指禅推法沿小儿眼眶周围做"∞"形的紧推慢移推法,反复6～8遍。左右手以三指揉法分别操作于患儿的左右眼眶,上下眼眶均要操作,时间约5分钟。然后用拇指按揉印堂、阳白、头维、神庭,上星等穴。中指按揉睛明、攒竹、鱼腰、丝竹空、太阳、四白、翳风、风池等穴,每穴约半分钟。最后,用拇指由内向外分轻推上下眼眶及眼球,轻推眼球时注意手法要轻柔、用力平稳,避免损伤。

2) 背腰部操作:患儿取俯卧位,医者用揉法施术于患儿脊柱两侧的膀胱经,上下反复操作约10分钟。然后,用双手拇指自上而下按揉夹脊,反复操作8～12遍。最后,拿肩井约1分钟。

局部操作以疏通局部脉络,达到解除眼肌疲劳、增加视力的作用。足太阳膀胱经在背腰部循经部位的推拿操作,能调节全身脏腑功能、调和全身气血。

(2) 辨证治疗

1) 心阳不足:掌直推、掌直擦督脉,用一指禅推法或拇指按压与按揉法操作足太阴脾经在小腿的循行部位。

心阳不足,兼以温补心阳。推、擦督脉能温补一身阳气,推拿足太阴脾经能健脾生血,以助心阳来复。

2) 脾气虚弱:用一指禅推法或拇指按压与按揉法操作足太阴脾经、足阳明胃经在小腿处的循行部位,重点操作足三里及三阴交。

脾气虚弱,兼以健脾益气。脾胃为后天之本,气血生化之源。推拿脾、胃二经,能健运脾胃、益气生血。

3) 肝肾两虚:用一指禅推法或拇指按压与按揉法操作足少阴肾经、足厥阴肝经在小腿处的循行部位,重点操作太溪及涌泉。

肝肾两虚,兼以补益肝肾。推拿肝、肾二经,并重点操作太溪与涌泉,能补益肝肾。

【按语】

(1) 小儿近视多数属于假性近视。如果不及时进行解痉矫治,日久后就发展成真性近视。

(2) 培养正确的读书、写字姿势,不要趴在桌子上或扭着身体读书、写字。看书写字光线要适当,时间不宜过久。

十一、小儿多发性抽动症

小儿多发性抽动症为一种慢性精神障碍性疾病,又称抽动秽语综合征,是以面部、四肢、躯干部肌肉快速抽动伴喉咙部异常发声及猥秽语言为特征的综合征。患儿智力一般正常,也有注意力不集中、学习困难等。中国精神疾病分类方案及诊断标准(1994 年):① 发病于 21 岁以前,大多集中在 2～15 岁。② 表现为多种抽动动作和一种或多种不自主发声,两者出现于病程某些时候,但不一定同时存在。③ 抽动症状反复出现,几乎天天如此,但在数周或数月内症状强度可变化,并能受意志克制数分钟至数小时。病程至少持续1年,且在同一年间缓解不超过2个月以上。④ 不自主抽动和发声,不能用其他疾病解释。

本病具有明显的遗传倾向,2~15岁多见,男女之比约为3:1,少数青春期可自行缓解。本病可归属于中医学"慢惊风""肝风证""抽搐"等范畴。现代医学认为,该病与遗传因素、神经递质失调、免疫病理损害、心理因素、环境因素等密切相关,但其确切病因和发病机制尚未完全清楚。

【病因病机】 本病病因较多,多与先天不足、产伤、窒息缺氧、感受外邪、情志失调和其他疾病等因素有关,常由五志过极、风痰内蕴而引发。病位主要在肝,"诸暴强直,皆属于风""诸风掉眩,皆属于肝"。肝为风木之脏,主筋,主风,其声为呼,其变为握,开窍于目;小儿"肝常有余",肝有余则易扰动内风,肝风妄动而引起挤眉眨眼、皱鼻、噘嘴、摇头、仰项、耸肩等不自主动作,以及口作怪声秽语等。抽动症主要是筋与肌肉的病变,肝主筋,脾主肌肉、四肢,如若肝阳化风、脾虚痰积,则风痰结聚,扰动经络筋脉,因此患儿会表现出筋肉的不自主抽动。此外,脾不足则气血不足、筋肉失养,故部分患儿表现出肌肉震颤。心主火,肾主水。小儿"心常有余",加之先天肾水不足,则易水火不济、心神不宁而出现不自主的怪声、秽语。内风涌动,在肺则金鸣异常,故喉发出异声。

1. 肝阳化风 肝主疏泄,性喜条达,小儿具有"肝常有余"的生理特点。若情志失调,五脏失和,则气机不畅,郁久化火,引动肝风。肝风上扰清窍,则见皱眉眨眼、张口歪嘴、摇头耸肩、出口异声秽语。肝风扰动经络筋脉,则见肢体不自主抽动。

2. 脾虚痰聚 禀赋不足或病后失养,损伤脾胃,脾虚不运,水湿潴留,聚液成痰,痰气互结,壅塞胸中,心神被蒙,则胸闷易怒、脾气乖戾、喉发怪声。脾主肌肉、四肢,小儿具有"肝常有余""脾常不足"的生理特点,肝旺脾虚,生风聚痰,肝风夹痰走窜经络,故头顶、四肢、肌肉抽动。

3. 阴虚风动 先天禀赋不足,真阴亏虚,或热病伤阴,或肝病及肾,肾阴虚亏,水不涵木,虚风内动,故头摇肢搐。或肝血不足,筋脉失养,虚风内动,故伸头缩脑、肢体颤动。

【临床表现】

1. 肝阳化风 肢体抽动,抽动有力,口出异声秽语,面红耳赤,烦躁易怒,挤眉弄眼,张口歪嘴,摇头耸肩,发作频繁,大便秘结,小便黄或短赤,舌红苔黄,脉弦数。

2. 脾虚痰聚 肢体动摇不定,口出异声,面黄体瘦,精神不振,神思涣散,胸闷作咳,喉中声响,皱眉眨眼,噘嘴唇动,时好时坏,发作无常,脾气乖戾,夜睡不安,纳少厌食,舌质淡,苔白或腻,脉沉滑或沉缓。

3. 阴虚风动 肢体震颤,口出秽语,形体消瘦,两颧潮红,五心烦热,性情急躁,挤眉眨眼,耸肩摇头,睡眠不宁,大便干结,舌质红绛,舌苔光剥,脉细数。

【治疗】

7岁以下(含7岁)者

1. 治则 平肝息风,镇惊安神。以小儿推拿特定穴的操作为主。

2. 操作方法

(1) 基本治疗:清肝经,摩囟门,掐五指节,揉五指节。

清肝经,能开郁除烦、平肝息风;摩囟门与掐揉五指节均能镇惊安神,摩囟门还能开窍醒脑。

(2) 辨证治疗

1) 肝阳化风:揉总筋,掐小天心,捣小天心。

揉总筋,能清心经热、镇惊止痉,与基本治疗中的清肝经合用,加强清泻肝火、息风镇惊的作用;

掐、捣小天心,以镇惊安神。

2) 脾虚痰聚:补脾经,运内八卦,揉膻中。

补脾经,以健脾化痰;运内八卦,以化痰;揉膻中,以祛内伏风痰。

3) 阴虚风动:补肾经,揉二人上马。

补肾经,以滋补肝肾、除虚火;揉二人上马,以滋阴补肾。两者结合基本治疗中的清肝经,能增强滋养肝肾、育阴潜阳、柔肝息风的作用。

7 岁以上者

1. 治则　平肝息风,镇惊安神。以成人推拿的常规经穴操作为主,主要操作部位是头面部、背腰部及下肢。

2. 操作方法　① 头面部:推攒竹、推坎宫各 5～10 次;点按或按揉百会、四神聪、风池、哑门、印堂各 1 分钟;五指扫散整个头部至头皮有热感。② 背腰部:推揉督脉、两侧膀胱经,自上而下依次点按夹脊穴各 5～10 遍。③ 下肢:主要操作足三阴经在小腿的循行部位。先用拿捏、按揉、擦法等手法放松下肢 2 分钟,然后用一指禅推法或拇指按压与按揉足三阴经在小腿的循行部位 15 分钟;再点按足三里、阳陵泉、丰隆、悬钟、三阴交、太冲、太溪及涌泉等穴位各 1 分钟。

【按语】

(1) 本病病程较长,部分患儿到青春期症状会自行消失,但也有部分难以治疗。推拿治疗有一定疗效,对于 7 岁以下患儿疗效较好,但疗程相对较长,需坚持治疗。可采用配合针灸、中药内服等综合治疗方法以提高疗效。临床上需与注意缺陷多动症相鉴别,其常表现多动多语,难以静坐,自制力弱,但无肌群抽动现象,且智力正常或基本正常。抽动症与注意缺陷多动症可同时伴发,抽动症中有 25%～50% 合并有多动症,多动症症状通常出现在抽动之前。

(2) 家庭健康教育也很重要。应向患儿耐心讲清病情,并给予安慰和鼓励,不在精神上给患儿施加压力,不责骂或体罚患儿。教育患儿平时不要模仿他人的不良习惯和怪动作。家长需要观察引起患儿发作的诱发因素,避免诱发因素出现或发生,不看紧张、惊险、刺激的影视节目。饮食宜清淡,不食辛辣食物或兴奋性、刺激性饮料。

附　篇

第十章　保健推拿

导学

通过本章学习,要求掌握成人保健推拿的常规操作,熟悉保健推拿的概念,了解自我保健推拿的基本方法。

保健推拿是推拿学中的一项重要内容,具有强身健体、预防疾病和辅助治疗的作用,主要是针对处于健康或亚健康状态的人群而实施的一种推拿方法。目前保健推拿越来越受到人们的青睐,下面介绍自我保健推拿和成人保健推拿。

第一节　自我保健推拿

头面部自我保健推拿主要有消除脑力疲劳的作用,全身自我保健推拿则可益寿延年。为了消除脑力疲劳,可在工作或学习间隙选用下述的头面部自我保健推拿方法;为了益寿延年,可在睡觉前或晨起后选用下述的全身自我保健推拿方法。

一、揉发梳头

双手五指呈爪状,放在同侧眉部上方,用适当力度呈梳头状从前额梳推至头后部,返回时手指伸直,以头皮微微发热为佳。

二、击鸣天鼓

以两掌心掩按耳,用示指叠加于中指上,置于头枕部,然后示指忽然向下滑落,弹敲后枕部,使耳朵发出"咚咚"响动音。反复操作9遍。

三、推拉双耳

用拇、示二指捏紧耳垂或耳尖,一上一下拉扯,力量适中。接着以拇、示二指自耳垂起逐次捏揉全耳郭。然后,以示指指尖叩击两侧翳风。再用双手示指指端分别按揉耳腔,由下而上逐次按揉。

四、运目养神

闭目,眼球向左转9圈,再向右转9圈,接着向左右、上下运眼各9遍。

五、刮眼明目

闭目,用两手示指指面按于眼睑上,自内向外抹动9遍;然后按揉睛明、攒竹、鱼腰、丝竹空、承泣各9遍。再以示指桡侧刮上下眼眶各9遍。

六、捋鼻防感

用两手中指指腹推擦鼻的两侧,由攒竹至迎香。然后,将两手示指放于鼻根,用力挤压鼻根部,再由鼻根向鼻翼两侧迎香滑动按揉。两手指尖紧按迎香,边按边揉;揉鼻尖,并向鼻根部移动;再以一手拇、示二指指面从鼻根部、鼻梁部向鼻翼部抹动;最后以拇、示二指捏鼻孔,一捏一放18次左右。

七、浴面生华

两手搓热,手指并拢,平掌紧贴面部,做洗脸状上下推擦动作,上至发际下至颌骨下缘。然后,按揉面部各穴。

八、叩齿固肾

口唇微闭,上下齿有节奏地叩击,门齿与嚼齿交替进行。每次叩齿36次。

九、搅海吞津

口唇微闭,用舌在齿唇之间用力卷抹,左右摆动;然后舌顶上腭,津流自溢满口,再徐徐分9次咽下。

十、竖拉肩井

双手交叉搭于肩部,拇指在前、四指在后,同时或交替捏拿肩井。反复捏拿9遍。

十一、横擦胸肋

坐位,以右手掌紧贴左侧肋肋部,做前后往返的快速擦动,并且从第1肋开始由上向下到第12肋,擦热为止。接着左手做右侧胸胁部。本法有疏肝解郁的作用。

十二、正反摩腹

先以双手叠掌摩揉脐周,顺时针与逆时针方向各揉脐周9圈。再以肚脐为中心双手叠掌摩腹部,摩动以脐为中心,逐渐摩到腹部边缘,再由腹部边缘摩到肚脐,顺时针与逆时针方向各9圈。

十三、背搓腰际

坐位,松开裤腰带,两上肢后伸,以两手手掌分别置于下背部,用力上下搓擦,下面要达腰骶部,动作要快捷,上下搓擦18遍。

十四、轻叩命门

以拳心轻叩击命门。再双手中指按揉肾俞：双手自然后伸，掌心向内，中指指尖位于肾俞位上用力按揉18遍。

十五、按摩上肢

以右手的四指指端与拇指对合，用力捏拿左侧肩部肌肉，包括斜方肌、三角肌等，并点按肩井。接着四指与拇指对合用力捏拿上臂手三阴经和手三阳经，由上而下反复操作，并按揉臂臑、曲池、手三里、外关、内关。再捋左上肢，由肩向腕部，掌擦上臂、前臂，往返操作。最后甩臂运肩，使上肢以肩关节为中心做环转运动9圈。左右交替进行。

十六、按摩下肢

双腿自然盘坐，以双手的四指指端与拇指对合，用力分别捏拿大腿前部、外侧、内侧和小腿前部、后部肌群。然后，由上而下按揉伏兔、梁丘、血海、箕门、风市、委中、足三里、三阴交等穴。再推擦大腿前部、外侧、内侧，再推擦小腿前部、外侧、后侧部，最后双手握拳用拳眼叩击大腿、小腿，按照前面、外侧、内侧顺序叩击。

十七、按摩涌泉

用拇指对准涌泉按揉，然后以掌根用力擦对侧涌泉，以发热为度，左右交替进行。

十八、全身拍打

用手掌拍打时，主要用腕力进行弹打，前臂只起到支持腕上下移动的作用。自我拍打时，有些部位只能用某只手才拍打到位，故应学会双手均能拍打。每次拍打时，开始手法宜轻，然后力量渐渐加重。按顺序拍打避免遗漏，总的原则是先左后右，从上而下，由近及远。一般是按前额、头顶、头侧、后脑、颈部、肩部、胸部、腹部、上肢、下肢顺序逐一拍打。具体到某个肢体，要先前侧、再后侧，先内侧、后外侧，应连续、均匀、有序地拍击，每一侧面要反复拍打3～6遍，只可顺打，不可逆打。

第二节　成人保健推拿

成人保健推拿操作过程中应该按照一定的顺序操作，一般是由上到下，先仰卧位后俯卧位。仰卧位时，依次按头面部、颈部、上肢部、胸腹部、下肢部的顺序进行操作；俯卧位时，依次按颈、肩、背、腰、骶部、臀部、下肢部的顺序进行推拿。操作时可根据受术者的要求重点推拿肌肉酸痛较重的部位，每次推拿时间50分钟左右。推拿的力量要因人而异，以受术者能接受的耐受度为宜。对平时较少接受推拿者使用的力量不宜过大，轻重要适当。操作前后应洗手，避免交叉感染。

一、仰卧位操作常规

(一) 头面部

术者可取坐位或站位进行操作。

1. 开天门　用双手拇指从印堂经额前正中线推至正中发际神庭,反复6遍。

2. 分阴阳　用双手拇指从额前正中印堂分推至两侧太阳,反复各6遍。分推时可按"额前三线"推至两侧太阳(见"眩晕"),反复4~5遍。

3. 抹眼眶　用双手拇指从额前正中沿上眼眶下缘和下眼眶上缘,自内向外分抹至两侧太阳,在抹眼眶的过程中,可用指腹轻压眼球,反复6遍。

4. 一指禅推前额眼眶　用一指禅偏锋推法推"一条线"(从印堂沿额前正中线经神庭至百会)、"两座山"(在前额部从一侧太阳穴经头维至印堂,再从印堂经另一侧头维至太阳穴)、"额前三线"及两眼眶周围"∞"形,反复6遍。

5. 推五经　用一指禅推法推头部督脉及两侧太阳经、少阳经,其实际主要是推头部,反复6遍。

6. 扫散五经　半握拳,五指指尖在头部扫散,以头皮发热为度。

7. 拿五经　五指指腹分别对应督脉及两侧太阳经、少阳经,自前额发际处边拿边向头顶部、后脑部滑移,反复6遍。

8. 点按头部穴位　用拇指或中指点按印堂、睛明、鱼腰、丝竹空、太阳、四白、阳白、头维、神庭、百会和四神聪等,中指勾点风池、风府。

9. 按摩耳部　以拇、示指从耳垂至耳尖来回行捻法,以发热发红为度。

(二) 上肢部

左、右上肢分开操作,术者可坐或立于受术者一侧操作。

1. 掌揉上肢　一手托住腕部,另一手用掌根揉法从肩或胸大肌处由上至下揉手三阴经循行路线,反复操作6遍。

2. 㨰上肢　一手托住腕或肘部,另一手用㨰法㨰手三阳经和手三阴经在上肢部的循行部位,来回反复操作6遍。

3. 拿揉上肢　一手托住腕或肘部,另一手用拿揉法拿揉手三阳经和手三阴经在上肢部的循行部位,来回反复操作6遍。

4. 推持上肢　用手推持受术者一侧上肢,由肩部到腕部,点按劳宫数遍,以发热为度。

5. 活动手指　捻、捋、摇、拔伸五指。

6. 点按上肢穴位　点按上肢曲池、手三里、内关、合谷等穴位,点后轻揉或点揉结合。

7. 结束手法　以搓上肢、抖上肢作为结束手法。

(三) 胸腹部

术者站立在受术者一侧(通常为右侧)操作。腹部操作时,受术者双膝屈曲,或膝下垫一软枕,以放松腹部肌肉。

1. 按揉双肩　用双手掌根按揉法按揉双肩及双侧胸大肌6次。

2. 搓揉、分推胁肋　双手从正中线向两侧搓揉胁肋部位,反复操作6遍。然后,分推胁肋操作6遍。对女性受术者分推时应避开乳房。

3. 推任脉　用小鱼际自天突至鸠尾沿任脉行推法,来回操作6遍。

4. 掌揉膻中　叠掌轻揉膻中2分钟左右。

5. 掌揉脐周与小腹　叠掌轻揉受术者腹部,先揉脐周,然后顺时针和逆时针方向揉全腹,时间2~3分钟;最后揉小腹,时间2~3分钟。

6. 拿腹直肌　双手拇指置于腹直肌一侧,其余四指置于腹直肌另一侧,自上而下,提拿腹直肌6遍。

7. 点按穴位　点按上脘、中脘、下脘、天枢、气海、关元。

8. 结束手法　以掌振神阙作为结束手法,时间30秒。

(四)下肢部(下肢前部)

左、右下肢分开操作,术者站或坐在受术者被操作的一侧。

1. 拿下肢　双手拿下肢前侧,从上至下,反复操作6遍。

2. 弹拨下肢　双手拇指弹拨下肢外侧,从上至下,反复操作6遍。

3. 一指禅推足三里　用一指禅推法推足三里2分钟。

4. 揉大腿内侧　受术者屈膝屈髋,术者掌背、前臂揉大腿内侧,反复操作6遍。

5. 结束手法　以拍打下肢前侧6遍、环转摇动髋关节6圈和牵抖拔伸下肢6遍。

二、俯卧位操作常规

(一)颈肩、背腰部

术者站在受术者的一侧。

1. 拿揉颈项　一手扶住受术者头部,另一手拿揉颈项部两侧肌肉2~3分钟。

2. 拿揉肩部　双手拿揉肩部肌肉2~3分钟。

3. 揉腰背部　用掌根揉法揉督脉及两侧膀胱经在背腰部的循行部位,反复操作6遍。

4. 㨰背腰部　自上而下㨰脊柱两侧肩背部和腰骶部3~5分钟。

5. 推背腰部　双手掌自肩部、背部、腰骶部用推法,从上向下推,反复推擦6遍,再横推背腰骶部,直到发热。

6. 弹拨膀胱经　用双手拇指从上而下弹拨背腰部膀胱经背俞穴,每侧来回6遍。

7. 捏拿弹拨腰肌　双手捏拿、弹拨腰肌,各操作6遍。

8. 点按夹脊穴、背俞穴　用双手拇指从上而下点按背腰部夹脊、背俞穴6遍。重点点按肾俞,可配合揉法,每侧1~2分钟。

9. 结束手法　在腰背部行点按、拍打、叩击等手法,从上向下,快速而有节律地操作6遍。

(二)下肢部

术者站在受术者的一侧。

1. 揉臀部及下肢　用掌根揉法揉臀部及下肢后侧,反复操作6遍。

2. 拿下肢　双手拿下肢后侧,从上至下来回6遍。

3. 㨰臀部及下肢后侧　用㨰法在臀部及下肢后侧,重点在臀部及小腿部,从上至下来回6遍。

4. 点按穴位　用拇指或肘点压环跳、承扶、委中、承山,每穴30秒。

5. 推擦下肢后侧　用手掌从大腿部推擦至足跟部,反复推擦6遍。

6. 结束手法　以下三步可作为结束手法。

(1)臀部及下肢后侧操作:受术者取俯卧位,术者在臀部及下肢后侧行点按、拍打、叩击等手法,快速而有节律地操作6遍。

（2）后伸扳腿：受术者取俯卧位,术者一手压住腰骶部,另一手握住对侧踝关节或从膝下穿出扣住大腿下端近膝关节处行单腿后伸扳法。先扳一侧,再扳另一侧。

（3）腰椎斜扳：受术者改取侧卧位,术者行腰椎斜扳。先扳一侧,再扳另一侧(注：腰椎斜扳法本应列于侧卧位的腰部操作,但以此作为结束手法较好。部分受术者应慎用或禁用腰椎斜扳法)。